Covid & Variants l'itinéraire du Great Reset

La double crise du siècle Covid/Guerre d'Ukraine est entièrement planifiée, quelle en sera l'issue ? – Mis à jour février 2023

Cet Ouvrage illustré de 350 pages est très documenté avec de nombreuses citations, de nombreuses sources et témoignages d'experts, des schémas, des vidéos inédites. Les deux schémas ci-dessous vous éclairent d'emblée sur les acteurs, les organisateurs, de cette crise du siècle et sur l'itinéraire conduisant à la Grande Réinitialisation du monde.

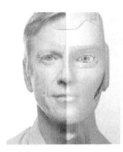

En abrégé : Virus synthétisé en laboratoire/Fausse pandémie, seulement une épidémie/Vaccination de masse imposée sur la base de faux tests PCR, avec des vaccins expérimentaux modifiant l'ADN, vaccins contenant des nanoparticules activables par la 5G/ Selon les lots dispatchés sur les 5 continents/Il s'agit, soit de tuer, d'handicaper/dans tous les cas de manipuler le cerveau et le corps des masses humaines pour rendre l'humain mis homme mis machine/C'est l'un des principaux objectifs du cartel/preuves à l'appui /d'où le titre de ce livre *« l'itinéraire qui conduit au Great Reset »*.

Vous ne trouverez aucune des révélations de ce livre dans un kiosque à journaux, ni n'entendrez parler de son contenu au cours de journaux télévisés, d'émissions spéciales ! Si son contenu était diffusé, beaucoup de gens comprendraient aussitôt le sens de situation et de son devenir.

La crise sanitaire du Covid, la campagne massive de vaccination correspondante au moyen de vaccins expérimentaux à visée de transhumanisme, l'assèchement de l'économie qui en résulte, tout ceci a été entièrement planifié par les diverses structures et divers acteurs aux ordres directs et indirects du cartel qui dirige le monde, à l'arrière-plan des gouvernements nationaux ; C'est l'objet du chapitre 20.

Après la chute de Wall Street en 2008, cette crise est l'un des derniers moyens utilisés par le cartel mondialiste, mais ignoré du plus grand nombre, pour instaurer un nouvel Ordre du monde censé résoudre tous les problèmes insolubles de l'humanité, dont l'accès pour tous à un haut niveau de santé publique – chapitre 29.

Les mass-médias, les gouvernements, tous complices de l'État profond, et placés sous la coupe de ce cartel, cherchent par le biais d'une propagande incessante à assimiler cette situation épidémique à une catastrophe sanitaire et humaine comparable aux 25 millions de victimes de la peste noire des années 1347 à 1352, qu'il faut, cette fois, sans faute, endiguer à tout prix par le moyen salvateur de la vaccination de masse.

L'élite de ce cartel agit donc en se donnant tous les moyens de produire un contraste sociétal très marqué entre d'une part la situation actuelle de crise sanitaire doublée des conséquences économiques et humaines de la guerre en Ukraine, et d'autre part les conditions mirifiques à venir décrites dans le programme du Great Reset – chapitre 29.

L'origine synthétique de ce virus perdurant issu des laboratoires P4 est avérée ; ceci à l'opposé des microorganismes inoffensifs d'origine naturelle, c'est l'objet des chapitres 1 à 7 ... Le cartel dispose d'autres moyens pour aboutir à sa volonté hégémonique, l'objet des chapitres 17 à 19 et de mon livre « Les Technologies secrètes du Great Reset ».

Les conséquences sociales et économiques très lourdes des planifications organisées par le cartel sont décrites aux chapitres 22 à 25. L'aggravation rapide du dérèglement climatique va accélérer l'adhésion de tous au Great Reset, chapitres 26 et 27.

Tous les pays occidentaux exsangues subissent le poids, les contraintes immenses, de l'endettement, seront-ils tentés de mettre très prochainement la main sur le trésor fabuleux des religions, en particulier celui de la chrétienté ? C'est la révélation surprenante, inimaginable du chapitre 28.

Les préparatifs du gouvernement de l'ombre pour l'avenir de l'humanité font l'objet du chapitre 29. Que peut nous réserver l'avenir sous le joug de ce gouvernement ? Le chapitre 30 répond à ces questions : Que pourrait bien nous réserver la suite des événements dans les mois à venir ? Que deviendra le monde d'après Crise ? Existe-t-il un guide écrit digne de confiance permettant de comprendre l'actuelle situation d'un monde embourbé et de son devenir ?

Les principaux intervenants de l'État profond, dans le contexte du Covid

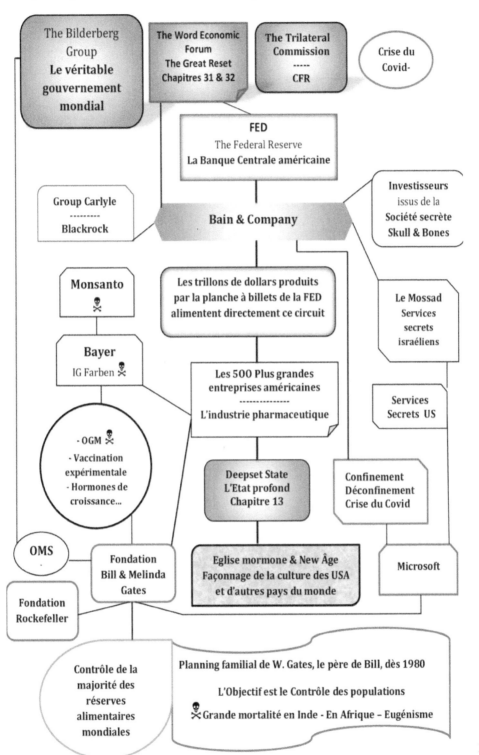

Organigramme des auteurs de la planification

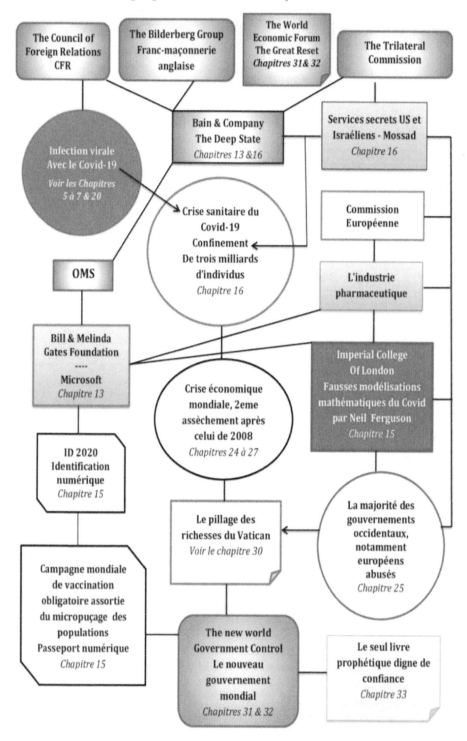

Avant-propos

Cet ouvrage a été rédigé dès le 16 mars 2020, présenté à l'édition en août 2020, mais aussitôt censuré, malgré mes lettres de relance. Pourquoi au tout début de cette crise sanitaire, bien avant que tous les événements sanitaires, économiques, sociaux, ne se produisent ?

Parce que je les avais anticipés dès 2013 sur trois de mes cinq livres « Crise économique majeure origine et aboutissement – « Hérésie médicale et éradication de masse » – « le Secret des hautes technologies » – rédigés en 2013, publiés en 2015 voici un extrait du second :

« Pour la période à venir, H1N1- H5N1 – Ébola... Si les médias semblent ne plus parler de la grippe A, de leur côté, les chercheurs et les experts en collaboration avec les laboratoires, annoncent avec certitude une nouvelle vague d'épidémie. Ils concentrent leurs travaux sur de supposées tentatives dans l'environnement naturel de croisement des virus H1N1 et H5N1. Ce type de recherche se réalise notamment au sien de laboratoire P4. La transmission aérienne d'Ébola pourrait remplacer ces virus » ...

Or, vous le lirez par la suite, le Covid-19 contient des séquences du VIH ; il y a des similitudes génomiques et des effets similaires sur le sang entre Sida et Ébola, deux virus synthétiques élaborés de toutes pièces dans des laboratoires P4.

Covid l'itinéraire du Great Reset est une investigation très poussée comportant beaucoup d'éléments de preuve sur les diverses manipulations, moyens utilisés, à l'origine d'un état confusionnel qui s'est emparé de tous les gouvernements et de toutes les populations du monde.

Une situation excentrée, planifiée de toutes pièces, qui les a conduits rapidement dans une impasse économique et sociétale, le préalable à l'instauration du Great Reset qui s'avère être le plus grand mensonge de l'histoire de l'humanité.

Avec ce livre, le lecteur disposera d'une pléthore d'explications, de données inédites, de recoupements, de preuves, de témoignages, lui permettant d'avoir une connaissance approfondie de chacun des sujets développés : virologie – manipulations des États incompétents –

conséquences économiques et sociales gravissimes, insolubles, irréversibles – appel fervent de l'ONU, de tous les chefs d'État à une indispensable grande réinitialisation du monde – Probable mainmise des gouvernements sur le trésor fabuleux du Vatican… Ce sont les principales caractéristiques de cet itinéraire.

Il ressort de cette étude exhaustive et prospective qu'une situation mondiale très aggravée doit être le préalable à une solution universelle, sous forme d'un nouveau système mondial, tant financier, économique, sociétal, qu'environnemental. Que pourrait être le monde de l'après crise ? Que nous prépare le Gouvernement de l'ombre ? Cet ouvrage le décrit comme peu de gens l'imaginent.

Introduction

En 2008, la crise des Subprimes fut celle des marchés financiers avec pour conséquences l'assèchement des liquidités similaire à celui de la crise de 1929. Pour remédier à ce manque de liquidités M1, les banques centrales ont eu recours à la planche à billets artificielle : la production de liquidités tirées du vide, sous forme de monnaie de singe non adossée à des valeurs tangibles, l'or physique par exemple, comme cela se faisait jusqu'en 1971. De sorte que les rouages de l'économie keynésienne se sont définitivement ovalisés ; *ça ne tourne plus rond* !

Les banques centrales ont procédé au rachat massif de bons du Trésor surtout ceux d'États européens du Sud ; puis elles en sont venues à la baisse des taux d'intérêts, jusqu'au-dessous de 0 %, censément pour permettre aux banques privées de délivrer du crédit, des liquidités, aux entreprises, aux particuliers, afin de relancer l'économie de terrain.

En 2022, ces moyens s'avèrent tout aussi inefficaces qu'en 2008 pour l'économie réelle qui régresse ; de son côté les banques n'ont pas soutenu les petites entreprises en difficulté, elles ont tout misé sur les marchés financiers, les bourses qui n'ont cessé de prospérer.

Toutefois, depuis 2008, ce rapiéçage a tenu bon. Progressivement, l'économie de terrain a pu reprendre un peu de tonus. En 2019, elle avait pu se refaire une petite santé ! C'est alors brusquement que surgit la crise sans précédent du Covid-19.

Est-ce un hasard, est-ce une fatalité ? Est-ce l'autre façon inattendue de faire péricliter l'économie réelle, l'économie de terrain, jusqu'à hyper endetter, déstabiliser, les États. Deuxième temps du stratagème, les populations ont été manipulées et soumises aux effets pervers de la stratégie du choc ? Serait-ce le passage obligé menant à la plus grande Réforme sociétale, économique et environnementale de tous les temps ?

L'objectif d'un Renouveau financier, économique et social, n'est pas une nouveauté. Le grand public ignore qu'il a été proposé à plusieurs reprises au cours de la dernière décennie comme ultime solution à la crise financière de 2008, lors de divers sommets sous seing privé du G7, du G8, organisés par le FMI et l'ONU, sous l'intitulé de Big Reset.

Pour l'élite mondiale à la tête du gouvernement de l'ombre, ce programme de nouvelle régence du monde reste invariable. Est-ce que la Chine et la Russie sont prêtes à y adhérer ? Est-ce que le contexte actuel de crise du siècle permettra son avènement ? Ou faudra-t-il que d'autres événements plus intenses, plus surprenants, plus déstabilisateurs, ne se produisent pour que ce projet puisse se concrétiser ?

C'est à ces questions essentielles pour le devenir de tout un chacun que répondra cet ouvrage, au travers de diverses explications spécifiques au Covid-19, aux Variants, à l'économie... sur la base de nombreuses attestations scientifiques et citations d'experts.

L'option que j'ai prise pour la rédaction des huit livres de la série Omega est la suivante "*Quand vous faites quelque chose, agissez comme si le monde entier vous regardait*" Thomas Jefferson.

Contenu

Chapitre 1 12
Les microbes et virus au quotidien 12
Chapitre 2 15
Les virus et bactéries manipulés par les laboratoires civils et militaires
.... 15
Chapitre 3 43
L'étude du Covid-19 en physique quantique 43
Chapitre 4 49
Le Covid-19 49
Chapitre 5 55
Covid-19-Arme bactériologique 55
Chapitre 6 61
Les moyens de transporter bactéries et virus 61
Chapitre 7 75
Comment procéder à une contamination virale ? 75
Chapitre 8 80
La moitié de la population mondiale est plus exposée 80
Chapitre 9 82
Réinfection et Réservoir pour une contamination ultérieure 82
Chapitre 10 85
Les chiffres sont faux 85
Chapitre 11 101
La manipulation des vaccins contre le Covid-19, sur fonds de commerce de la vaccination 101
« Sur les 3,3 millions d'enfants vaccinés annuellement aux États-Unis avec le DCT (diphtérie - coqueluche - tétanos) 16 038 démontrèrent des crises aiguës et des pleurs persistants -- ce qui est considéré par plusieurs neurologistes comme l'indication d'une irritation du système nerveux central. 107

8 484 eurent des convulsions ou furent en état de choc dans les 48 heures suivant l'injection du DCT ». Dr. Allan Hinnman et Jeffrey Copelan, *Journal of the American Medical Association.* 107

Chapitre 12 142

Les thérapies contre les virus qui ont été occultées 142

³https://www.express.co.uk/news/world/1250062/coronavirus-cure-china-yuan-pandemic-science-virus-symptoms mots clés : Coronavirus cure : Could Vitamin C be the wonder vaccine ? 145

³ https://www.youtube.com/watch?v=JCFnyYw8lSI mots clés : youtube Phosphorylation oxydative 148

Chapitre 13 161

L'angoisse de la pandémie 161

Chapitre 14 169

Quarantaine ou confinement systématique des populations saines 169

Chapitre 15 181

L'histoire de la quarantaine 181

Chapitre 16 184

La convention de l'ONU contre les armes bactériologiques 184

Chapitre 17 188

Les pulvérisations chimiques et bactériologiques venues du ciel 188

Chapitre 18 194

La maladie diabolique des Morgellons 194

Chapitre 19 198

La convention de l'ONU sur l'interdiction de modification du climat .. 198

Un aperçu des moyens au XXᵉ siècle 200

Convention sur l'interdiction d'utiliser des techniques de modification de l'environnement à des fins militaires ou toutes autres fins hostiles – ENMOD – *principaux extraits :* Entrée en vigueur : 5 octobre 1978 conformément à son article IX (3). En vertu de son article VII, la Convention est conclue pour une durée illimitée. Statut : Nombre de signatures : 48 –   16 des États signataires n'ont pas encore ratifié la convention ; États Parties ³ : 78 200

³https://treaties.un.org/Pages/ViewDetails.aspx?src=TREATY&mtdsg_no=XXVI1&chapter=26&clang=_fr mots clés : nations unies Convention sur l'interdiction d'utiliser des techniques de modification de l'environnement à des fins militaires ou toutes autres fins hostiles.... 200

Dépositaire le secrétaire Général des Nations Unies. 200

Historique : La question des techniques de modification de l'environnement à des fins militaires ou toutes autres fins hostiles a été adressée à l'agenda international au début des années 70. En Juillet 1974, les États Unis et l'URSS ont décidé de lancer un débat bilatéral sur les mesures pour prévenir le danger de l'utilisation de techniques de modification de l'environnement (Climat) à des fins militaires menant ainsi à trois séries de discussions en 1974 et 1975. 201

....

La Convention a été approuvée par la résolution 31/72 ⁴ de l'Assemblée Générale des Nations Unies le 10 Décembre 1976 par 96 votes et 30 abstentions. 201

⁴https://www.un.org/french/documents/ga/res/31/fres31.shtml Mots clés : résolution 31/72 assemblée générale des Nations Unies 1976. 201

Champ d'application de l'ENMOD : Les États signataires s'obligent, s'engagent, à ne pas utiliser à des fins militaires ou toutes autres fins hostiles des techniques de modification de l'environnement ayant des effets étendus, durables ou graves, en tant que moyens de causer des destructions, des dommages ou des préjudices à tout État faisant partie (article I) 202

Accord entre les États-Unis et le Canada. 207

En 1975, les États-Unis et le Canada ont conclu un accord sous les auspices des Nations Unies pour l'échange d'informations sur les activités de modification des conditions météorologiques. .... 207_Toc91062588

Chapitre 20 209
La stratégie d'une pandémie planifiée 209
Chapitre 21 225
Les réactions systématiques des stupides disant c'est la théorie du complot ! 225
Chapitre 22 229

L'impact de la crise sur l'économie mondiale 229
Chapitre 23 234
Les gouvernements empêtrés dans la gestion de crise 234
Chapitre 24 246
Conséquences économiques et sociales 246
Vidéo, mots clés : youtube BCE : le coup d'état rampant – Philippe Béchade 256
Chapitre 25 275
Les vrais chiffres sur le chômage mondial 275
Conséquences sur la santé mentale 280
Chapitre 26 281
Les prédictions du Club de Rome - L'Apocalypse 1.0 281
Chapitre 27 288
Une sortie de crise intégrée à une solution climatique 288
Chapitre 28 293
Le trésor des religions est à portée de main des pays exsangues 293
Chapitre 29 304
Que pourrait être le Monde de l'Après Crise ? 304
Que prépare le Gouvernement de l'ombre ? 304
Chapitre 30 325
Existe-t-il un livre prophétique digne de confiance ? 325
De quoi donner du courage aux âmes abattues ; du tonus aux esprits éveillés ! 334
Mammon, le dieu de l'argent, règne plus que jamais sur les gouvernements 340

À venir, le plus grand mensonge de tous les temps 346

Les autres livres de l'auteur 348

Chapitre 1

Les microbes et virus au quotidien

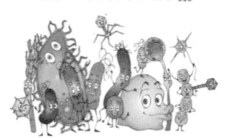

Chaque jour, nous touchons des milliers, voire des millions de virus. Une cuillérée à soupe d'eau de mer contient plus de virus que toute la population d'Europe, mais sans que l'enfant, ou le vieillard, qui s'y baigne, n'en soit affecté.

Ces virus, inoffensifs pour le système immunitaire de l'homme, sont très utiles pour fixer le carbone et faire proliférer les algues, ce qui contribue à purifier l'air de la planète.

Notre intestin – microbiote ou flore intestinale – contient des bactéries, levures, micro champignons... nombre estimé à 100.0000 milliards, plus que le corps humain ne contient de cellules.

Ce petit monde habite sur notre corps, notre peau, dans nos intestins, notre bouche. Une relation particulière s'est établie entre le corps humain et sa flore, c'est une symbiose, car les uns ont besoin des autres pour vivre, comme un partenariat ; Tout déséquilibre se nomme dysbiose.

La flore intestinale nous protège de certaines bactéries pathogènes et contribue au bon fonctionnement du système immunitaire. Elle exerce des fonctions métaboliques essentielles à la digestion à l'assimilation des nutriments. Les bactéries produisent des glucides (carburant) de la vitamine K (anticoagulant), de l'acide folique, ou vitamine B9, essentielle au renouvellement cellulaire, au développement du fœtus...

Les bactéries de la flore cutanée gèrent le risque de colonisation de la peau par des bactéries pathogènes et protège de l'inflammation. Leur croissance peut être augmentée par la chaleur et la sueur ; avec les microchampignons elles sont à l'origine des odeurs corporelles au niveau de la peau, des cheveux, de l'haleine.

Une dysbiose peut provoquer des mycoses, des desquamations, une transpiration anormale, des irritations, de l'acné...

Les lactobacilles sont les bactéries de la flore vaginale, elles produisent de l'acide afin de protéger ce milieu contre l'agression d'autres micro-organismes.

En tapissant la muqueuse vaginale d'un film biologique visqueux qui empêche l'adhésion de divers pathogènes, elles ont un effet antibiotique, antiviral, notamment contre l'herpès vaginal, un rôle antifongique contre les mycoses.

Les microorganismes à l'extérieur de l'organisme, en bref

Les bactéries à usage alimentaire sont utilisées pour 3500 sortes d'aliments fermentés, pain, fromages... vinaigre, kéfir, sauce soja...

Micrococcus aceti est à l'origine de la fermentation acétique du vinaigre. Diverses levures permettent la fabrication de boissons fermentées, la bière par exemple. Les bactéries restent actives dans le processus du compostage dès le début, en particulier à haute température, tandis que les champignons ne résistent pas au-delà de 50°C ; Les actinomycètes sont des bactéries filamenteuses qui agissent sur les structures de la cellulose, aux derniers stages du compostage.

Diverses bactéries participent à la photosynthèse en utilisant la lumière comme source d'énergie, en association avec les bactéries pourpres qui utilisent le soufre, l'hydrogène ou la matière organique. D'autres bactéries « infirmières » (sidérophores) s'associent les unes aux autres pour protéger ou soigner les plantes.

Notre vie dépend de ces petits amis ! Vidéo : mots clés : youtube vie secrète bactéries dans ton corps

La peur des microbes, des maladies contagieuses

Depuis le 19e siècle, la peur soutenue des microbes a pénétré l'esprit de la grande majorité des gens. Dans la normalité et la majorité des cas, rares sont les gens négligents en matière d'hygiène corporelle, de propreté alimentaire et domestique.

La peur des germes, jusqu'à l'extrême (mysophobie), est aussi un trait psychologique bien connu des bio terroristes, épandeurs de pathogènes. Par exemple, en 2001, sept jours après les attentats du 11 septembre, des lettres contenant des bactéries de l'anthrax ont été envoyées à cinq bureaux de grands médias et à deux sénateurs américains. En période de paix, la panoplie bactériologique est l'arme idéale des organisations occultes cherchant à déstabiliser le système pour en prendre le contrôle ; c'est l'objet de ce livre.

L'utilisation de pathogènes comme arme à grande échelle aura assurément pour conséquence de réveiller la peur des pathogènes, profondément enracinée. Le moyen de produire doute, affolement, angoisse, panique, parmi les populations, c'est le cas de l'actuel Covid-19 et de ses Variants.

Chapitre 2

Les virus et bactéries manipulés par les laboratoires civils et militaires

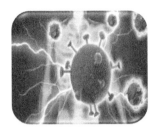

Plus question de confiance lorsqu'il s'agit de virus élaborés synthétiquement par des laboratoires de microbiologies civils et militaires à finalité d'armes bactériologiques létales.

Notre système immunitaire, malgré son niveau très élevé d'efficacité, d'adaptabilité, est en partie impuissant face à l'impact cellulaire destructeur de ces micro-monstruosités génétiques.

Vidéo : mots clés : youtube au cœur des organes immunité adaptative

Tout comme le SIDA, l'Ébola, le SRAS… il s'agit de manipulations génétiques faites dans le monde par plus de 50 laboratoires de microbiologie de haut confinement P4, pathogénie de niveau maximal 4. La Chine en possède un à Wuhan, opérationnel depuis août 2017.

Depuis le début du XXe siècle, bien avant la mise au point technologique de l'arme nucléaire, le milieu militaire travaille à élaborer des armes bactériologiques, conjointement avec le milieu civil.

Le saviez-vous, l'histoire en bactériologie létale commença avec Pasteur cet imposteur[1] qui envisagea l'utilisation de germes comme arme bactériologique et tenta lui-même de détruire de cette manière les lapins qui pullulaient dans certaines régions de France ; alors qu'il aurait pu organiser la fabrication de pâté de lapins et faire plaisir à de nombreux gastronomes !

[1]Mots clés : la saga de louis Pasteur l'imposteur

Des armes redoutables

De nos jours les armes de biologie moléculaire sont redoutables car ces germes détiennent un extraordinaire et imprévisible potentiel de multiplication, de propagation, de variation génétique – mutation – au cours de leur diffusion sur une population.

Ce qui rend très improbable l'efficacité d'un vaccin du fait de cette variation. C'est le cas du Covid avec la série de Variants Alpha – Beta – Gamma, Omicron... Une épidémie auto-entretenue du fait de la succession de supposés Variants

C'est exactement ce qui se passe au cours de l'été 2021, les Variants, ou nouvelles souches, apparaissent ici et là. Ils ont fait leur apparition en circulant dans le monde tout au long de cette pandémie. Les Variants B.1.1.7 Alpha – B.1.351 Beta – B.1.617.2 Delta – P.1 Gamma – circulant aux États-Unis sont classés à un niveau préoccupant.

En juillet 2021, l'OMS alerte sur la forte probabilité de nouveaux Variants plus dangereux et plus difficiles à contrôler que les précédents, provoquant une forte résurgence d'une pandémie, no limit.

La médecine pro Pasteurienne est désarmée, elle suggère des traitements par anticorps monoclonaux sans y croire vraiment. Elle surveille activement l'impact de ces Variants au regard des mesures critiques prises jusque-là pour lutter contre le SARS-CoV-2 (Covid-19), incluant les vaccins expérimentaux à ARN messager et la série de diagnostics.

Notamment les tests PCR dont l'utilisation est faussée du fait de leur utilisation excessive à 50 cycles en France contre 25 en Allemagne et en Corée du Sud. En amplifiant le nombre de cycles l'on est assuré de la fausse positivité (faux positif) au Covid-19 car l'on trouve à tous les coups des traces virales d'ARN très anciennes issues du virus Corona du simple rhume – rhinite, de la même famille que le Covid-19 ; rhinite que tout le monde a eue au cours de sa jeunesse.

À 50 cycles, c'est comme vouloir chercher un cheveu dans une pièce qui n'a pas été habitée depuis plusieurs années ! Les autorités médicales aux ordres des gouvernements complices le savent pertinemment.

Cette méthodologie est donc un des principaux moyens de répandre la peur de la contagiosité parmi les populations afin de les conditionner, de les soumettre aux effets psychologiques de la stratégie du choc.

Une campagne vaccinale morte née

Dans ce contexte les vaccins à ARNm, tous expérimentaux, n'offrent aucune protection durable car les Variants qui se succèdent remettent en cause leur soi-disant efficacité tant vantée. L'efficacité des vaccins pour les Variants sera le dernier train de voyageurs qui ne s'arrêtera jamais à la gare, que personne ne pourra jamais prendre.

Finalement, les campagnes massives de vaccination n'auront servi à rien de plus qu'à enrichir quelques-uns. Tandis que les autres, les centaines de millions de vaccinés auront reçu une ou plusieurs doses des premiers vaccins, puis une ou plusieurs doses de la série suivante censés protéger des Variants successifs.

De sorte qu'ils seront exposés ultérieurement aux effets secondaires alchimiques, ayant entre autres capacités de modifier à vie l'ADN de l'homme et/ou d'introduire des nanoparticules activables à distance avec la 5G – se reporter au schéma du chapitre 11.

Évidemment ce n'est pas du tout l'opinion du milieu pro vaccination largement majoritaire parmi les principaux dirigeants politiques et financiers du monde complices, ils l trouveront toujours les moyens, les arguments, pour justifier de l'ultra utilité de toutes ces campagnes.

Ils disent que la première phase de vaccination pour le Covid-19 protégera les gens des Variants. C'est un non-sens lorsque l'on sait que les Variants sont beaucoup plus infectants, plus dangereux, que le virus d'origine, ce que confirme l'OMS en juillet 2021, puis change de braquet en décembre 2021 disant que l'Omicron n'est pas létal.

Les faits récents confirment ce non-sens, les hôpitaux néerlandais ont constaté qu'un pourcentage important de leurs employés préalablement testés positifs au Covid et vaccinés contre ce virus ont été infectés plus tard par le Variant Delta du fait de sa grande contagiosité.

L'agence sanitaire des États-Unis s'appuie sur une analyse de près de 900 cas de Covid-19 dépistés après les festivités du 4 juillet 2021, pourtant 75 % des participants étaient vaccinés.

Selon les documents officiels du CDC, le Variant Delta est aussi contagieux que la varicelle, avec des effets plus graves que ses prédécesseurs et les individus contaminés le transmettent qu'ils soient vaccinés ou non ; sachant que les vaccinés sont 6 plus aptes à l'infection que les non vaccinés, puisque le virus a été élaboré dans ce but.

Les virologues l'ont déjà répété à de nombreuses reprises, il est évident que la vaccination ne protège pas d'une infection ou réinfection de Covid, ni d'une infection de supposés Variants. D'où l'importance de continuer à respecter certaines mesures sanitaires.

Les supposés variants Delta, Omicron... ne sont que le même virus suractivé par un champ électromagnétique, puis disséminé, pulvérisé à nouveau par voie aérienne. Le moyen médico médiatique pour un nouveau point de départ aux réinfections, à la succession de vaccins, deuxième, troisième dose... d'autant plus facilement que les vaccins fragilisent le système immunitaire.

C'est en tout cas ce que constatent des virologues néerlandais en observant les chiffres du personnel hospitalier, rapporte le journal Volkskrant. Le nombre d'employés complètement vaccinés qui par la suite ont été testés positifs au coronavirus a en effet augmenté fortement aux Pays-Bas.

Au LUMC – Leiden University Medical Center – 85 % de tous les employés confirmés positifs avaient été entièrement vaccinés.

Les individus vaccinés pour le Covid-19, sont 6 fois plus susceptibles de mourir de Variants du Covid que les non vaccinés ! C'est à la fois un constat et une déclaration officielle du Public Heath England – Service Britannique de santé publique du 18 juin 2021.

https://assets.publishing.service.gov.uk/government/uploads/system/uploads/attachment_data/file/1001359/Variants_of_Concern_VOC_Technical_Briefing_16.pdf

Information reprise par LifeSiteNew « *Death rate from variant COVID virus six times higher for vaccinated than unvaccinated, UK health data show* ».

Il s'avère que les adjuvants expérimentaux de thérapie génique introduits dans ces vaccins expérimentaux pour le Covid-19 rendent le système immunitaire plus sujet à la mort subite lors de l'exposition aux Variants dont le haut niveau de dangerosité est officiellement reconnu par l'OMS – source rtl.fr/actu du 16/07/21.

La Convention internationale d'Oviedo

Ces campagnes de vaccins expérimentaux sont en totale violation des termes de la Convention internationale d'Oviedo signée le 4 avril 1997. Cette convention part du principe que l'intérêt de l'être humain prévaut sur l'intérêt de la science (article 2).

Par ailleurs, elle interdit toute forme de discrimination à l'égard d'une personne en raison de son patrimoine génétique (article 11) et n'autorise les tests génétiques que lorsqu'ils sont justifiés sur le plan médical (prévenir des maladies génétiques graves).

Concernant les interventions sur le génome humain, elles ne peuvent être entreprises qu'à des fins préventives, diagnostiques et thérapeutiques et seulement si elles n'entraînent pas de modification dans le génome de la descendance (article 13).

Les vaccins expérimentaux de thérapie génique innovante à ARNm modifient le génome, affirme le professeur Christian Perronne, chef du service des maladies infectieuses de l'hôpital de Garches, spécialisé dans les pathologies tropicales et les maladies infectieuses émergentes.

C'est un médecin et chercheur très expérimenté, président de la commission spécialisée pour les maladies transmissibles du Haut Conseil de la santé publique, membre des groupes de travail à l'agence du médicament (ANSM) et à l'Organisation mondiale de la santé (OMS).

Perronne cible Pfizer/BioNTech et Moderna, disant que ces deux vaccins peuvent modifier nos gènes de manière irréversible.

Il cite pour argument le mode opératoire de l'AZT, la thérapie contre le SIDA utilisant la transcription inverse de l'ARN vers l'ADN afin de bloquer la synthèse de l'ADN viral via une enzyme, la transcriptase, tout en préservant l'activité normale des autres cellules de l'organisme. Une application scientifique refoulée par ces mécréants

Ce qui lui a valu de nombreuses pressions de la part du milieu pro vaccination et de l'industrie pharmaceutique. En décembre 2020, une plainte au Conseil de l'ordre des médecins a été déposée contre lui. Sans perdre de temps, il a été démis de ses fonctions de chef de service sous prétexte de « propos indignes de la fonction qu'il exerce ».

En fait il est blâmé pour avoir dénoncé la gestion irresponsable de la crise sanitaire française telle que relatée dans ses deux livres « Y-a-t-il une erreur qu'ils n'ont pas commise » et « Décidemment ils n'ont toujours rien compris ! ». Le premier livre s'est vendu à 100.000 exemplaires. S'ajoute sa participation au très dérangeant documentaire « Hold-up », largement visionné en France.

Malheur à tous ceux qui dénoncent les mensonges et les tromperies du système !

L'opposition à de nouvelles recherches en science, en médecine n'est pas un fait nouveau. De très nombreux chercheurs ayant soit contredit la nomenclature scientifique, soit ayant fait de nouvelles découvertes utiles à la collectivité sont très nombreux.

Un des premiers à les avoir recensés est l'écrivain Pierre LANCE dans son livre « Savants maudits - chercheurs exclus – Tome 1 à 4 – de 2003 à 2010 – éditeur Guy Trédaniel – Chez Amazon.

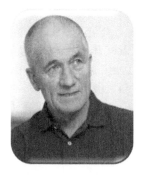

Plus récemment Peter C. Gotzsche médecin et chercheur danois, directeur du centre Cochrane nordique[1], dénonce ouvertement les comportements frauduleux de l'industrie pharmaceutique dans les domaines de la recherche et de la commercialisation et sur son mépris moralement répugnant pour la vie humaine.

Son livre « *Remèdes Mortels et Crime Organisé - Comment l'Industrie Pharmaceutique a corrompu les services de santé* » 2015 – Chez Amazon.

[1]Organisation internationale pour l'obtention de données probantes de recherche utiles à tous – france.cochrane.org.

Découvrir aussi les propos du professeur Even sur la corruption de cette industrie. Vidéo, youtube : Pr Even : "*L'industrie pharmaceutique a une double face*" - RTL – 16 avr. 2014.

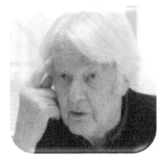

Le professeur Philippe Even était l'Invité de RTL Soir, mercredi 16 avril. Le médecin a traduit un livre « *4.000 médicaments utiles, inutiles ou dangereux* ».

À la retraite, il a été condamné à un an d'interdiction d'exercer la médecine.

L'immense majorité de professionnels de la santé n'osera jamais dévoiler quoi que ce soit sur un risque sanitaire. Ces gens ont une peur bleue de parler car s'ils avaient matière à dévoiler ce type de risque, ils seraient aussitôt l'objet de pressions, de chantage, jusqu'à saboter leur carrière, au bout du compte ils seraient exclus à vie du système qui les a nourris grassement jusque-là.

Convention suite : Concernant la recherche médicale, la convention prévoit des modalités précises pour les personnes n'ayant pas la capacité de consentir à une recherche. Elle interdit la constitution d'embryons humains lorsqu'ils sont destinés à la recherche (article 18.1).

Cet article est violé depuis longtemps lorsque l'on sait que des embryons humains sont utilisés pour les principaux vaccins.

Type de vaccins viraux à base d'embryons, plus d'un milliard d'individus concernés

Il y a deux cultures cellulaires principales qui ont été utilisées depuis plus de 35 ans, pour la production de millions de doses de vaccins : WI-38 :

élaboré aux États-Unis en 1961, issue de cellules pulmonaires de fœtus humain féminin intentionnellement avorté à 12 semaines de gestation.

Plus d'un milliard d'individus vaccinés à travers le monde ont reçu des vaccins contenant la souche WI-38.

MRC-5 : élaboré au Royaume-Uni en 1966, issue de cellules pulmonaires de fœtus humain masculin intentionnellement avorté à 12 semaines.

Il y actuellement un total de 24 vaccins concernés par des cellules de fœtus avortés et/ou contenant de l'ADN, des protéines ou des débris cellulaires associés, parmi lesquels :

⚜ Polio: PolioVax – Pentáculo – Da Polio Absorbed – Quadracel (Sanofi-Pasteur)

⚜ Rougeole-Oreillons-Rubéoles (ROR): MMR-II – Merabas II – MRVax – Biovax – ProQuad – MMR-V (Merck). Priorix – Erolalix (GlaxoSmithKline).

⚜ Varicelle: Varivax – ProQuad – MMR-V – Zoastavax (Merck). Varilix (GlaxoSmithKline).

⚜ Hépatite A : Vaqta (Merck). Havrix – Twinrix (GlaxoSmithKline). Avaxim – Vivaxim (Sanofi). Epaxal (Crucell/Berna).

⚜ Rage : Imovax (sanofi).

La convention stipule également que toute personne doit avoir donné son consentement éclairé avant de subir une intervention, sauf en cas d'urgence. Elle peut retirer son consentement à tout moment.

Tout patient a le droit de connaitre les informations concernant sa santé, notamment les résultats des tests génétiques prédictifs. La volonté d'une personne de ne pas être informée doit aussi être respectée.

La convention interdit le prélèvement d'organes et de tissus non régénérables sur une personne n'ayant pas la capacité de donner son consentement. Une seule exception est faite concernant les tissus régénérables entre frères et sœurs, sous certaines conditions.

La manipulation des pathogènes

Les germes pathogènes sont améliorables par manipulation génétique, les rendant plus résistants, plus virulents – armes de 2e génération.

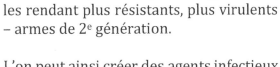

L'on peut ainsi créer des agents infectieux nouveaux par évolution moléculaire dirigée – armes de 3e génération, dont les effets sont potentiellement dévastateurs sur les populations naïves. La fabrication de ces armes et leur facilité d'emploi ne nécessitent pas d'importants moyens techniques. Elles sont donc accessibles aux États, aux terroristes, aux organisations occultes… Si les conséquences destructrices sont peu prévisibles (cas de l'actuel Covi-19), les effets psychologiques et sociétaux sont considérables du fait de la forte charge émotionnelle induite par une épidémie ou pandémie.

Entre 1931 et 1945, les Japonais ont expérimenté des agents pathogènes dans les camps de concentration de l'unité 731 de Pingfan en Mandchourie. Puis ils produisirent ces armes à l'échelle, à des fins stratégiques, sans succès car elles pouvaient se retourner contre eux, une fois sur place. Plutôt que de faire subir aux Japonais les foudres de la justice pour leurs crimes de guerre, Américains et Russes ont préféré s'approprier leurs compétences dans le secret le plus absolu, afin de passer au stade industriel.

Au cours de la guerre froide, Russes et Américains s'accusèrent d'avoir utilisé ces armes sur des populations civiles en Corée du Nord, au Laos, au Kampuchéa, en Afghanistan.

En 1995, l'on assista aux attaques de la secte Aum au gaz sarin dans le métro de Tokyo ; puis au bacille du Charbon (Anthrax) à la suite des événements du 11 septembre 2001, aux États-Unis. L'on notera qu'il s'agissait jusque-là d'utilisation de germes ou toxines d'origine naturelle.

De nos jours, les nouvelles armes bactériologiques existantes donnent une toute autre perspective au potentiel pandémique machiavélique, imprévisible, plus virulent, plus persistant que jamais.

En témoigne, en 1973, un an après la signature de la Convention internationale sur l'interdiction des armes bactériologiques, les soviétiques formèrent un réseau secret, tentaculaire – Biopreparat – comprenant 40 centres de recherche et d'usines employant 30.000 personnes, d'un budget annuel d'un milliard $.

Au tableau, 80 germes très dangereux, 12 agents infectieux opérationnels. En 1980, Biopreparat avait préparé des milliers de tonnes d'agents du charbon (Anthrax), de la peste, de la variole, annoncée comme étant éradiquée en 1980 par l'OMS, ce dernier fut produit sous sa forme lyophilisée (comme du lait en poudre) à introduire dans des obus, missiles à longue portée ; une production suffisante pour éradiquer l'espèce humaine.

Les chercheurs soviétiques ont été les premiers à créer par manipulation génétique des virus chimères, dont un capable de déclencher une maladie auto-immune dévastatrice pour le système immunitaire, détruisant les organes de l'individu infecté.

Ne soyez pas naïf, côté Nord-américain, c'est idem, ou pire, en matière de virologie manipulée ! Dans ce domaine, la dissimulation et la désinformation sont la règle, y compris dans la plupart des pays démocratiques disposant de crédits quasi illimités.

La manipulation consiste : à produire des quantités illimitées d'ADN (*PCR – polymerase chain reaction*). La taille du génome n'est plus un obstacle pour synthétiser les germes les plus complexes et les plus dangereux.

2- À synthétiser in vitro de longs fragments d'ADN. Par exemple, en 2002, Eckard Wimmer a pu produire de façon synthétique le virus de la poliomyélite, alors que dans le même temps l'OMS tentait d'éradiquer cette terrible maladie !

3- À rendre ces agents infectieux résistants à la plupart des antibiotiques, au froid, à la chaleur.

La chaleur intense de l'été 2020 n'a eu aucun effet pour inhiber le nouveau Coronavirus, contrairement au virus de la grippe saisonnière.

4- À ce que les agents infectieux soient <u>très virulents chez les individus vaccinés.</u> Ce que confirme le service de santé britannique :

https://assets.publishing.service.gov.uk/government/uploads/system/uploads/attachment_data/file/1001359/Variants_of_Concern_VOC_Technical_Briefing_16.pdf

5 – À booster ces virus avec les ondes de la 4 et 5G, le Wi-Fi, les antennes…

6- À produire des toxines issues d'autres agents pathogènes.

7- À introduire des gènes codant pour diverses toxines (botulique, cholérique, charbonneuse…) à l'intérieur de bactéries naturelles et utiles, par exemple celles composant le microbiote (flore) de l'intestin.

8- À fusionner divers pathogènes, par exemple le virus de la variole et le virus de la fièvre Ébola…

9- À introduire dans le génome d'un virus leader, des séquences génomiques de divers pathogènes ; 1+1 – 1+2 – 1+3… Pour assurer le développement de cette pandémie, les labos P4 ont introduit des séquences du VIH – Sida – et du paludisme – dans le Covid-19.

Ce que des virologues Indiens ont découvert en février 2020, découverte vite discréditée par le milieu médical, mais corroborée, quelques semaines plus tard, par le professeur Montagnier, découvreur du Sida en 1985 et prix Nobel de médecine – se reporter au chapitre 4.

9- À utiliser de petits fragments d'ARN capables d'inhiber l'expression de n'importe quel gène d'un être vivant (*RNA silencing*).

10- À utiliser des ribozymes afin d'activer la multiplication de certains virus ayant ainsi un double potentiel pathologique et destructif…

Le virus de la grippe dite espagnole a été ressuscité !

En octobre 2005, plus de 200 séquences de souches de virus de la grippe espagnole ont été publiées.

Comment la totalité des séquences de ce virus a-t-elle pu être obtenue ? Ce virus a été entièrement synthétisé, reconstitué, à partir de données de séquences nucléotidiques provenant de l'étude de tissus pulmonaires congelés d'individus morts en 1918 ; comment ont-ils procédé ?

Dans les années 1990, sous prétexte de tout apprendre sur le virus de la grippe, le Dr Jeffrey Taubenberger de l'US Army Forces Institute of Pathology commence ses recherches pour recombiner le terrible virus H1N1 de 1918.

En 1995, il utilisa les fragments congelés prélevés en Alaska sur des autochtones morts de cette pandémie 87 ans plus tôt ; Finalement en 2003-2005, après une dizaine d'années d'intense recherche – parallèlement au séquençage complet du génome humain – il parvint à récupérer et à séquencer les fragments d'ARN viral issus des tissus déterrés du sol gelé.

Pourquoi ? Parce que le virus actuel H5N1 trop foudroyant n'a pas le temps de se propager, alors que le H1N1 de 1918, objet à l'époque d'une première manipulation génétique possédait cette capacité. En combinant le matériel génétique des deux souches virales, voire d'une troisième ou quatrième, comme celle du H2N2 de la grippe asiatique de 1957, 1 million de morts ; et/ou celle du H3N2 de la grippe de Hong Kong, également 1 million de morts, l'on obtient la synergie voulue pour atteindre le but pandémique fixé.

Pourquoi avoir fait ce type de prélèvement alors que la maladie sous cette forme n'était plus réapparue depuis 1918 ? Sinon on l'a bien compris pour reconstituer la totalité du génome grippal, transmis à l'époque par des soldats américains multi vaccinés à titre expérimental envoyés en Europe, ayant contaminé 50 millions d'individus.

L'arme bactériologique la plus efficace

Puisque les virus de la grippe et du SARS de type H1N1 sont les plus diffusifs car ils se transmettent par voie aérienne ; les plus dangereux, les plus mortels, car ils s'attaquent au système respiratoire (poumons – cœur). C'est donc à ce type de pathogènes synthétiques qu'appartient le Covid-19, une arme bactériologique.[2]

Opinion totalement partagée avec celle du Dr Francis Boyle, expert en guerre bactériologique, disant par ailleurs que la Chine l'utiliserait contre le monde entier.

² mots clés : Est-ce que le coronavirus est une arme bactériologique de la Chine ?

Cette accusation contre la Chine est un point de divergence avec lui, car cet empire ne peut se défaire des pays occidentaux pour commercer et faire fonctionner son appareil industriel, d'autant que la consommation intérieure du pays est nettement insuffisante à absorber toute la production. Dans cette hypothèse, sans pouvoir assurer le plein emploi à la population, le gouvernement chinois s'exposerait à des troubles sociaux majeurs qui pourraient déstabiliser le régime.

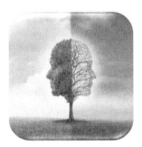

Il existe aussi des virus ayant capacité d'exprimer des protéines humaines du système nerveux (myéline, endorphines…) afin de déclencher à terme, plusieurs semaines, plusieurs mois, des troubles du comportement, de graves dommages cérébraux mimant des maladies auto-immunes…

De façon générale, ces microorganismes manipulés, dont le Covid-19, sont difficiles à détecter, plus stables et persistant dans l'environnement, résistants aux rayons ultraviolets du soleil. Certaines bactéries ont été conçues avec la capacité de détruire certains matériaux (plastique, caoutchouc, métaux). D'autres peuvent s'associer à diverses fibres – voir au chapitre 18, la définition de la maladie des Morgellons ensemencée par les avions.

Russes et américains ont modifié la bactérie Anthrax afin de rendre inefficaces les moyens de détection et l'usage de vaccins. Il est très probable que ce soit le même cas pour le Covid, vu l'échec de la vaccination en 2021, sur fond de nouveaux supposés variants, d'où l'impossible quadrature du cercle pour en guérir, surtout pour s'en défaire.

Dans Escherichia coli, bactérie inoffensive, présente dans l'estomac humain, ils ont introduit un gène codant pour une toxine de la bactérie Anthrax, très difficile à guérir.

La bactérie de la peste a été modifiée pour résister à 16 catégories d'antibiotique. Ils ont modifié le virus Ébola – version synthétique – pour le rendre plus mortel...

L'industrie de biotechnologie utilise aussi des plantes transgéniques pour élaborer des enzymes, des hormones de croissance... des produits pharmaceutiques, des vaccins, induisant une réponse immunitaire chez l'homme (Haq et al. 1995 – Streatfield/howard 2003).

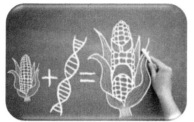

La société Epicyte a élaboré un maïs produisant un anticorps contre le sperme humain, utilisé afin de réduire le niveau des populations pauvres du tiers monde – ce que l'on nomme eugénisme.

L'industrie alimentaire utilise beaucoup de nano particules, aux effets délétères, sans que les consommateurs ne se doutent de rien !

C'est un sujet que j'ai développé en 2016 au chapitre 11 de mon livre « l'empoisonnement Global » ISBN 9781911417040 ; sujet important repris dans mon nouveau livre « L'Empoisonnement alimentaire & pharmaceutique » chez Amazon.

Les consommateurs ne se doutent de rien et ingèrent toutes sortes de nanoparticules au quotidien dans la plupart des aliments industriels de grande consommation.

Informés sur le sujet, surtout sur les effets secondaires à moyen et long terme, les industriels n'ont aucun scrupule à les utiliser alors qu'ils ne sont pas indispensables, sauf évidemment pour assurer plus de rendement et plus de profit. D'autant plus facilement pour eux que les gens, surtout en Europe, ne se sont jamais exercés à agir collectivement en boycottant ce type de poison. Masques, tests et vaccins, fabriqués, additivés, à l'oxyde de graphène nano, dans quel but ?

Tout d'abord, connaître la parade partielle à l'hydroxyde de graphène en utilisant la N-acétylcystéine.

C'est un puissant antioxydant synthétisé par le sang qui entrave les radicaux libres, les peroxydants, et toutes les toxines qui entrent dans le corps.

Des chercheurs espagnols ont découvert qu'il existait environ 300 études cliniques sur l'usage par certains hôpitaux et universités de la N-acétylcystéine avec d'étonnants résultats. Par exemple, 100 patients à l'agonie sous l'effet de doubles pneumonies ont été sauvés en une heure après l'administration par intraveineuse de glutathion ou de N-acétylcystéine (NAC à 200mg).

C'est un acide aminé soufré hautement bio disponible, que l'on trouve facilement sur internet ou dans les parapharmacies ; sans ordonnance puisque la NAC n'est pas considérée comme médicament mais en simple complément alimentaire : 1 sachet 3 fois par jour chez l'adulte – traitement 8 à 10 jours maximum.

Les masques filtrent l'air au micron, alors que les virus ont la taille du nanomètre soit 0,001 micromètre, donc le port du masque n'empêchera aucun virus de passer. Par contre porter un masque au graphène, à longueur de temps entretient le niveau d'oxyde de graphène nécessaire à la réception optimale de la 5G, tout en le privant du niveau suffisant d'oxygène pour le cerveau.

Dans un document transmis le 6 avril 2021, plusieurs organisations : CIEL, Center for International Environmental Law – ETC group – Health Care Without Harm – Women Engage for a Common Future – ont appelé l'exécutif européen à la vigilance au sujet de la présence de graphène, substance toxique ajoutée à la fabrication de la plupart des masques et écouvillons utilisés dans le nez lors des tests PCR.

« *Nous demandons à la Commission européenne de prendre des mesures urgentes. Autoriser la mise sur le marché de masques non évalués et potentiellement dangereux a de graves conséquences sur la santé et peut dangereusement ébranler la confiance du public dans le port de masques* », ont-elles prévenu.

Mais pourquoi les mass médias n'ont pas relayé cette information très utile.

Comme pour nombre de produits toxiques, l'Europe a toujours un long temps de retard ; ce qui n'est pas le cas du Canada qui le 26 mars 2021 a demandé le retrait de tous les masques contenant du graphène.

En cause, des symptômes respiratoires et dermatologiques décrits par plusieurs enfants dans des écoles du Québec où ce type de masques avait été distribué. Les autorités sanitaires n'ont pas attendu que les cas se multiplient, d'autant plus que le ministère de la Santé canadien a publié un second avis sept jours plus tard, le 2 avril, dans lequel il faisait état d'une toxicité pulmonaire précoce chez les animaux, toxicité causée par l'inhalation de particules de graphène.

Hormis le brevet PCT/US2019/038084 du vaccin Moderna de Microsoft qui prouve la présence de nanoparticules de type oxyde de graphène, Je n'ai pas trouvé de document certifiant que les autres vaccins en contiennent. Toutefois, comme le dit si justement le professeur Montagnier, tôt ou tard la vérité finit par émerger.

D'ici là l'on, l'on peut se référer aux centaines de témoignages sur internet de gens vaccinés qui ont ressenti un effet magnétique sur la zone d'injection, ceci lorsque de tous petits objets métalliques de fer ou d'inox, petites aiguilles par exemple, ont été attirés sur la zone de l'injection, ne s'agissant ni de trucage, ni de gag stupide.

L'on peut se référer aussi au site Orwell City. Il a été le premier à dénoncer la présence d'oxyde de graphène dans les injections, masques et tests, grâce à aux traductions en anglais issues du site la Quinta Columna ; ce dernier a publié une vidéo renversante, peu connue « *l'arme du crime parfait* ».

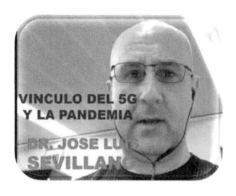

La Quinta Columna résume le résultat des recherches du Dr José Luis Sevillano, faites au cours des derniers 18 mois. Il a pu mesurer à l'aide d'un tesla mètre, magnétomètre, les phénomènes magnétiques ou pseudo-magnétiques des gens tels qu'ils ont été ressentis après inoculation de vaccins, ainsi qu'un phénomène de localisation d'énergie sur certaines zones du corps, mesurables cette fois avec un multimètre.

Il est donc apparu que les vaccinés deviennent à la fois magnétiques et conducteurs d'électricité – se reporter au chapitre 11 – page 121.

C'est cette dernière anomalie qui a attiré l'attention du Dr José Luis Sevillano, lui donnant l'idée d'analyser des échantillons d'ampoules vaccinales, découvrant ainsi la présence de graphène, un super conducteur industriel servant à stocker et condenser l'énergie électrique. Découverte validée ensuite par la spectroscopie aux UV, la microscopie électronique, et les fréquences électromagnétiques.

De son côté la société turque Nanografi a indiqué que l'oxyde de graphène est présent dans les masques, les bâtonnets pour tests PCR, tests antigéniques, dans l'hydrogel, et aussi dans les vaccins antigrippes ; ainsi qu'en aérosol dans le prochain vaccin intra nasal de la Turquie. Ce pays fait des progrès dans la recherche du premier vaccin intra nasal contre le Covid-19 ; et par ailleurs produira du graphène, substance qui permettra de créer des dispositifs bioniques ayant capacité de se connecter aux neurones – 5 juin 2021 – source MagnetGate, News, Vaccins.

Contrairement aux fabricants de vaccins anglo-saxons qui dissimulent l'addition de nanoparticules réceptrices de la 5G, le gouvernement turc tout au contraire est fier de son projet, il ne cache pas son objectif d'influer sur le cerveau humain, en commençant par son vaccin spray à base de graphène !

Ankara, Turquie, le 30 Juillet 2020, Agence Anadolu : Le ministre turc de l'Industrie et de la Technologie, Mustafa Varank, lors de sa vidéoconférence a déclaré qu'un groupe de scientifiques de la société Nanografi, spécialisée dans les nanotechnologies, travaillait au développement de ce qui sera le premier vaccin intra nasal pour le Covid-19.

À Ankara, au cours de son discours d'ouverture de la nouvelle usine de production de graphène appartenant à la société Nanografi, Varank dit que le spray nasal devrait être plus efficace contre la maladie.

Ce vaccin intra nasal dit-il soutiendra les efforts de la Turquie dans sa lutte contre le coronavirus ; ajoutant que le vaccin pourra être adapté en cas de mutations du virus ; Il poursuit en disant les étapes préliminaires sont un succès, les essais humains de phase 1 commenceront bientôt.

« Notre objectif dit-il est de lancer une campagne de vaccination avec ce vaccin intra nasal cette année, une fois toutes les étapes cliniques franchies avec succès. Puisqu'il est très difficile de produire du graphène, tout sera fait pour que la Turquie, parmi les dix pays producteurs actuels, puisse en produire à grande échelle grâce à ce nouvel investissement ».

Il ajoute *« Le graphène aide à fabriquer des matériaux plus durables, des batteries rechargeables ultra-rapides, des avions plus rapides et plus légers, ainsi que des dispositifs bioniques pouvant se connecter aux neurones humains ».*

« Des technologies médicales bioélectroniques seront développées pour offrir un traitement en temps réel en lisant et en modifiant l'électricité corporelle. Les problèmes de corrosion, d'échauffement et de transmission seront résolus ».

Selon un rapport du Graphene Council, le coût du matériau, la capacité de production de masse, la normalisation et les processus de certification sont les principales difficultés rencontrées par les producteurs de ce nano matériau. Le graphène, composé d'une couche de carbone très compacte, est très léger et 200 fois plus conducteur que le cuivre.

Ce matériau purement à base de carbone est l'un des composants les plus importants de la nanotechnologie, avec seulement un atome d'épaisseur[1].

« L'usine produira du graphène à faible coût et à l'échelle industrielle en utilisant des méthodes respectueuses de l'environnement, et devrait être l'une des plus grandes au monde en termes de capacité de production ». Traduction du turc par Daniel Gallego.

Source, La Turquie lance le premier vaccin intra nasal contre le Covid-19
https://www.aa.com.tr/es/mundo/turquia-avanza

¹Avec une caractéristique atomique aussi faible, l'on comprendra la capacité de cette nanoparticule à pénétrer très facilement les ensembles cellulaires, d'autant que l'organisme réagit à des doses infinitésimales.

Ce n'est donc pas une coïncidence si le marché de l'oxyde de graphène nano a pris un grand essor juste au départ de l'alerte Covid, en décembre 2019 et janvier 2020 ; mais aussi lors de la campagne de vaccination antigrippe faite en Chine et en Italie du nord juste avant que ne débute le Corona.

Démonstration est faite que les masques et écouvillons aux nanoparticules d'oxyde de graphène utilisés par des centaines de millions de gens sont le support au dispositif de 5G permettant de suivre et d'influencer à distance les populations – se reporter au schéma du chapitre 11, au sous-titre « La méfiance grandissante du public ».

Question, avec les masques, les écouvillons, les vaccins à spray nasal, comment l'oxyde de graphène pénètre-t-il dans le cerveau ?

Par le nez, en suivant le nerf, puis le bulbe, le cortex olfactif, lui-même faisant partie du système limbique, carrefour des émotions et de la mémoire. Environ 150 millisecondes après l'inhalation, le message odorant parvient à la deuxième synapse du parcours olfactif ; l'on n'a pas conscience de cette progression qui pourtant stimule deux zones importantes, l'amygdale et l'hippocampe.

L'amygdale traite les émotions, agréables ou désagréables, tandis que l'hippocampe joue un rôle majeur dans l'encodage et le rappel des souvenirs. Nul doute que les nanoparticules métalloïdes ont un effet très néfaste sur le cerveau, dont on ne mesure pas encore toutes les conséquences.

Dernière recherche sur l'hydroxyde de graphène

Toutefois, indépendamment des supposés variants, à quand le nouveau Covid 20 ou 21. Dans ce cas de figure, en plus des vaccinations successives spécifiques aux variants, la première série de vaccination expérimentale à ARN messager sera aussitôt suivie par une deuxième, une troisième, campagne vaccinale, avec une nouvelle formule apparemment salvatrice, mais contenant les mêmes substances ayant capacité à modifier le génome, incluant des séquences du VIH, de la malaria et les nanoparticules de traçabilité à l'hydroxyde de graphène – HG – assorties à la 4 et 5G.

Après injection, l'HG présent à + de 90 % dans tous les vaccins Covid développe des propriétés magnétiques en contact avec l'hydrogène et les cellules vivantes. C'est pourquoi la grande majorité des personnes vaccinées présentent ce magnétisme exacerbé au point d'inoculation, postérieurement au plexus solaire supérieur et au crâne. Par exemple, moins de trois mois après l'injection, un petit aimant posé à la verticale sur le bras d'un vacciné restera sur la zone d'injection sans tomber au sol.

L'HG est détecté dans l'organisme par notre système immunitaire, comme s'il s'agissait d'un agent pathogène, il a une affinité pour le système nerveux central – la moelle épinière et le cerveau – vu leur grande conductivité électrique. Dérégulant le système nerveux central, il peut causer, l'immobilisation des membres, des AVC, des paraplégies et l'altération du système nerveux.

En quantité infinitésimale, en deçà du milliardième de gramme, autre conséquence de l'HG la coagulation du sang, d'où l'augmentation de thromboses, pour ultime conséquence des accidents cardio-vasculaires : embolies, ischémies, crises cardiaques, anévrismes, etc. L'HG a aussi une affinité pour les organes électriques, particulièrement le cœur, dont il augmente l'activité électrique et le rythme, jusqu'à provoquer une péricardite.

HG à la capacité d'absorber la radiation électromagnétique ambiante – 5G – wifi... et de la multiplier par effet transistor. Il génère ainsi de petites décharges qui causent des arythmies sur le système cardiaque, ceci explique qu'autant de sportifs vaccinés souffrent d'arythmies au moment de l'effort lorsque leur activité cardiaque augmente. Les conséquences sont l'évanouissement, la perte de conscience, les syncopes, liées ou pas à une mort subite.

Une partie de la population vaccinée est touchée par la mort subite ou inattendue au moment de l'interaction lorsque les individus se trouvent près de sources micro-ondes – ondes millimétriques.

L'HG est aussi capable de générer de la mutagénèse, altération chromosomique et le cancer, si bien qu'après le vaccin les personnes ayant souffert de tumeurs ou de néoplasies, sont l'objet de métastases à effet rapide ; pour les personnes saines le risque de développer des tumeurs augmente.

HG est extrêmement toxique, sa toxicité dépend aussi de la radiation électromagnétique qu'il retient. Il génère l'inflammation des tissus, des inflammations systémiques ou multi-organiques... provoquant par ailleurs une cascade de radicaux libres. Quand le stress oxydatif causé par ce toxique fait chuter le niveau de glutathion endogène, dès lors le système immunitaire s'effondre générant le fameux orage de cytokines. L'HG, matière première majoritaire des pseudo vaccins est partiellement éliminé de l'organisme via les poumons.

L'HG a une affinité spéciale pour les neurones, une fois mêlé à la magnétite naturelle des cellules, il développera une réseau neuronal artificiel qui remplacera progressivement le réseau naturel – Transhumanisme.

Si l'organisme des vaccinés en bonne santé parvient à surmonter les effets des premières doses de HG, c'est parce qu'il est dégradé en grande partie par les anticorps qui le neutralisent. C'est pourquoi le cartel occulte joue au paroxysme la propagande de la peur virale très ancrée dans l'inconscient collectif, sur fond de résurgence de supposés Variants, conduisant les populations à se faire vacciner à nouveau, troisième, quatrième, injection... sous prétexte de baisse de l'immunité.

Ceci afin de maintenir le niveau suffisant de HG, lequel doit jouer son rôle relais de la 5G afin de conditionner les masses humaines pour les conduire sans heurt jusqu'à l'ère du transhumanisme, sous la gouvernance faussement mirifique du Great Reset.

Ce condensé d'informations, fondé sur les résultats du rapport technique final du Dr Campra, est l'aboutissement de deux années de recherches faites avec un groupe pluridisciplinaire de scientifiques. Le groupe conclut sans équivoque que le cartel mondialiste a misé sur la méconnaissance de la communauté médicale en matière d'application des nanotechnologies afin d'appliquer sans faille son plan diabolique dénommé Agenda 2030.

J'ajoute, le Diable assorti de sa horde terrestre ne se fatigueront pas de sitôt, ils poursuivront leur quête de mort avec plus de hargne qu'auparavant, ce qu'ils ne peuvent pas détruire par le feu de la guerre, par le crime, par la drogue, ils cherchent par tous les moyens à le détruire malignement par la pestilence virale et vaccinale.

Comment éliminer le graphène chez les gens vaccinés

La médecine conventionnelle qui ne comprend rien aux nanoparticules, ni au scénario évident qui se déroule, ne vous sera pas de grand secours.

La seule solution pour dégrader partiellement l'HG et réduire le stress oxydatif, est la prise d'un puissant antioxydant tel le NAC ou le glutathion, s'agissant de complément alimentaire ne nécessitant aucune ordonnance. Peu importe la marque la NAC à 750 mg – N-acétyl-cystéine qui en précurseur va permettre à l'organisme de reconstituer ses réserves en glutathion. En complément un comprimé de zinc une fois par jour pendant deux mois puis pause pour le zinc.

Faire un jus frais, pas de conserve, orange + citron, ajouter du sucre de canne biologique, mélange acidulé pas acide, avec une demi cuillère à café (en matière plastique) de vitamine C en poudre, 1 kg environ 20 €, bien refermer le paquet en chassant l'air, le tenir au sec.

Autre antioxydant puissant L'Astaxanthine 5mg, améliore aussi la vue. Ainsi que la Quercétine, en dosage élevé, très utile en cas de COVID 19, donnant de très bons résultats avec la vitamine D3. Pour aider et protéger le foie surchargé par la détoxification, le Chardon-marie. En cas de trouble du sommeil, la mélatonine pure avec de l'Ashwagandha.

Dans votre environnement, il est absolument nécessaire de couper le wifi, de câbler vos appareils, de vous protéger au mieux des ondes électromagnétiques, sachant que l'HG fera beaucoup de mal lorsque la technologie 5G sera étendue à tous les territoires, générant à toutes les populations le syndrome inflammatoire et l'effondrement du système immunitaire, tandis que les couches fertiles du sol seront progressivement détruites. Source www.laquintacolumna.net – Un site disposant d'un grand nombre d'articles scientifiques de premier plan ; par exemple le plan Brainstorms du Pentagone pour influer sur le cerveau des masses, simplement en buvant de l'eau !

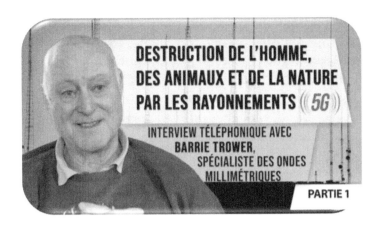

Il est utile de faire un lien avec le mercure des amalgames dentaires, autre hérésie médicale, mercure que des centaines de millions de gens ont en bouche, en toute contradiction avec les directives de la convention internationale de minamata.

L'effet mécanique de la mastication s'ajoutant à celui de la conductivité électrique, sous forme ionique, produite par la salive hyper saturée de minéraux, s'ajoute l'effet amplificateur d'autres métaux en bouche, couronnes dentaires, divers appareillages ; le mercure est libéré de l'amalgame sous forme ionisée. Il empruntera le même parcours que l'oxyde de graphène. Ce qui explique au niveau cérébral de nombreux problèmes de mémorisation, de mal être, d'intellect, de perte de QI.

Avant Campra[1], J'avançais la théorie de la magnétite naturelle contenue dans les cellules de l'organisme qui se lie à vie aux nanoparticules telles que l'hydroxyde de graphène, créant ainsi un réseau cellulaire de résonnance magnétique très polarisée, jusqu'à 2 m2, la surface de la peau, réseau mobilisable à distance par le rayonnement millimétrique de la 5G.   [1]voir plus bas page 43 de ce chapitre

Le premier objectif est très clair, des nanoparticules sont ajoutées aux masques, tests, vaccins, afin de pouvoir tracer, espionner, tous les individus, tout spécialement les vaccinés. Les individus deviennent ainsi des GPS, façon Crédit Social, au moyen duquel les autorités chinoises savent exactement où se trouvent et ce que fait chaque chinois ciblé et circulant parmi des millions de concitoyens. Le second objectif, consiste à influer à distance en tous points du globe sur tous les individus pénétrés de nanoparticules telles que l'oxyde de graphène.

Ceci afin de modifier le comportement, les envies, les désirs des individus ; surtout pour les rendre très docile. Voir la vidéo du Dr Trower expert de la Royal Navy. La 5G peut manipuler la météo et l'homme,[1] précise le Dr Trower, ancien responsable de la Royal Navy pour les armes à microondes, existantes, et celles utilisées depuis 1949. Mon livre « *Les Technologies secrètes des Maîtres du monde* » développe entièrement ce sujet – Livre du même auteur « 5G & 6G l'Alerte rouge pour toutes formes de vies ».

Depuis les années 1970, les ondes millimétriques peuvent déclencher toutes sortes d'humeurs et de sentiments. Les symptômes sont similaires à ceux de la morphine, de la marijuana, se ressentant par un mal être, la faim, des hallucinations, le désespoir, des pensées noires qui peuvent conduire au suicide, à une agressivité intense, à l'agression sexuelle. Ceci, au moyen de différentes fréquences, explique le Dr. Trower.

Ce spécialiste précise aussi que le plan internet 5G depuis l'espace détruira lentement tous les végétaux et les premières couches fertiles du sol contenant la flore des microorganismes, car ce sont les végétaux et la flore qui maintiennent le sol en vie. Une étude prise très au serieux par les chaînes de Tv allemandes, contrairement aux médias français entièrement soumis aux ordres du cartel mondialiste.

[1] Vidéo, mots clés : youtube partie 2 interview du Dr Trower.

Les gens très sensés savent à quoi nous exposent ces ondes millimétriques, parmi eux Mateusz Morawiecki, Premier ministre polonais. Il lance un appel international pour mettre fin au déploiement des transmissions de télécommunications électromagnétiques 5G à micro-ondes – source exoportail.com.

Retour à la vaccination, indépendamment des supposés Variants, à quand le nouveau Covid 20 ou 21. Dans ce cas de figure, en plus des vaccinations successives spécifiques aux variants, la première série de vaccination expérimentale à ARN messager sera aussitôt suivie par une deuxième, une troisième, campagne vaccinale, avec une nouvelle formule apparemment salvatrice, mais contenant les mêmes substances ayant capacité à modifier le génome, incluant des séquences du VIH, de la malaria et nanoparticules de traçabilité à l'hydroxyde de graphène – HG – assorties à la 4 et 5G.

Après injection, l'HG présent à + de 90 % dans tous les vaccins Covid développe des propriétés magnétiques en contact avec l'hydrogène et les cellules vivantes. C'est pourquoi la grande majorité des personnes vaccinées présentent ce magnétisme exacerbé au point d'inoculation, postérieurement au plexus solaire supérieur et au crâne. Par exemple, moins de trois mois après l'injection, un petit aimant posé à la verticale sur le bras d'un vacciné restera sur la zone d'injection sans tomber au sol.

L'HG est détecté dans l'organisme par notre système immunitaire, comme s'il s'agissait d'un agent pathogène, il a une affinité pour le système nerveux central – la moelle épinière et le cerveau – vu leur grande conductivité électrique. Dérégulant le système nerveux central, il peut causer, l'immobilisation des membres, des AVC, des paraplégies et l'altération du système nerveux.

En quantité infinitésimale, en deçà du milliardième de gramme, autre conséquence de l'HG la coagulation du sang, d'où l'augmentation de thromboses, pour ultime conséquence des accidents cardio-vasculaires : embolies, ischémies, crises cardiaques, anévrismes, etc. L'HG a aussi une affinité pour les organes électriques, particulièrement le cœur, dont il augmente l'activité électrique et le rythme, jusqu'à provoquer une péricardite.

HG à la capacité d'absorber la radiation électromagnétique ambiante – 5G – wifi… et de la multiplier par effet transistor. Il génère ainsi de petites décharges qui causent des arythmies sur le système cardiaque, ceci explique qu'autant de sportifs vaccinés souffrent d'arythmies au moment de l'effort lorsque leur activité cardiaque augmente. Les conséquences sont l'évanouissement, la perte de conscience, les syncopes, liées ou pas à une mort subite.

Une partie de la population vaccinée est touchée par la mort subite ou inattendue au moment de l'interaction lorsque les individus se trouvent près de sources micro-ondes – ondes millimétriques.

L'HG est aussi capable de générer de la mutagénèse, altération chromosomique et le cancer, si bien qu'après le vaccin les personnes ayant souffert de tumeurs ou de néoplasies, sont l'objet de métastases à effet rapide ; pour les personnes saines le risque de développer des tumeurs augmente.

HG est extrêmement toxique, sa toxicité dépend aussi de la radiation électromagnétique qu'il retient. Il génère l'inflammation des tissus, des inflammations systémiques ou multi-organiques... provoquant par ailleurs une cascade de radicaux libres. Quand le stress oxydatif causé par ce toxique fait chuter le niveau de glutathion endogène, dès lors le système immunitaire s'effondre générant le fameux orage de cytokines. L'HG, matière première majoritaire des pseudo vaccins est partiellement éliminé de l'organisme via les poumons.

L'HG a une affinité spéciale pour les neurones, une fois mêlé à la magnétite naturelle des cellules, il développera une réseau neuronal artificiel qui remplacera progressivement le réseau naturel – Transhumanisme.

Si l'organisme des vaccinés en bonne santé parvient à surmonter les effets des premières doses de HG, c'est parce qu'il est dégradé en grande partie par les anticorps qui le neutralisent. C'est pourquoi le cartel occulte joue au paroxysme la propagande de la peur virale très ancrée dans l'inconscient collectif, sur fond de résurgence de supposés Variants, conduisant les populations à se faire vacciner à nouveau, troisième, quatrième, injection... sous prétexte de baisse de l'immunité.

Ceci afin de maintenir le niveau suffisant de HG, lequel doit jouer son rôle relais de la 5G afin de conditionner les masses humaines pour les conduire sans heurt jusqu'à l'ère du transhumanisme, sous la gouvernance faussement mirifique du Great Reset.

Ce condensé d'informations, fondé sur les résultats du rapport technique final du Dr Campra, est l'aboutissement de deux années de recherches faites avec un groupe pluridisciplinaire de scientifiques. Le groupe conclut sans équivoque que le cartel mondialiste a misé sur la méconnaissance de la communauté médicale en matière d'application des nanotechnologies afin d'appliquer sans faille son plan diabolique dénommé Agenda 2030.

J'ajoute, le Diable assorti de sa horde terrestre ne se fatigueront pas de sitôt, ils poursuivront leur quête de mort avec plus de hargne qu'auparavant, ce qu'ils ne peuvent pas détruire par le feu de la guerre, par le crime, par la drogue, ils cherchent par tous les moyens à le détruire malignement par la pestilence virale et vaccinale.

Comment éliminer le graphène chez les gens vaccinés ?

La médecine conventionnelle qui ne comprend rien aux nanoparticules, ni au scénario évident qui se déroule, ne vous sera pas de grand secours.

La seule solution pour dégrader partiellement l'HG et réduire le stress oxydatif, est la prise d'un puissant antioxydant tel le NAC ou le glutathion, s'agissant de complément alimentaire ne nécessitant aucune ordonnance. Peu importe la marque la NAC à 750 mg – N-acétyl-cystéine qui en précurseur va permettre à l'organisme de reconstituer ses réserves en glutathion. En complément un comprimé de zinc une fois par jour pendant deux mois puis pause pour le zinc.

Faire un jus frais, pas de conserve, orange + citron, ajouter du sucre de canne biologique, mélange acidulé pas acide, avec une demi cuillère à café (en matière plastique) de vitamine C en poudre, 1 kg environ 20 €, bien refermer le paquet en chassant l'air, le tenir au sec.

Autre antioxydant puissant L'Astaxanthine 5mg, améliore aussi la vue. Ainsi que la Quercétine, en dosage élevé, très utile en cas de COVID 19, donnant de très bons résultats avec la vitamine D3.

Pour aider et protéger le foie surchargé par la détoxification, le Chardon-marie. En cas de trouble du sommeil, la mélatonine pure avec de l'Ashwagandha.

Dans votre environnement, il est absolument nécessaire de couper le wifi, de câbler vos appareils, de vous protéger au mieux des ondes électromagnétiques, sachant que l'HG fera beaucoup de mal lorsque la technologie 5G sera étendue à tous les territoires, générant à toutes les populations le syndrome inflammatoire et l'effondrement du système immunitaire, tandis que les couches fertiles du sol seront progressivement détruites. Source https://www.laquintacolumna.net/

Il existe une correspondance entre l'actuel saccage des populations, des écosystèmes, de la Terre et la prédiction biblique faite il y a vingt siècles dans le livre de la Révélation à propos du même saccage de la planète et de l'espèce humaine.

Conclusion, masques, tests, écouvillons, vaccins additivés à l'hydroxyde de graphène sont un des moyens, un des préalables, à l'entrée de l'humanité dans l'ère du transhumanisme.

Dès lors, l'élite décisionnaire auteur du programme de la Grande Réinitialisation du monde pourra piloter à sa guise la vie de tous ses sujets. Surtout celle des gens les moins qualifiés qu'ils veulent réserver à toutes sortes de tâches serviles, ingrates, répétitives, en compagnie des robots de dernière génération, pour s'atteler aux travaux prévus pour dépolluer la planète, puis utilisés à d'autres tâches de servitude pour les millénaires à venir.

Une correspondance avec l'asservissement des hébreux en Égypte qui contrairement à ce que l'on pourrait imaginer étaient bien nourris, relativement prospères, mais toujours contraints aux corvées afin de réaliser le projet phénoménal de la construction incessante de pyramides dans le but d'assurer la pérennité éternelle des monarques reposant dans leurs tombes au cœur de ces ouvrages.

C'était un objectif immuable, incontournable, un programme imposé à tous, qu'ils soient égyptiens ou hébreux sur ordre permanent de la lignée des pharaons. Mais l'on ignore qu'il s'agissait d'un État providence qui durant plusieurs millénaires inventa une économie agricole sur les bords du Nil, économie très prospère longtemps éclipsée par la grande histoire des pharaons.

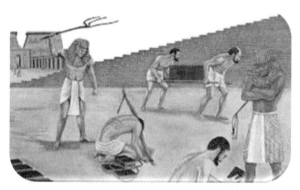

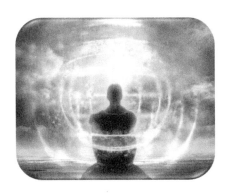

Chapitre 3

L'étude du Covid-19 en physique quantique

Les éléments qui nous entourent, la Terre, les végétaux, tous les êtres vivants, les cristaux, les virus... sont de nature quantique, ils sont composés d'atomes, de particules, en constant état vibratoire, dont on peut mesurer le rayonnement électromagnétique qui s'en dégage.

Le Covid-19 a été mesuré à 170.000 unités Bovis ; le virus de la grippe saisonnière à 70.000 unités Bovis - UB – c'est donc un pathogène deux fois plus contagieux.

Chez l'homme, le taux vibratoire varie d'un individu à l'autre en fonction l'environnement, l'humeur, le stress, l'état de santé, la pensée, l'état émotionnel, les fréquentations...

⊥ Les enfants en bonne santé ont un niveau vibratoire de l'ordre de 250.000 UB, plus haut que les adultes, d'où le risque atténué de contagion.
⊥ Les gens âgés ont un niveau vibratoire de 90.000 UB, d'où le risque élevé de maladie.
⊥ Les gens obèses, en surpoids, vibrent bas de l'ordre de 110.000 UB.
⊥ Les gens touchés par le cancer, 20.000 UB.
⊥ Les fumeurs de tabac, de haschich, de cannabis... de l'ordre de 110.000 à 130.000 UB.
⊥ Idem pour les gens et les enfants soumis à un manque de sommeil, à trop de stress ; ayant une mauvaise alimentation :

Trop de viandes, trop de produits transformés, conserves, charcuteries, fromages, desserts lactés... peu de fruits, de légumes, absence d'activité physique ; exposition trop longue aux ondes électromagnétiques : Wifi – téléphone mobile.

Si l'on porte un regard quantique sur l'histoire de la civilisation, l'on notera qu'au cours des cent cinquante dernières années, le taux vibratoire de la terre a changé.

Cette surabondance d'activité électromagnétique - EM, consécutive aux milliers d'essais nucléaires en haute altitude et aux très nombreuses émissions - réémissions d'ondes de hautes fréquences artificielles émises de façon illicite depuis la terre et réfléchies par l'ionosphère, fait décroître l'intensité du champ magnétique terrestre. Mais inversement fait augmenter la fréquence des ondes stationnaires, dite résonnance/fréquence de Schumann - RS. Développement avec le livre « *Toutes les technologies secrètes des Maîtres du monde* » chez Amazon.

La RS se situe dans une zone incluse dans la magnétosphère spécifique à chaque planète comportant un champ magnétique (Jupiter – Saturne - Uranus – Neptune). C'est une vague d'ondes stationnaires naturelles située à 60 km d'altitude, entre la surface du sol et l'ionosphère d'une fréquence de 7,83 Hz (cycles, ou battements par seconde).

Ces ondes, se répercutant sans fin, sont énergisées par le vent solaire provenant de la haute atmosphère, contenant des photons à haute énergie, et par l'activité électrique des orages, à l'échelle du globe 300 éclairs sont produits à la seconde. Le calcul de sa résonnance est le produit de la division de la vitesse de la lumière, 300.000 km/seconde par la circonférence moyenne du globe terrestre, 38300 km, soit 7.83 Hz (valeur de l'onde prééminente).

Cette vague d'ondes, peu connue du public, produit une fréquence vibratoire qui régule toutes formes de vie sur la Terre, les physiciens la nomme « *Le battement de cœur de la Terre* » Bien que le rôle de la RS soit un fait scientifiquement établi, peu de scientifiques sont conscients de l'importance des ondes stationnaires naturelles de très basse fréquence (ELF), le diapason de toutes formes de vie. Elles vibrent à la même fréquence que les ondes cérébrales des humains, des mammifères ;

C'est une constante biologique sans laquelle la vie humaine et animale serait impossible.

Les premiers astronautes souffraient du mal de l'espace car à cette altitude, le corps humain n'est plus en résonnance avec l'effet vibratoire de la RS. Lorsqu'ils rentraient de leurs missions spatiales, ils avaient tous de sérieux problèmes de santé.

Pour solutionner ce problème majeur, les centres techniques installèrent à bord des vaisseaux des générateurs d'ondes RS. La NASA en multipliant les études a prouvé qu'un individu enfermé dans un bunker magnétiquement étanche, souffre rapidement de graves problèmes physiques, psychiques, de rythmes cardiaques anarchiques. Dès l'émission de pulsations de 7,8 Hertz, les conditions vitales se stabilisent.

Sachant que, sur de très longues périodes de temps, la Terre garde la trace des variations de l'intensité et de la direction de son champ magnétique antérieur. À la suite des deux mille essais nucléaires officialisés[1], réalisés depuis 1945, auxquels se combinent les multiples expériences électromagnétiques illicites faites sur l'ionosphère, en 1987 l'activité électromagnétique s'est amplifiée, atteignant 8,9 Hertz (effet exponentiel par reconnexion magnétique).

[1] Mots clés : youtube carte des 2053 explosions nucléaires 1945-1998

Une décennie plus tard, en 1997, la fréquence moyenne des ondes de la zone de résonnance de SCHUMANN (RS) [2] véritable battement de cœur planétaire, s'est encore amplifiée passant de sa normalité millénaire de 7,8 Hertz à 9 Hz (cycle par seconde) puis à 12 Hz en 2011. L'astrophysicien Greg Braden, très décrié, dit que *les conséquences seront incalculables lorsque la planète atteindra 13 cycles, au point zéro du champ magnétique.*

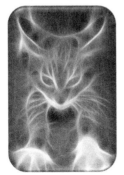

[2] mots clés Le taux vibratoire du globe terrestre serait en train de s'élever à grande vitesse

Électrification artificielle et activité virale

Chaque épidémie, pandémie, correspond à un saut quantique dans l'électrification de la Terre et de l'environnement. En 1918, ce furent les premières ondes radio circulant dans l'atmosphère et les premières installations de lignes à haute tension, d'où la première correspondance avec la grippe dite espagnole.

De nos jours, de nombreux propriétaires d'élevages de poulets, lapins, vaches, à proximité desquels le champ magnétique rayonné a été augmenté du fait de l'implantation de nouvelles lignes électriques aériennes et souterraines, ont eu à subir la maladie et la mort de nombreux animaux. Mais sans que les autorités en cause ne le reconnaissent, refusant de les indemniser. L'organisme de tout être vivant exposé à un nouveau champ magnétique est grandement perturbé, certains y survivent, d'autres pas.

En 1968, l'on procéda aux lancements des premiers satellites circulant autour de la planète, deuxième correspondance avec la grippe de Hong-Kong. 1997, l'introduction du Wifi planétaire et la prolifération du virus H5NI qui tua les oiseaux avant d'infecter les hommes.

2002, l'exposition aux ondes de troisième génération (3G) et la prolifération du SRAS. 2009, multiplication des Smartphones et prolifération de la grippe porcine.

2014, application de la 4G et prolifération du virus Ébola. 2019, lancement de la 5 G et prolifération du Covid-19.

L'on pourrait rétorquer qu'autrefois, toute cette technologie n'existait pas alors que de nombreux fléaux pandémiques, dont la peste noire, faisaient des ravages. En réponse l'on peut dire qu'à cette époque, comme de nos jours, l'angoisse et les peurs provoquées par les guerres, les famines, les épidémies, génèrent un égrégore, une atmosphère collective de noirceur, pesante, étouffante à laquelle s'ajoutent les nombreux rayonnements électromagnétiques Wi-Fi, 4 et 5G...

Cette pression, ces rayonnements produisent des énergies funestes. Dans ce contexte, l'organisme sécrète les hormones du stress de l'angoisse, l'adrénaline, la noradrénaline, qui inhibent la réponse de cellules immunitaires Natural Killer, essentielles pour éliminer les virus ; C'est un monde à l'image d'un chaos intérieur.
La peur modifie l'ADN

Les effets physiologiques de la peur, forme de stress, sont aussi néfastes au bien être que la joie est saine pour la santé. Des chercheurs australiens dirigés par le professeur Tim Bredy de l'université du Queensland ont découvert que la peur modifiait profondément la forme de la double hélice d'ADN du cortex préfrontal.

L'ADN peut adopter une variété de structures différentes explique Paul Marshall, l'auteur principal de l'étude. Cette forme est réversible, cependant si la peur perdure l'altération perdurera aussi, réduisant les défenses immunitaires de l'organisme.

Depuis les années 1970, selon le rapport de l'ONG WWF, 60 % de la population des animaux sauvages, et 75 % des insectes, a disparu.
L'on peut estimer la perte de 420 millions d'oiseaux, soit la disparition de 10 % de toutes les espèces.

Plusieurs facteurs de contamination sont en cause, celui de l'amplification des ondes n'est pas des moindres, en témoigne la mort des abeilles. L'on parle maintenant d'extinction de masse.

Quelles sont les fréquences bénéfiques ?

Albert Einstein dit à ce sujet « *En ce qui concerne la matière, nous avons eu tout faux. Ce que nous avons appelé la matière est en réalité une énergie dont la vibration est en quelque sorte réduite* (par rapport aux autres éléments immatériels à la base l'univers) *de façon à être perceptible par les sens.*
Tous les êtres faits de matière vibrent à des taux spécifiques. La nature musicale de la matière nucléaire des atomes et celle des galaxies est maintenant enfin reconnue par la science.

La fréquence 174 Hz efface les douleurs physiques de toutes sortes et décuple notre énergie. Elle anesthésie les douleurs du corps ; exalte le dynamisme mental et physique ; procure un intense sentiment de sécurité et de bien-être ; protège des vibrations issues des ondes négatives.

Parties du corps associé : Pieds, jambes, dos, épaules, leucocytes, lymphocytes, moelle osseuse, immunoglobulines, système digestif.

La fréquence 285Hz renforce notre Être, ses pulsations agissent comme un puissant catalyseur de rajeunissement cellulaire. Son écoute régulière donne accès à un « nouveau corps », plus sain, plus fort et disposant d'une énergie quantique parfaite ! Elle diminue le vieillissement cellulaire et musculaire ; renouvelle les cellules souches ; développe et tonifie les défenses immunitaires ; répare la peau, les os et les articulations.

Les parties du corps associées : ADN, synapses, cellules gliales, bulbe rachidien, peau, fibres musculaires, système immunitaire, aorte, os.

La fréquence 396 Hz va permettre d'éliminer les comportements nocifs, inadaptés. L'esprit se libère ainsi de faux sentiments et faux semblants, de peurs et pensées infondées et anxiogènes qui ont une tournure obsessionnelle, comme s'il s'agissait d'un disque rayé.

Elle développe l'harmonie intérieure ; efface les peurs irrationnelles, les phobies ; évacue les pensées négatives et l'inquiétude ; améliore l'estime de soi.

Les parties du corps associées : Glandes surrénales, base de la colonne vertébrale, jambes, dents, gros intestin, prostate, vessie, sang, système circulatoire.

La fréquence 417 permet de panser les blessures d'hier et d'aujourd'hui. Elle efface les traumatismes psychologiques ; libère l'âme des blessures du passé ; active la prise de décision et l'action ; favorise la compassion, la gratitude.

Les parties du corps associées : Ovaires, testicules, utérus, organes génitaux, reins, prostate. Agit en parallèle sur les troubles suivants : impuissance, frigidité, infections utérines, douleurs aux reins ou à la vessie, raideur au bas du dos, rejet de soi, perte de l'estime de soi, jalousie, instabilité émotionnelle.

Vous trouverez d'autres fréquences… et des vidéos sonores correspondantes sur le web. Il suffit d'entrer par exemple les mots : youtube – fréquence 174 – youtube – fréquence Schumann – etc… Et de choisir celle qui vous convient le mieux… À écouter avec un casque audio de bonne qualité, Sony par exemple à 15 €.

Chapitre 4

Le Covid-19

Les coronavirus existent depuis des millions d'années, ils sont à l'origine d'infections bénignes des voies aériennes rhinite ou rhume.

Ils n'ont suscité une inquiétude toute particulière que depuis 2002, année d'apparition du SARS Syndrome Respiratoire Aigu Sévère – causé par le virus SARS-CoV-2 à l'origine d'une épidémie en Chine en mai 2003.

Le Covid-19 a été nommé SARS-CoV-2, soit le 2e virus de SARS, nouvelle forme de Coronavirus ARN, forme simplifiée de l'ADN, il comprend une dizaine de gènes. Il est apparu en décembre 2019 en Chine.

Début février 2020, l'on apprenait qu'un groupe de virologistes Indiens avait découvert que le nouveau coronavirus (Covid-19) contient des insertions assimilables à des séquences de gènes du virus VIH. L'objectif de cette insertion consiste à paralyser le système immunitaire humain.

Exactement comme le fait le VIH, autre modèle d'armes bactériologiques, en s'attaquant aux lymphocytes, globules blancs du système de défense de l'organisme. Aussitôt levée de boucliers et pression de la communauté scientifique pro système, avec interdiction de publier cette découverte, sous prétexte d'un besoin de révision, façon de classer la découverte sans suite.

Mais heureusement qu'il existe un petit nombre de chercheurs très compétents et suffisamment courageux pour donner leurs résultats de recherche, quels qu'ils soient, sans craindre la critique de mauvaise foi.

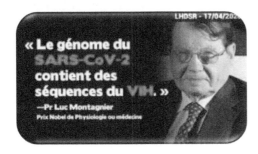

Parmi eux, le professeur Luc Montagnier, codécouvreur du virus du Sida –VIH en 1983 et prix Nobel de médecine 2008, vingt-cinq ans après cette découverte, mieux vaut tard que jamais !

Un chercheur très décrié, car il a dû se battre pendant plusieurs années afin que sa découverte soit reconnue, tout en faisant face aux critiques acerbes sur sa position contre l'inefficacité de la vaccination, en général. C'est avec la collaboration de son ami le biomathématicien Jean-Claude Perez, qu'ils ont étudié à leur tour le génome de ce virus à ARN démontrant qu'il contenait des séquences du VIH ; Certains auraient pu penser que le Covid-19 examiné au microscope provenait d'un individu infecté par le Sida. Pas du tout, réplique Luc Montagnier, car pour insérer une séquence du VIH dans ce génome il faut être équipé d'outils moléculaires de laboratoire.

Il dit aussi « *la thèse de la chauve-souris, du pangolin, du marché aux poissons, est une belle légende ; La vérité finit toujours par émerger* ».

Sir Richard Dearlove, ex dirigeant du service secret anglais, le fameux Mi16, interviewé par le Telegraph, le 3 juin dit « *Oui le Covid-19 a été fabriqué en laboratoire par des spécialistes* ».

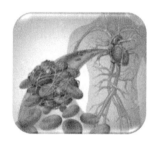

Fin avril 2020, The Washington Post[1] nous informe sur les premières constations qu'a pu faire le milieu médical américain. L'on découvre que ce virus n'est pas de type respiratoire standard, car il attaque quasiment à tous les organes : poumons, cœur, reins, intestins, foie, cerveau ; il est à l'origine d'une mystérieuse coagulation du sang.

[1]mots clés : A mysterious blood-clotting complication is killing coronavirus patients ; *Entrer dans l'article en cliquant sur free.*

C'est ainsi que de nombreux médecins américains, contrairement à leurs confrères européens qui occultent les faits, signalent des cas inhabituels non répertoriés dans la littérature médicale. Ils décrivent des patients dont le taux d'oxygène est anormalement bas, si bas qu'ils devraient être inconscients ou proches de la mort, mais qui agissent comme à l'habitude, discutent normalement, passent des appels téléphoniques… Des individus qui, après avoir été examinés, diagnostiqués, n'ont qu'une forme légère de la maladie, mais dont l'état général se détériore en quelques minutes. Des femmes enceintes sans symptômes apparents qui se retrouvent en arrêt cardiaque.

Ce milieu médical ne voit aucune des corrélations liées à l'âge, aux maladies chroniques, sinon un bouleversement dans le sang. Ils évoquent l'idée de donner des anticoagulants à titre préventif pour tous les porteurs du Covid-19, y compris aux plus résistants. Les médecins sont perplexes et manifestent de la peur face à cette modification du sang en caillots, ayant l'aspect d'un gel.

Mêmes constats à cause de l'hydroxyde de graphène contenu dans les pseudo vaccins ; développement dans mon dernier livre *Covid Pandémie planifiée – Les 300 preuves*.

Les premiers signes sont des anomalies au niveau des jambes, qui gonflent et deviennent bleues, y compris pour ceux déjà sous anticoagulants pour d'autres pathologies, tous ont des caillots dans le sang. Au point que les appareils de dialyse utilisés pour filtrer les impuretés, quand les reins sont défaillants, s'obstruent souvent.

Les autopsies révèlent de grandes quantités de micro-caillots, qui en forment de plus gros, jusqu'à provoquer brutalement un accident cérébral ou cardiaque. Ils ne comprennent pas pourquoi ces caillots se forment partout. En ouvrant les poumons, ils s'attendaient à trouver des traces de pneumonie et des dommages sur les minuscules sacs d'air qui échangent de l'oxygène contre le dioxyde de carbone du sang, mais à la place se sont des micro-caillots de sang.

Ce phénomène se retrouve dans de nombreuses unités de soins aux États-Unis, mais sans être à même d'établir un consensus sur la biologie, sur les causes de cette situation, surtout sans trouver les moyens de les traiter, de les soigner.

Le docteur Lewis Kaplan, directeur de la Société américaine de médecine des soins intensifs a déclaré au Washington Post « *Les médecins traitent un large panel d'individus souffrant de complications liées à la coagulation de sujets cancéreux, de victimes de traumatismes graves, mais ils ne coagulent pas comme ça, nous ne comprenons pas pourquoi se forment les caillots, par conséquent nous avons peur* ».

Ce phénomène est progressivement répertorié en Chine, en Italie, mais il a été sous-estimé car mentionné seulement sur de simples notes, en bas de page, dans les comptes rendus ; Tous les médecins s'étaient focalisés sur les conséquences pulmonaires. Si l'anomalie est plus marquée aux États-Unis s'est parce qu'une grande partie de la population souffre d'obésité, de maladies cardiaques, donc se retrouve plus exposée à ce type de coagulation du sang.

La Société américaine d'hématologie alerte sur l'utilisation d'anticoagulant à titre préventif, pour des patients n'ayant pas de signes de coagulation, car cela peut renforcer l'infection en provoquant des saignements dans les organes vitaux.

Une étude néerlandaise, publiée le 10 avril 2020 dans la revue Thrombosis Research, indique cette tendance dans les pays européens. Elle porte sur 184 individus porteurs du Covid-19 placés en soins intensifs, 38 % d'entre eux avaient la même anomalie de coagulation du sang. L'on peut en conclure que le Covid-19 pose aussi un problème cardio-vasculaire, situé surtout au niveau des poumons.

Même type de problème au niveau du sang avec les vaccins ARNm additivés à l'hydroxyde de graphène, voir mon dernier livre « Pandémie Covid planifiée – Les 300 preuves ».

L'on comprendra aisément que les conséquences étendues sur le sang sont le fait du mixage génétique de ce micro-monstre avec le VIH, l'autre Alien.

Les virus les plus dangereux de ces cinquante dernières années : Ébola – Nipah – Hendra – H5N1 – surtout Marburg, ne sont la résultante que de manipulations et mixages génétiques. Mais de tous, c'est le Covid-19 qui a retenu toute l'attention des infecteurs car il remplit toutes les conditions permettant de contaminer durablement l'humanité.

Contrairement à la grippe saisonnière, ce virus peut toucher les enfants, y compris ceux de 8 ans d'âge dont le système immunitaire est mature, au niveau vasculaire, en provoquant des syndromes inflammatoires graves. Que se passera-t-il dans la période à venir, d'autres symptômes apparaîtront-ils du nouveau-né à l'adolescent, les enfants vont-ils contaminer d'autres enfants, à l'école, sur les terrains de jeux, vont-ils contaminer les personnes âgées, les adultes, les professeurs d'école, les vieillards, les parents, les grands parents qui les serrent contre eux, les cajolent, pourraient être infectés, d'autant que ce virus a une grande affinité pour les cellules nasales ?...

Élément de réponse au chapitre 10 au sous-titre « *Plus de la moitié de la population occidentale était immunisée avant que ne débute l'épidémie* ». Faudra-t-il porter un masque de protection continuellement ?

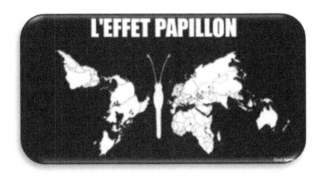

Un virus doté d'un grand pouvoir mutagène, l'effet papillon

Ce pathogène mute en moyenne tous les 15 jours, ceci explique son pouvoir de contamination planétaire, d'autant qu'il a une bonne affinité pour les cellules humaines. C'est pour cela qu'un individu, en particulier l'enfant, peut en être porteur sans développer le moindre symptôme alarmant, faisant passer ce virus inaperçu. En juillet 2020, l'étude de ce virus-Alien, arme bactériologique de 3e génération, n'est pas close, les chercheurs sont toujours confrontés à sa grande complexité.

En Juillet 21 les conséquences mutagènes se confirment du fait de la succession de Variants ; se reporter au chapitre 2. Lorsqu'un virus est en phase de développement dans une nouvelle zone du monde peuplée par des populations aux caractéristiques physiologiques et immunitaires différentes de celles d'où il vient, on dit qu'il mute pour s'y adapter.

C'est beaucoup plus marqué pour ce virus synthétique ayant capacité à se modifier plus facilement que tout autre pathogène, d'un individu à un autre individu, s'adaptant ainsi à toutes sortes d'hôtes et de populations, dans les différents pays de la planète, ce qui explique l'étendue de la contamination, l'effet papillon – *source Nextrain*.

En février 2023, l'on apprend que Pfizer fait des recherches pour booster (gain de fonction) le Covid-19, sous prétexte d'adapter ses vaccins !

Le Mode de vie moderne est le terreau des pathogènes

Cette pandémie trouve son terreau dans l'écosystème humain totalement anormal et bouleversé sous les effets du dérèglement climatique, des diverses pollutions, des maladies chroniques, du diabète, de l'obésité, des modes alimentaires dénaturés par l'industrialisation, l'agriculture intensive, la transformation des aliments additivés, dévitalisés[1], la surintensité des ondes électromagnétiques (téléphone mobiles, Wifi, 4 et 5G) ... Des conditions impactant la santé globale des populations, très propices aux maladies modernes ; l'organisme du plus grand nombre est par conséquent très vulnérable une fois confronté aux pathogènes synthétiques.

[1] Développement sur mon livre « L'Empoisonnement alimentaire & pharmaceutique » Chez Amazon.

Chapitre 5

Covid-19-Arme bactériologique

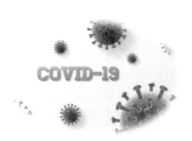

Cette épidémie s'est répandue sur toute la planète mettant à l'épreuve les gouvernements et les entreprises privées du monde entier. Il n'existe aucun médicament, ni vaccin pour en guérir définitivement, car le risque de rechute est très élevé.

Les millions de gens qui espèrent une solution miracle avec la vaccination, comme l'on attendait un miracle de la vierge Marie, seront assurément les nouvelles victimes du virus puisqu'il est conçu pour être plus virulent chez les vaccinés, ce que confirment officiellement les services publics de santé britanniques.

C'est donc après une vaccination massive qu'il y aura une énième vague d'infection et de réinfection – se reporter au chapitre 9.

Selon le professeur Raoult, dans certaines conditions, il est possible d'être immunisé contre ce pathogène seulement pour les couples mariés ayant eu des enfants scolarisés très exposés au coronavirus du rhume, de la même famille que le Covid-19. Développement au chapitre 10 au sous-titre « Plus de la moitié de la population occidentale était immunisée avant que ne débute l'épidémie ».

Pour ceux qui ont été infectés et rétablis, aucun d'eux ne peut être assuré d'une immunité définitive. Dans ces conditions comment maîtriser l'expansion de ce virus et protéger les populations ? La seule solution est la prévention, en sensibilisant les gens aux gestes barrières d'ordre hygiénique.

Les effets pervers et inattendus

Les cas pédiatriques représentent pour le moment jusqu'à 5 % des cas rapportés dans le monde.

Des pédiatres de plusieurs pays ont lancé un appel au sujet d'un afflux inhabituel d'enfants, souffrant de douleurs abdominales, de diarrhées et vomissements, admis en réanimation pour des inflammations sévères du tissu cardiaque, des artères coronaires, des cardiopathies, dans des zones géographiques où l'épidémie s'éteignait ; Des cas majoritairement positifs au virus, souvent, curieusement, sans symptômes.

En 2020, selon l'avis de plusieurs virologues, dont celui d'Yves Gaudin, directeur de recherche au CNRS, ce virus pourrait inquiéter la population mondiale pour une durée approximative de deux années. En 2021, l'apparition de supposés variants confirme cet avis, de quoi entretenir l'angoisse et déstabiliser les États, sur une plus longue période de temps ! Se reporter au chapitre 13.

Pourtant le niveau de contagiosité est faible

C'est parce que ce virus est un Alien de 3e génération aux effets médicaux totalement inconnus, inattendus, qu'il a semé la pagaille, la confusion, parmi le milieu médical, surtout parmi les gouvernements pris à contre-pied, complètement dépassés, agissant dans la précipitation par impulsion, en dépit du bon sens, sous l'effet de la confusion, sans prendre l'avis d'infectiologues réputés intègres.

Parmi les maladies les plus contagieuses, citons la variole, la rougeole, chaque individu contaminé en contaminera 12 à 20 autres. Pour le Covid-19 le rapport est de 2 à 2,5, rien de comparable aux grandes infestations.

Le problème de fond est le très faible niveau d'immunité collective car seulement 5 % de la population a pu développer des anticorps. C'est à ce niveau que se situe la difficulté sanitaire, s'agissant d'un pathogène manipulé d'un type nouveau dont la capacité mutagène, apotropaïque, confusionnelle, déstabilisatrice, est exceptionnelle.

D'où pourrait bien provenir le Covid ?

Cette infection virale ne peut pas être à l'initiative de la Chine car cet empire ne pourrait pas se passer de commercer avec les pays occidentaux pour faire fonctionner son appareil industriel. D'autant moins que la consommation intérieure du pays n'y suffirait pas.

Sans pouvoir assurer le plein emploi à la population, le gouvernement chinois s'exposerait à des troubles sociaux majeurs qui pourraient déstabiliser le régime.

Par ailleurs, le Dr Japonais Tasuku Honjo, prix Nobel de médecine 2018, dément les nombreuses publications Facebook – dirigé par un sataniste[1] – relatant qu'il aurait travaillé pendant quatre années au laboratoire P4 de Wuhan, d'où serait sorti le nouveau Coronavirus, la soi-disant fabrication du Sars-Cov-2 par des scientifiques chinois.

[1]mots clés : Quelques secrets dévoilés sur Facebook et son PDG Mark Zuckerberg – Voir aussi le chapitre 30 – la marque de la bête 666. C'est aux pathogènes synthétiques qu'appartient le Covid-19, c'est une arme bactériologique. Opinion totalement partagée avec celle du Dr Francis Boyle, expert en guerre bactériologique.

Ce n'est pas le gouvernement américain qui à l'origine de cette infection, mais le véritable gouvernement mondial, le gouvernement de l'ombre – *the shadow Government* – qui dirige les États à l'arrière-plan.

Pour ce gouvernement occulte, la nation mère, les USA, dont sont natifs les principaux membres, sont une nation comme les autres. L'objectif imprescriptible du shadow government consiste à déstabiliser le monde, peu importe ce que peuvent croire les uns ou les autres, complotiste ou pas ! Si la confusion existe à ce sujet, c'est très favorable au déroulement du plan, comme si tout se passait derrière un écran de fumée.

Le savoir-faire en armes bactériologiques existe depuis le XIXe

En 1763, l'empire Britannique, par le biais du colonel Bouquet, commandant des forces anglaises en Pennsylvanie, a employé la variole pour lutter contre les Indiens d'Amérique du Nord, en leur faisant distribuer sournoisement des couvertures infectées par le virus de la variole.

En 1915, outre l'utilisation de gaz asphyxiants, l'Allemagne fut accusée de contaminer la population italienne en utilisant la bactérie du choléra.

À rapprocher du H1N1 de la grippe espagnole de 1918, transmis par des soldats US multi vaccinés à titre expérimental, atteints eux-mêmes par la maladie, une partie d'entre eux alités dans de grandes salles à Fort Riley, Kansas.

Quant aux soldats valides n'ayant aucun symptôme grippal, tous sont partis faire la guerre en Europe, répandant ainsi le H1N1 sur les populations européennes. C'est ainsi que la grippe s'est répandue dans le monde. Un virus si foudroyant qu'il a fait l'objet d'études, quatre-vingt ans plus tard, par les services bactériologiques de l'armée américaine – se reporter au chapitre 2, le sous-titre « un virus ressuscité ? ».

En 1929, l'URSS ouvrit un centre de recherche sur les armes bactériologiques, au nord de la mer Caspienne.

En 1931, l'armée japonaise créa en Mandchourie trois centres spécialisés en guerre bactériologique.

De 1940 à 1944, l'aviation japonaise fit des pulvérisations de bactéries de la peste sur 11 villes chinoises en larguant des bombes à fragmentation remplies de bacilles et de puces infectées, contenant aussi du riz pour attirer les rongeurs qui à leur tour allaient porter les puces dans les villes environnantes – se reporter aux chapitres 6 et 17 sur le transport des pathogènes et les pulvérisations venues du ciel.

De 1941 à 1942, la Grande Bretagne expérimenta sur l'île de Gruinard, au nord-ouest de l'Ecosse, des dispositifs de dispersion de Bacillus anthracis, la bactérie mortelle de l'anthrax, sans aucun traitement possible pour en guérir. Ils utilisèrent des capsules de bactéries introduites dans les d'obus tirés depuis la côte, les pathogènes ont pu résister à la chaleur de l'explosion du tir, tuant les moutons de l'île à défaut d'humains.

Les conséquences furent inimaginables car les spores avaient investi le sol pour longtemps. La décontamination fut une tâche effroyable car il fallut répandre des tonnes de formaldéhyde, sans succès, finalement l'on a dû retirer une couche du sol pour l'incinérer.

À la même époque, les Britanniques avaient envisagé de fabriquer deux à cinq millions de cakes infectés de spores du bacillus anthracis, d'anthrax, avant de les larguer en Allemagne. En 1952, pendant la guerre de Corée, les Américains furent accusés d'avoir répandu le choléra d'une part et des insectes infectés par la peste d'autre part. En 1981, le rapport HAIG dénonçait l'utilisation par les soviétiques et leurs alliés de mycotoxines, sous forme de pluies jaunes, pendant les campagnes du Laos, du Cambodge, d'Afghanistan.

Sans compter toutes les manœuvres de cet acabit passées inaperçues, bien plus nombreuses que celles que l'on a pu répertorier. Mais un nombre grandissant d'ignorants, d'incrédules, ne cessent de crier au complot, ce qui les arrange bien pour ne pas chercher plus loin et continuer leur petite existence comme si de rien n'était ! Se reporter au chapitre 21.

Le gouvernement américain savait que la plupart des pays possèdent l'arme bactériologique, pourtant le président Georges W Bush a évoqué ce prétexte pour faire la guerre à l'Irak de Saddam Hussein. En fait c'est parce que le président irakien ne voulait plus de paiement en dollars US pour son pétrole. Tout aussi invraisemblables sont les causes terroristes attribuées à l'attaque, à l'effondrement, des tours jumelles du World Trade Center, le 11 septembre 2001.

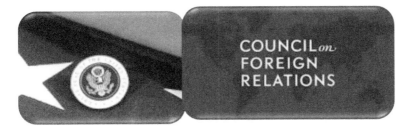

Sur la base de tous les moyens existants[1] Les services secrets américains, dont la CIA, sous le couvert de la MAIJ – Majority Agency for Joint Intelligence, peuvent agir sans devoir rendre compte au président des États-Unis, donc agir à l'insu de la plus haute autorité du gouvernement fédéral.

L'élite de ces agences est surtout au service du shadow Government, via les réseaux occultes de cet Empire. Pour les affaires courantes, ces hauts dirigeants font le jeu du gouvernement légalement établi, sans que quiconque ne puisse s'apercevoir du double jeu.

Le Council of Foreign Relations – CFR – est un État dans l'État américain, hors de tout contrôle démocratique. Depuis 60 ans, il supervise l'État fédéral. Financé par 200 multinationales, le CFR comprend 7000 membres, tous cooptés. Tous les Secrétaires d'État et autre dirigeants nationaux, internationaux positionnés à des postes clés, dont les membres de l'OTAN, de l'ONU, de l'OMS, de la CIA, de la NSA... sont issus de leurs rangs.

Ils ont des agences, représentations, dans le monde entier. Ce sont eux qui élaborent la politique étrangère des États-Unis, les objectifs de guerre, par consensus et à huis clos... Avec le concours de la Commission Trilatérale, ils sont experts dans l'art de la mystification. Se reporter au schéma des chapitres 20 et 26. De nombreux ouvrages sur le CFR sont disponibles sur Amazon, dont le mien de la série Omega « The Great reset – le monde va basculer ».

Qu'il s'agisse du gouvernement officiel ou du gouvernement de l'ombre, ils n'en sont pas à leur premier coup d'essai pour faire croire que nombres d'attentats, d'empoisonnements, d'infections virales, d'assassinats, de campagnes de propagande, de corruption, à coup de millions de dollars... ici et là, sont le fait de puissances étrangères mal intentionnées, de groupes terroristes fanatiques...

[1]Se reporter aux chapitres 6 – 7 – 17 Comment procéder à une contamination de virus par pulvérisation ?

Le Cartel mondialiste dispose de tous les moyens nécessaires pour répandre la peste virale, ébranler le monde et finalement parvenir à imposer un nouveau gouvernement mondial.

Quelques années avant que ne débute la fausse pandémie du Covid, 9000 milliards de dollars ont disparu des comptes de la banque centrale américaine – FED – soit plus de quatre fois plus que le PIB annuel de la France.

L'on peut imaginer tout ce qu'il est possible de faire, de corrompre, avec autant de milliards à disposition pour réaliser ce plan funeste...

Mots clés : youtube 9000 milliards de dollars volatilisés à la FED 18 janv. 2013

Chapitre 6

Les moyens de transporter bactéries et virus

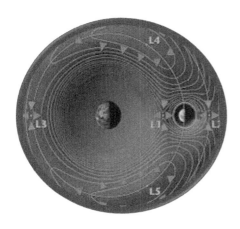

Chaque année, plus de 2 milliards de tonnes de poussières s'élèvent dans l'atmosphère ; Imaginez le volume de particules que cela représente. Les poussières sont soulevées en grande partie par les tempêtes, de plus en plus nombreuses du fait du changement climatique. Elles circulent ainsi autour de la terre, nommées aérosols car elles contiennent des suies, des polluants, de nombreux micro-organismes, tels que bactéries, virus, champignons.

Annuellement, l'on estime qu'environ 10^{18} (10 suivis de 18 zéros) bactéries diverses sont transportées par les aérosols autour de la planète ; une quantité suffisante pour établir un pont de bactéries de la Terre jusqu'à Jupiter !

Début du 21e siècle il a été démontré que la plupart des micro-organismes survivent à un voyage au-dessus de l'océan Atlantique, à l'intérieur de nuages de poussières provenant des déserts africains. Ces travaux ont suscité deux types de réactions, selon certains c'était impossible car les bactéries, les champignons et les virus ne peuvent pas résister au rayonnement ultraviolet, à l'absence de nutriment, à la dessiccation provoquée par un tel voyage.

D'autres, à raison, ont expliqué que ce phénomène était connu depuis longtemps. Au cours du XIXe siècle, l'on savait que les micro-organismes survivaient sur de longues distances, toutefois ces connaissances n'ont pas été répertoriées correctement, de sorte que la connaissance s'est éteinte.

Toutefois la recherche historique nous conduit jusqu'au biologiste Christian Ehrenberg qui au début du XIXe avait décrit des objets microscopiques (infusoires) contenus dans un échantillon de poussière recueilli par Darwin qui avait navigué en zone intertropicale, de part et d'autre de l'équateur, à bord du Beagle. Darwin avait établi le lien entre les microbes et la poussière, en disant « *Les alizés* (de la zone intertropicale) *transportent des spores de champignons mêlés à de la poussière, qui voyagent sur des milliers de kilomètres avant de se déposer* ».

La variabilité de la quantité de spores est étudiée fin du XIXe siècle par Pierre Miquel qui établit une classification, toujours en vigueur, fondée sur leur morphologie : les Micrococcus (petites sphères) – les Bacillus (en forme de bâtonnet) les Vibro (en forme de boomerang).

À cette même époque, les bactériologistes analysent des échantillons prélevés par des ballons. Un des échantillons fut prélevé à 1300 mètres au-dessus de Genève, il contenait des bactéries et champignons ; les expérimentateurs furent incrédules, attribuant ces bactéries à une contamination préalable du ballon.

Quelques décennies plus tard, l'on trouve des micro-organismes à plus haute altitude. En 1908, des bactériologistes allemands recueillent des bactéries à 4000 mètres au-dessus de Berlin. Toutes sont des espèces formant des spores (une vie au ralenti réactivée lorsque les conditions sont réunies) la plupart sont pigmentées (pigments qui absorbent la lumière en leur surface, réduisant ainsi les dommages en profondeur). Ces deux mécanismes de protection permettent à ces micro-organismes de survivre dans l'atmosphère.

Dès 1920, les échantillons atmosphériques sont prélevés par des avions entre 500 et 5000 mètres d'altitude. En 1930, un vol dans la stratosphère, financé par la Société *National Geographic*, détecte des bactéries et des champignons stables à plus de 21 kilomètres au-dessus de la Terre ! Mais, après cette expérience l'on ignorait la distance que peuvent parcourir les spores de champignons.

Au début des années 1930, Fred Meier, du ministère de l'Agriculture des États-Unis, convainc Charles Lindbergh de prélever des échantillons au cours d'un vol entre le Maine aux USA et le Danemark, au-dessus d'étendues inhabitées de glace, d'eau et de montagnes, zones où l'existence de populations fongiques endogènes semblait peu probable.

Pourtant, à l'issu de ce vol, les échantillons, prélevés et analysés sur des lames de microscope stériles, recèlent quelques clichés intéressants, dont une multitude de spores fongiques, de pollens, d'algues, de diatomées et d'ailes d'insectes. Ainsi l'idée que ces micro-organismes puissent être transportés par les vents tout autour de la Terre s'affirme.

La première étude quantitative à haute altitude a lieu au-dessus de l'Atlantique en juin et août 1951. Cette période correspond à la saison de la poussière africaine aboutissant dans les Caraïbes et dans le Sud-Est des États-Unis.

Les mesures révèlent que les quantités de micro-organismes dépendent davantage de l'origine (tropicale ou polaire) des masses d'air que du lieu géographique du prélèvement, l'air tropical contient 100 fois plus de spores que l'air polaire.

Le suivi des bactéries par satellite

Les études sur le transport des micro-organismes par le vent restèrent en dormance pendant une quarantaine d'années car l'on pensait que la transmission aérienne des bactéries n'avait aucune d'incidence sur la santé humaine, ni sur l'économie ; Jusqu'à ce que l'on comprenne le rapport existant entre le flux de microchampignons et l'étendue, la gravité des maladies agricoles d'origine fongique.

Les rares études sur la dispersion des bactéries issues, par exemple d'usines de traitement des eaux usées, furent abandonnées parce qu'elles concluaient que le rayon de dispersion de ces pathogènes ne dépassait pas le kilomètre. Mais dès 1995, les recherches sur le transport aérien des bactéries sortent de l'oubli, les images obtenues par satellite révèlent un flux d'énormes quantités de micro-organismes transportées dans l'atmosphère à partir des sols désertiques transformés en aérosols, et aspirés dans l'atmosphère où ils forment de gigantesques nuages de poussière.

L'énergie nécessaire pour cette aspiration massive dans l'atmosphère provient des hautes pressions et des tempêtes qui génèrent des vents puissants. Dans l'air, les aérosols et leurs minuscules hôtes sont ballotés au gré de la circulation atmosphérique et se déposent jusqu'à des milliers de kilomètres.

Les plus importantes sources de sédiments aéroportés se situeraient en Afrique, au Sahara et au Sahel, où la sécheresse sévit depuis la fin des années 1960.

Au Mali, la nature de ces aérosols a été modifiée par les pratiques agricoles modifiant le milieu. Le fleuve Niger traversant les terres arides du Mali sur des milliers de kilomètres, charrie toutes sortes de déchets. Une fois par an, le fleuve dépose sur la plaine inondable de grandes quantités de fins sédiments, sur lesquels les cultivateurs font leurs plantations, ajoutant des pesticides et brûlant des ordures pour fertiliser le sol.

Naguère, ces ordures étaient constituées de déchets animaux et végétaux, depuis une trentaine d'années elles contiennent des matières plastiques et des pneus. Nuit et jour, des centaines de petits feux brûlent et libèrent une fumée noire d'effluves de matières plastiques, d'hydrocarbures, de dioxine et de métaux lourds.

Ces poisons sont adsorbés par les particules argileuses du sol et sont entraînés avec elles, dans l'atmosphère, lors des tempêtes ; À ce niveau elles adsorbent également d'autres produits chimiques de l'atmosphère, ainsi que des pesticides, d'autres produits de combustion, des éléments radioactifs…

Un vent de maladies

Les retombées de ces particules de substances chimiques mêlées à des micro-organismes, affectent les Caraïbes et l'Amérique. Depuis 1965, Joe Prospero, de l'Université de Miami, en a relevé l'augmentation à mesure que la sécheresse en Afrique s'est aggravée ; au-dessus de l'île de la Barbade, le nombre de bactéries et de champignons provenant de l'atmosphère augmente avec la concentration de poussière africaine dans la région.

Le volume de cette poussière venue d'Afrique est inégalement réparti d'une saison à une autre, selon la poussée des vents dominants. De juin à octobre, l'essentiel des sédiments africains se dépose sur les Caraïbes et sur l'Amérique du Nord ; de novembre à mai, sur l'Amérique du Sud.

Ces poussières africaines ont un effet direct sur la santé humaine, par exemple, elles seraient un vecteur de *Neisseria meningitis*, bactérie responsable de la méningite à méningocoque en Afrique sub-saharienne, où des épidémies dramatiques succèdent souvent aux tempêtes locales de poussière. Dans les Caraïbes, en correspondance avec l'augmentation du volume de poussières d'Afrique, les tempêtes de poussière expliqueraient la multiplication par 17 de l'asthme depuis 1973.

Certaines particules de poussière sont si petites qu'une fois inhalées elles ne peuvent plus être expirées. Les contaminants (pesticides, hydrocarbures poly aromatiques, dioxines issues des incinérateurs et des feux illicites, métaux lourds...) ainsi véhiculés s'accumulent dans les voies respiratoires profondes, près des capillaires, avec des effets délétères.

D'Afrique et d'ailleurs

En 2011, à partir d'échantillons de poussière prélevés à 20 kilomètres d'altitude, puis d'expérimentations en laboratoire simulant les conditions régnant dans l'atmosphère, l'on a pu démontrer la résistance de plusieurs espèces de bactéries *Bacillus*, dont *Bacillus subtilis*, et champignons *Penicillium* capables de supporter le transport au-dessus du Pacifique, entre l'Asie et l'Amérique du Nord.

En 2012, l'on a analysé, génétiquement, les poussières provenant d'Asie, et plus particulièrement celles venues de Chine, du Japon. Ont été identifiées 49 espèces de bactéries et de champignons capables de survivre au voyage de 10 jours. Parmi elles figuraient deux espèces pathogènes pour les plantes, les champignons *Altermaria infectoria* et *Chaetomium globosum*. Ces résultats démontrent que l'Asie est aussi une source de sédiments aéroportés.

En avril 2001, un gros nuage de poussière venu du désert de Gobi, en Chine, a fait le tour du monde par l'Est, traversant le Japon, l'océan Pacifique, l'Amérique du Nord, l'océan Atlantique et l'Europe. Au cours des événements de tempête de poussière de forte intensité, chaque heure, 4 000 tonnes d'aérosols provenant des déserts d'Asie envahissaient l'Arctique. Ce transport est attesté par l'identification de pesticides et d'herbicides prélevés dans des tissus animaux, dans le lait de femmes allaitantes des populations indigènes d'Arctique.

Ces tempêtes de poussière asiatiques ont des conséquences encore mal comprises sur le climat global et sur la santé humaine. En 1998, lors d'une tempête de poussière de ce type, 12 personnes sont mortes dans la région de Xinjiang, en Chine, tandis qu'une pluie jaune et boueuse s'abattait sur l'Est de la Chine et sur la Corée du Sud.

À Quelle altitude et quelle durée de vie ?

Selon Peter Conrad, commandant de la mission Apollo 12, l'élément le plus intéressant que l'homme ait pu trouver sur la Lune se sont les petites bactéries, non indigènes, importées, qui ont pu y survivre. Il s'étonnait qu'aucune communication n'ait été faite à ce sujet. Il évoquait les bactéries *Streptococcus mitis* présentes sur la sonde Surveyor 3 ayant stationné deux ans et demi sur la Lune.

Les microbiologistes ne cessent de tester les limites de la résistance des micro-organismes. En particulier ceux qui sont à la base d'armes bactériologiques. À la fin des années 1970, les fusées météorologiques soviétiques ont pu prélever, jusqu'à 77 kilomètres d'altitude, des spores fongiques ré activables ! Ces champignons pigmentés ont été soumis à des conditions extrêmes. Ils ont pu résister au rayonnement ultraviolet, à de très basses températures, à des cycles de congélation et de décongélation répétés, et à un vide poussé.

Un des membres a pu remarquer qu'on trouvait en plus grand nombre les micro-organismes dans l'atmosphère après une tempête de poussière. L'on a constaté une augmentation du nombre de micro-organismes aéroportés dans les îles Vierges, proches de Porto Rico. La concentration atmosphérique en micro-organismes vivants (bactéries), dans la proportion maximale de 1%, est dix fois supérieure à celle que l'on enregistre dans les conditions normales (0,1%), lors d'une tempête de poussière africaine.

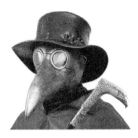

Ils utilisent aussi des oiseaux migrateurs pour disséminer divers virus

Lors d'une réunion bruyante du Conseil de sécurité des Nations unies, tenue à la demande de la Russie, sur le développement d'armes biologiques américaines à ses frontières, à l'intérieur de l'Ukraine, les faits suivants ont été mis à jour :

- Le délégué russe a remis des documents et des preuves pour le compte rendu de la réunion confirmant ce qui suit : La Russie ne s'attendait pas à découvrir, dans le cadre de sa campagne militaire en Ukraine, des oiseaux numérotés produits par des laboratoires biologiques et bactériologiques ukrainiens financés et supervisés par les USA.

Mais que sont ces oiseaux numérotés ? Après avoir étudié la migration des oiseaux et les avoir observés au fil des saisons, les spécialistes de l'environnement et les zoologues seront en mesure de connaître la route que ces oiseaux empruntent chaque année au cours de leur voyage saisonnier, et ceux qui se déplacent d'un pays à l'autre, voire d'un continent à l'autre. C'est là qu'intervient le rôle de l'intelligence macabre d'une partie d'un plan machiavélique, un groupe d'oiseaux migrateurs est stoppé probablement à l'aide de filets, une fois numérisé il est équipé d'une capsule de germes portant une puce activable permettant un suivi par ordinateur, puis relâché pour rejoindre les autres oiseaux migrateurs se dirigeant vers les pays où les contaminations sont prévues.

Ces oiseaux empruntent un itinéraire de la mer Baltique à la mer Caspienne vers le continent africain et l'Asie du Sud-Est ; Tandis que deux autres vols vont du Canada vers l'Amérique latine, au printemps et en automne. Pendant leur long vol, leur mouvement est suivi au moyen de satellites, leur position exacte est ainsi déterminée.

Si le cartel mondialiste veut nuire par exemple à la Syrie ou à l'Égypte, la puce est détruite lorsque l'oiseau se trouve dans le ciel à l'aplomb de ces pays, ainsi l'oiseau est tué et tombe porteur de l'épidémie.

Par ce moyen indétectable, les maladies se propagent dans les pays ciblés. Le pays ennemi est infecté, sans coût militaire ni économique, sans retombée politique, médiatique, ni vu, ni connu. Cette méthode de numérotation et de portage de virus par le moyen d'oiseaux migrateurs est considérée comme un crime selon le droit international car ces volatiles pénètrent dans le ciel, l'air, d'autres pays, devenant une arme de destruction massive. Si cela vient à se savoir, les États-Unis perdront toute crédibilité. Source mediazone.zonefr.com

À ce moyen d'infection inimaginable, s'ajoute la vérité que détienne les russes sur les auteurs du drame des tours jumelles en 2001, ainsi que la découverte de virus élaborés pour ne cibler génétiquement que les slaves, c'est une découverte citée par Serguey Glazyev, conseiller en économie de Poutine. Les russes disposent d'une forte monnaie d'échange, lorsqu'ils disent avoir capturé ces oiseaux, cela signifie que les américains sont pris en flagrant délit, tous les détails qu'ils détiennent constituent auprès d'une Cour de justice un argument majeur de conviction décisive.

Les scandales en provenance de l'Amérique se multiplient

Cela nous oblige aussi à réfléchir à la possibilité que tous les virus qui ont infecté l'homme au cours de ce siècle, surtout les plus récents, comme Ébola, qui a touché l'Afrique, l'anthrax, la grippe porcine et la grippe aviaire, et récemment le Covid-19 en résurgence, proviennent tous de laboratoires financés et gérés par les États-Unis, c'est ce qui a poussé la Chine à présenter une demande urgente et stricte d'enquête internationale sur l'apparition soudaine du coronavirus, il est très probable que les États-Unis ont utilisé des oiseaux migrateurs pour tuer des citoyens chinois.

« *La vérité, c'est que les américains finiront par se faire détester par tout le monde, même par tous leurs alliés les plus inconditionnels*. Tous les trucages qu'ils imaginent sont démentis par les événements ». Charles De Gaulle, cité par Alain Peyrefitte, 6 novembre 1963.

Les Aliens viraux utilisables dans les laboratoires P4

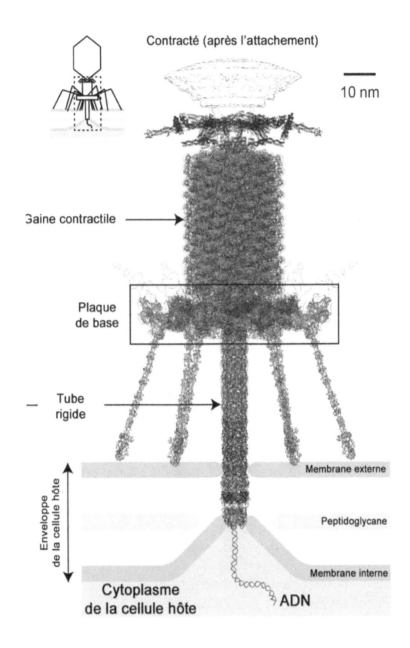

Virus bactériophages T

Les microorganismes biologiques, inoffensifs, autonomes, essentiellement des bactéries, sont transportés naturellement sur de grandes distances et à haute altitude.

Mais les virus ne sont pas autonomes, ils sont dépendants d'un hôte. Des chercheurs de l'université de Princeton ont découvert que les virus sont en mesure non seulement de comprendre le langage des bactéries, mais aussi de pouvoir les espionner ! DPO sont les molécules de communication qui se lient à une molécule réceptrice VqmA pour les attaquer par surprise au moment le plus opportun.

Puis par hasard, ces microbiologistes ont trouvé un virus bactériophages, prédateur de bactéries, identifié sous le n° VP882. Les virus de ce type peuvent pénétrer les bactéries en s'intégrant à leur ADN, y rester en dormance jusqu'à ce qu'un signal leur permette de se réactiver. Plus étonnant, à l'état de dormance, le virus peut détecter le nombre de cibles potentielles, les bactéries qui l'entourent, et se réactiver au moment propice.

En 2017, d'autres chercheurs ont montré qu'en travail de groupe les virus pouvaient communiquer les uns avec les autres pour stopper la destruction de bactéries et retourner en dormance.

Autre option, les virus bactériophages T4 infectent les bactéries pour prendre le contrôle de leur machinerie cellulaire. Découverte faite par des scientifiques de l'École polytechnique de Lausanne (EPFL) ; leur article a été publié dans le magazine Nature du 19 mai 2016.

Le T4, comme le ferait un module lunaire, se pose à la surface de la bactérie, puis il en perce la coque avec son dard et lui injecte son ADN. À l'intérieur de son hôte passif, le code génétique viral va se multiplier et comme le fait une matrice va servir à la réplication de petits virions. Une fois que l'hôte en sera rempli la bactérie explosera et libérera dans l'environnement un millier de virus nouveau-nés.

La sophistication inimaginable de ces moyens

S'il semblerait difficile, mais non impossible, de lyophiliser les virus, pour en produire par tonnes, comme il est possible de le faire avec les bactéries de la peste, de l'Anthrax... comme ont su le faire les japonais en envahissant la Chine – se reporter aux chapitres 2 et 5.

Ce dont on peut être sûrs, c'est que les virologistes des laboratoires hautement dangereux P4, peuvent synthétiser des virus du SARS, de type Covid, capables de voyager à l'intérieur de bactéries, tout en restant en dormance, jusqu'à ce que les conditions soient réunies pour qu'ils se réactivent, au moment voulu.

À l'exemple du T4, les virologistes peuvent préparer un virus ayant capacité à voyager dans une bactérie ; puis le programmer pour qu'il active son code génétique au cours d'un voyage, afin qu'une fois arrivée à destination la bactérie infectée largue jusqu'à un millier de virions. Le potentiel viral de chaque bactérie infectée, aéroportée, sera alors de 1 pour 1000.

Ces exemples sont seulement ceux que j'ai pu trouver par moi-même ; il vous suffit de vous reporter au chapitre 2 pour être sûr qu'il existe des combinaisons innombrables de manipulations génétiques, plus maléfiques les unes que les autres. Dès lors, il ne reste plus qu'à organiser le parcours, le voyage, de ces micro-Aliens. Pour le point de départ, il suffira de les déposer sur les meilleures zones d'envol de chaque continent, là où les courants aériens, décrits plus haut, sont les plus porteurs, pour atteindre la cible, s'agissant du pays, de la région, de la ville, situés sur le même continent ; ou encore ceux que l'on veut infecter sur un autre continent.

Pour en assurer la destination, il existe un moyen électromagnétique très puissant[1], piloté par un système informatique de 3e génération, permettant d'influer sur les masses nuageuses et sur les vents afin de guider la pulvérisation de pathogènes jusqu'à l'endroit voulu – se reporter au chapitre 7 –

[1]ce moyen est décrit dans mon livre « *Les Technologies secrètes du Great Reset* ».

Cette peste pathogène peut être déposée, dissimilée, dans la poussière locale, dans les sacs de vrais ou faux engrais en poudre, de semences, de produits phytosanitaires...

C'est le meilleur moyen d'éviter l'observation de témoins gênants, la garantie que personne n'y verra rien, n'y comprendra rien !

Pour l'obtention d'une pulvérisation plus précise, il suffira d'introduire ces bactéries dans une préparation permettant leur conservation, puis avec des dispersants d'en faire une pulvérisation par avion ; les infecteurs peuvent utiliser les mêmes aéronefs équipés de réservoirs, qui pulvérisent aluminium, baryum et divers produits chimiques au-dessus des villes de la plupart des pays – se reporter au chapitre 17.

Autre option, pulvériser des virus nus (contrairement aux virus enveloppés de glycoprotéines à leur surface, très fragiles) génétiquement manipulés, composés d'une simple capside contenant leur matériel génétique, des virus non assortis à des bactéries ; s'agissant d'une catégorie virale très résistante, dont la transmission s'effectue de manière directe sur les populations humaines – se reporter au chapitre 7 – l'ABC de la contamination.

Le prétexte d'une résurgence virale naturelle

L'on ne réussira jamais à éliminer la peste en Amérique car depuis son apparition dans le port de San Francisco en 1900, le bacille circule parmi les rongeurs sauvages de seize États de l'Ouest américain, au Canada, au Mexique. La peste court toujours au Proche et Moyen Orient, en Azerbaïdjan, jusqu'à la Chine ; elle est apparue à Madagascar en 2003. Fait inquiétant ces bactéries résistent aux antibiotiques.

Si elle absente en Europe, elle peut ressurgir en étant importée par des voyageurs, plus facilement avec des hommes de type cyborg, voir ci-dessous le chapitre 7.

En 1920, alors que la ville de Paris était débarrassée de la peste depuis le début du siècle, une péniche anglaise ayant à son bord des rats contaminés s'est amarrée dans un quartier de la capitale où commerçaient des chiffonniers, ce fut la fameuse peste des chiffonniers.

La variole est une maladie sans aucun traitement possible, elle tue 40 % des infectés, ceux qui en réchappent risques d'être aveugles. Très contagieux, le microbe va pénétrer la peau, les yeux, les muqueuses.

Étant donné que la maladie a disparu en 1980, les enfants nés à partir cette date, au stade d'adulte de 40 ans en 2020, ne sont plus immunisés, donc réceptifs à la variole.

Le problème du milieu médical c'est que l'on n'apprend plus aux étudiants en médecine à reconnaître la peste, la variole, la tularémie, les médecins ne sont plus capables de les diagnostiquer. Il est indispensable que l'on réapprenne toutes ces maladies, insiste Henri Hubert Mollaret, expert virologue ; surtout si une épidémie de ce type apparaissait dans la période à venir, ne serait-ce que dans quelques régions du monde.

Dans ce contexte porteur à de nouvelles contaminations, il serait facile d'évoquer le prétexte d'une résurgence naturelle de pathogènes à l'état latent, ou restés très actifs dans le règne animal, en particulier pour la peste et la variole. L'on constate, à présent, qu'à partir de l'ABC de l'armada virale, décrit ci-dessous, au chapitre 7, il existe plusieurs moyens très simples de provoquer à distance une contamination virale ; sans qu'aucune piste d'enquête ne puisse aboutir aux auteurs des faits, moins encore aux commanditaires.

Autre procédé de propager des virus, au moyen d'ondes millimétriques utilisées pour optimiser la pulvérisation aérienne des pathogènes, schéma page suivante.

En laboratoire P4, les ondes de type 5G sont utilisées pour booster le potentiel des virus – Gain de fonction. Le rayonnement 5G dans les zones couvertes par cette fréquence, les villes par exemple, booste aussi toutes sortes de pathogènes, tout en diminuant les défenses naturelles des individus.

Pour ce schéma, prendre bien note des propos de Bill Gates, membre du Bilderberg group, le 18 février 2017, au cours d'une conférence de presse à Munich, il avait anticipé l'épidémie du Covid disant « que la propagation à vitesse galopante d'un virus pourrait programmée depuis un ordinateur ! » Schéma ci-après.

Pour le milieu médical, hormis les contacts physiques, les éternuements, les postillons, il n'existerait aucun autre moyen d'infecter un individu à distance. C'est déjà ignorer l'information du Journal de la prestigieuse université the Royal Society of Medicine, annonçant en 2003 que la grippe peut être diffusée par aérosol, ajoutant « *la possibilité de génie génétique et de transmission par aérosol suggère un énorme potentiel de bioterrorisme*».

Schéma de propagation de pathogènes

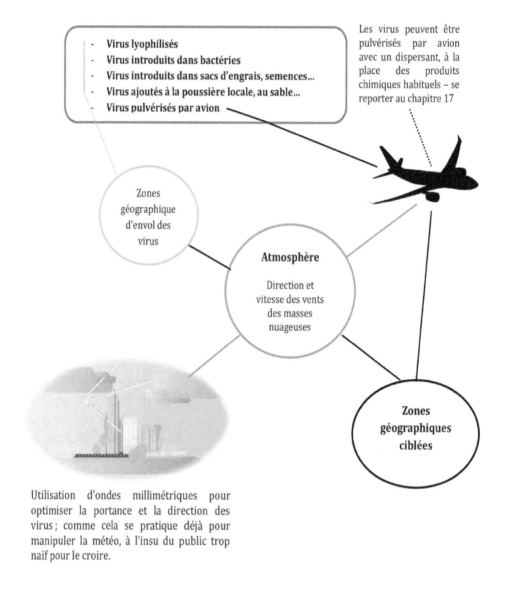

- Virus lyophilisés
- Virus introduits dans bactéries
- Virus introduits dans sacs d'engrais, semences…
- Virus ajoutés à la poussière locale, au sable…
- Virus pulvérisés par avion

Les virus peuvent être pulvérisés par avion avec un dispersant, à la place des produits chimiques habituels – se reporter au chapitre 17

Zones géographique d'envol des virus

Atmosphère

Direction et vitesse des vents des masses nuageuses

Zones géographiques ciblées

Utilisation d'ondes millimétriques pour optimiser la portance et la direction des virus ; comme cela se pratique déjà pour manipuler la météo, à l'insu du public trop naïf pour le croire.

Chapitre 7

Comment procéder à une contamination virale ?

L'ABC de l'arsenal et de la contamination

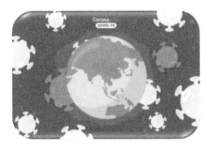

La constitution d'une armada bactériologique consiste d'abord à se procurer des souches de micro-organismes pathogènes et contagieux, à les manipuler génétiquement, à les multiplier puis à les lyophiliser, les déshydrater en fine poudre.

Sous cette forme, il devient aisé de les répandre par voie aérienne, explique au Journal « *le Devoir* » le microbiologiste et épidémiologiste français Henri Hubert Mollaret, professeur à l'Institut Pasteur et ancien expert pour la peste auprès de l'OMS. On peut alors les introduire dans la tête creuse - d'ogive - de missiles ; ou les embarquer à bord d'avions, qui les déverseront sur les populations civiles ou ennemies.

Plus simple, il suffit d'une petite ampoule de la taille d'un dé à coudre, contenant un à deux centimètres cubes de bactéries de la peste bubonique (pulmonaire) ou de virus de la variole lyophilisés, ou d'un Covid-20, formule plus virulente que le C-19, dissimulable dans la doublure d'un vêtement, non détectable aux portiques de sécurité des aéroports.

Il suffira ensuite de laisser échapper l'ampoule en tirant un fil de la doublure d'une veste, de l'écraser avec son talon, juste avant de sortir de l'ascenseur, en plein centre d'une ville. Le pathogène se répandra dans l'atmosphère en quelques heures et sera propagé dans les nombreux étages d'un grand immeuble. Même scénario possible dans un aéroport, une station de métro, de train, aux heures de grand trafic.

Des hommes de main de type cyborg

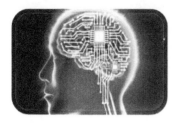

Ça pourrait partir d'une bonne idée, pour rendre l'humain plus fort, plus intelligent.

C'est l'intention du milliardaire américain Elon Musk, désireux de concevoir les implants cérébraux du futur. Ce jeune entrepreneur a créé une nouvelle entreprise baptisée Neuralink, pour produire des puces permettant en quelques millisecondes de consulter dans son cerveau une encyclopédie, d'écrire un email en pensées, de stocker ses bons souvenirs sur un Cloud... Jusque-là ça ressemble à un scénario de sciences fiction.

Pour ce faire, il faut créer une dentelle neuronale (neural lace), l'union du cerveau et de l'ordinateur via un implant introduit dans la tête, une puce directement connectée aux neurones. Selon la critique, ce serait le moyen de prendre le contrôle de l'esprit, l'un des pires cauchemars ; à quoi pourraient bien servir la mémoire, l'enseignement, si toute l'information utile peut être acquise en une centième de seconde !

L'on voudrait faire croire que l'implant de type cyborg n'est que de la science-fiction. Pas du tout, la technologie de puces neuronales et cérébrales directement implantées dans les nerfs, les tissus mous, ou dans le cerveau, existe réellement. Citons « *Brain machine interface program* » développé par l'Agence du ministère de la défense américaine – DARPA, par Medtronic – par Braingate et Neurport – par la compagnie Cyberkinetics.

Plus récemment, des chercheurs de l'université de Calgary ont pu cultiver, associer, un réseau de neurones sur une puce de silicium, l'on parle de processeurs organiques, ces neurochips ont capacité à manipuler le cerveau.

Dans ces laboratoires, l'on produit, entre autres, les puces cérébrales Multiples micros électrodes Array – MMEA, elles permettent un contrôle mental, comportemental et émotionnel absolu à partir d'une station de commande.

Des micropuces cérébrales bidirectionnelles, télécommandées afin de téléguider animaux ou humain, elles sont à la base du développement artificiel de la télépathie et de la télékinésie. L'individu implanté sera manipulable et contrôlable à souhait.

Des humains ont été pucés contre leur volonté et parfois torturés à distance. Parmi le peu de dossiers judiciaires existants, citons le cas officiel de James WALBERT, citoyen américain de la ville de Wichita dans le Kansas, implanté de force, en secret, d'une puce dans le cerveau. Il était torturé à distance, ressentant des chocs électriques et des sons anormaux générés électroniquement.

Le 30 décembre 2008, le tribunal du comté de Sedgwick rendit un jugement favorable à cet homme, lui délivrant de surcroît une ordonnance de protection individuelle, la première du genre. Mais ces bonnes dispositions n'ont pas dissuadé les anonymes du milieu occulte de poursuivre leur expérimentation à distance.

Ce n'est pas un cas isolé, des milliers, hommes, femmes, enfants, sont ciblés, implantés, puis manipulés, quelquefois lors d'interventions chirurgicales conventionnelles.

Nombre de gens disparaissent chaque année, au cours du confinement Covid, 900 femmes ont disparu au Pérou ; certains d'entre eux ne sont jamais retrouvés et deviennent les cobayes tout trouvés pour devenir des exécutants de type cyborg.

Il suffit de les faire voyager sous une fausse identité, sous la surveillance d'un tiers équipé d'un matériel très discret de téléguidage, par exemple un téléphone portable, une tablette... lequel l'accompagnera dans tous ses déplacements. La suite décrite plus haut est très simple, le cyborg tirera le fil de la couture de son vêtement de dessus, l'ampoule de pathogènes tombera au sol, discrètement car elle est recouverte d'un film pour ne faire aucun bruit sur le sol... Et personne n'y verra rien !

Pour entretenir, ou amplifier, une contamination de type ABC, les sociétés occultes disposent de moyens de dissémination de pathogènes explicités aux chapitres 6 – 17 – 19. Ces deux derniers chapitres décrivent le procédé permettant de pulvériser par avion divers produits chimiques et métalloïdes, en violation de la convention de l'ONU sur l'interdiction d'utiliser des moyens visant à modifier le climat, la météo.

Comme on peut le voir, depuis une vingtaine d'années, dans toutes les villes de tous les pays, le ciel n'est plus clair comme autrefois. Il est tapissé de formations nuageuses anormales, de couleur orangée, bleutée, irisée, *ressemblance partielle avec les couleurs de l'arc en ciel*, s'agissant de présence d'aluminium pulvérisé en grande quantité par les avions.

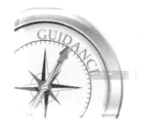

Les nuages à proximité des pulvérisations forment une sorte de vagues se déplaçant de façon pulsée, contractée, comme une ondulation.

Le même moyen peut être utilisé pour pulvériser, cette fois, des pathogènes mélangés à des dispersants sur une zone cible, les grandes villes par exemple. Pour y parvenir de façon précise, il est possible d'influer sur la direction des vents, des nuages, sous l'effet de hautes fréquences générées par un immense dispositif électromagnétique ultra puissant placé au sol, piloté par un système informatique de dernière génération.

Le champ électromagnétique réactive ou augmente considérablement le potentiel des virus, bactéries…

Bill Gates l'a confirmé lui-même en 2017 lors d'une conférence sur la sécurité « La propagation à vitesse galopante d'un virus pourrait être programmée depuis l'ordinateur d'un terroriste ». Source ouest-france.fr du 20 février 2017 ; mots clés Bill Gates redoute une pandémie mondiale d'origine terroriste.

Les radiations électromagnétiques du quotidien, le wifi, la 4G du téléphone mobile… augmentent jusqu'à 600 fois plus les effets des virus et des bactéries qui pour s'en protéger deviennent beaucoup plus virulents, plus dangereux, en produisant plus de bio toxines. Or il existe

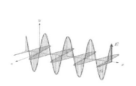

un dispositif[1] ultra puissant ignoré par le public qui émet depuis le ciel des ondes EM d'extrême basses fréquences qui en s'ajoutant à celles du quotidien entretiennent au plus haut niveau la virulence des pathogènes

[1]Ce dispositif est entièrement décrit dans le livre « Toutes les Technologies secrètes des Maîtres du monde ».

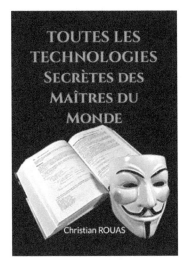

Dans le cadre d'autres opérations d'éradication de population motivées par l'établissement d'un nouvel ordre du monde – eugénisme, l'on ensemence les nuages avec des immunodépresseurs, des cytotoxiques : type tétracyclines - streptomycine… inhibant la synthèse d'ADN ou celle des lymphocytes T auxiliaires, élément de défense du système immunitaire, en utilisant des modificateurs du système nerveux central : dibrométhane - $C_2H_4Br_2$ interdit depuis 1984.

Selon l'objectif à atteindre, les nuages sont porteurs de facteurs de pneumonie infectieuse, de méningite, d'endocardite bactérienne : Entérobactéries de type E. Coli – salmonelles – Serratia marcescens…
– divers virus grippaux, dont le Covid-19… Ces expérimentations sont faites notamment dans le ciel des pays pauvres, Afrique, Asie ; En 2020 tous les pays confondus, riches ou pauvres subissent les lourdes conséquences du Coronavirus synthétique porteur de séquences génomiques du VIH source le professeur Luc Montagnier, découvreur du Sida et prix Nobel de médecine.

Chapitre 8

La moitié de la population mondiale est plus exposée

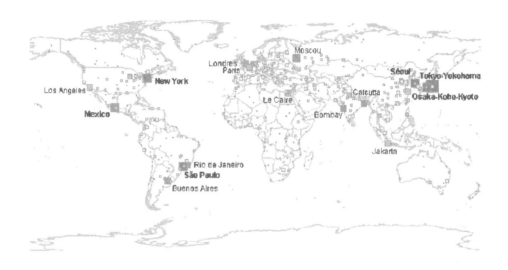

Densité urbaine/pollution/wifi = transmission accrue de pathogènes

« *J'avais la forte intuition que le virus pouvait se déplacer dans l'air et l'air urbain* en particulier »

Plus de la moitié de la population mondiale vit dans les villes majoritairement polluées, dont 1 milliard d'individus en bidonvilles dans les pays en voie de développement, soit un tiers de la population urbanisée.

Jusqu'à présent, la promiscuité était considérée comme le risque premier de transmission du virus par contacts et aérosol : éternuements, à 1mètre de distance. Désormais, il faut ajouter un autre facteur durable de transmission, la présence de particules fines dans l'air,[1] lesquelles deviennent le support au déplacement des agents infectieux ; d'où l'accélération de la transmission dans les villes très urbanisées.

[1] Mots clés : la pollution de l'air est une autoroute pour le coronavirus

Les particules fines +/- 2,5 µm sont issues de la pollution d'origine humaine, elles sont composées de métaux, de combustibles fossiles, essence, kérosène, gazole, usines d'incinération, centrales thermiques, avions, bateaux, goudron des routes... Dans l'environnement, elles étouffent les feuilles des arbres et bloque la photosynthèse.

Ces particules, dont les effets sont sous-estimés, pénètrent les voies respiratoires, alvéoles pulmonaires, puis entrent dans la circulation sanguine et provoquent de l'asthme, des maladies cardio-vasculaires : infarctus, coronaropathies, troubles du rythme cardiaque, accident vasculaire cérébral, cancers du tractus digestif... du poumon, de la vessie.

Ces composés, allergènes et mutagènes, peuvent par bioaccumulation se combiner avec le matériel génétique préalablement manipulé de virus, bactéries, synthétiques, issus de laboratoires.

L'étude de l'OMS de mars 2014 souligne qu'en 2012 sept millions d'individus sont morts prématurément de la pollution aux particules fines. Une mortalité très élevée comparée aux 600.000 décès du Covid-19 à fin juillet 2020 ; Si tant est que le virus soit réellement à l'origine de ce chiffrage établi du mois de mars, début de la pandémie, au mois de juin 2020– se reporter au chapitre 10 – *Les chiffres sont faux*.

En entrant dans le système sanguin, les particules fines en suspension introduisent des composés très toxiques : hydrocarbures aromatiques polycycliques, dioxines, métaux lourds... qui y sont adsorbés. Ces composés sont responsables de l'inflammation, du défaut de réparation de l'ARN, de la détérioration de la réponse immunitaire.

Ils sont allergènes et mutagènes et par conséquent peuvent se combiner par bioaccumulation avec le matériel génétique initialement manipulé de virus, bactéries, synthétiques, issus de laboratoires.

Chapitre 9

Réinfection et Réservoir pour une contamination ultérieure

Peut-on être infecté deux fois et plus ? Bien sûr que oui !

Plus les individus sont vaccinés plus leur système immunitaire devient défaillant, plus ils risquent toutes sortes d'infections, CQFD.

En 2020, les données qui parviennent de Corée du Sud, pays cité en exemple pour sa gestion de la crise, indiquent qu'un nombre croissant d'individus totalement guéris et sortis des hôpitaux ont été à nouveau testés positifs à ce virus (deux tests PCR à 20 cycles à intervalle de 24 heures) quelques jours plus tard, et réadmis à l'hôpital. Il s'agirait probablement d'une réinfection cellulaire de l'organisme, plutôt que d'une nouvelle infection venue de l'extérieur.

Pas très surprenant quand on connaît la manipulation démoniaque dont a fait l'objet ce pathogène aux composants de VIH, afin de le rendre le plus intrusif possible ! Le virus se met en dormance, probablement dans les poumons et dans les reins, à la moindre faiblesse du système immunitaire, qui ne sait pas le combattre totalement ne produisant pas les anticorps adéquats, juste des approchants, il réapparaît.

L'OMS, en rapport avec son réseau d'experts, enquête sur les rapports de patients dans ce cas ; situation à suivre…

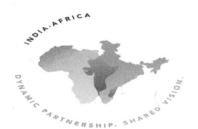

L'Afrique, l'Inde, pourraient être le réservoir pour une contamination ultérieure

Mi-mars 2020, l'épidémie gagne ces deux pays de plus d'un milliard d'habitants. Ces deux zones peuvent constituer à terme un réservoir à virus pour une deuxième phase de contamination en direction des autres continents. C'est, entre autres virologistes, l'avis du professeur Patrick Berche.

Mi-avril, 52 pays sur 54 du continent africain sont touchés par la propagation du virus. Les chiffres sont plus élevés car ces pays ne sont suffisamment pourvus en kit de tests. Tout confinement utile de personnes fragiles et/ou âgées est difficile à mettre en œuvre dans le contexte de la vie africaine.

L'Amérique de Nord et du Sud sont un autre réservoir potentiel. Ce continent est le plus touché au monde, c'est le nouvel épicentre de la maladie. Le Brésil, le Pérou, l'Équateur, sont les plus touchés.

L'OMS prévoyait 10 millions de cas dans le monde pour fin juin 2020, le continent Américain compte à lui seul 4 millions de cas signalés au mois de mai, dans un contexte de déconfinement en Europe.

Depuis mars 2020, une seule mutation du coronavirus a renforcé son pouvoir infectieux accélérant l'épidémie. Une seule mutation sur les 30.000 bases du génome aurait suffi à changer l'évolution de la maladie. C'est dire le potentiel mutagène quasi illimité de ce micro Alien, synthétisé de toutes pièces, auquel toute l'humanité est désormais confrontée pour une période indéterminée.

Puisque tout le monde ne jure que par le vaccin comme ultime recours, c'est donc après une vaccination massive, sur le point d'arriver, qu'il y aura très probablement une troisième ou quatrième vague d'infection et de réinfection – se reporter au chapitre 11.

C'est le même mode d'infection que celui des soldats US multi vaccinés à titre expérimental, lesquels en 1918 ont contracté la grippe, avant de la transmettre à des millions de civils en Europe, puis à travers le monde.

La Chine reconfine 108 millions de personnes

Le pays avait commencé le déconfinement depuis plusieurs semaines, mais la province de Jilin, au nord-est a été confrontée à une réinfection. Les autorités ont donc pris la décision de reconfiner toute la région, soit près de 108 millions d'individus, mettant à l'arrêt les transports en commun, les écoles. Imposant aux habitants des mesures plus strictes, alors qu'ils étaient assurés que le pire était derrière eux. Les complexes résidentiels seront fermés dès l'apparition du moindre cas suspect, une seule personne de chaque famille sera autorisée à sortir acheter des provisions de première nécessité, seulement deux heures et un jour sur deux. Un pont aérien et maritime avec la Corée du Sud permet d'importer 150 millions de masques par semaine.

En Allemagne

Le risque de réinfection inquiète beaucoup Christian Drosten, l'organisateur des mesures de dépistage qui ont permis à ce pays d'éviter une catastrophe sanitaire à la française. En 2020, craignant que le pays puisse perdre le bénéfice de son avance, peu convaincu que le virus puisse disparaître avec les beaux jours, le docteur Drosten, virologue en chef, lance un cri d'alarme sur une très probable deuxième vague bien plus meurtrière.

Toutefois sa version des faits s'est avérée fausse, mensongère, et orientée, ce qui est démontré dans le dernier livre de la série Omega « Pandémie Covid planifiée – Les 300 preuves »

Les enfants pourraient être aussi contagieux que les adultes, avertit le médecin le plus célèbre du pays, conseiller de la chancelière Angela Merkel.

Si en 2020 l'OMS écarte l'hypothèse d'une réinfection, c'est une affirmation qui ne prend pas en compte la singularité de ce virus synthétique au pouvoir mutagène très élevé comprenant des séquences génomiques du VIH – Sida – se reporter au chapitre 4.

Israël, mi-juin, l'épidémie reprend dans ce pays, malgré la montée des températures, Rappelons que le virus est conçu pour résister à la chaleur, il peut contaminer à nouveau la population d'un pays en été, après un déconfinement. Idem pour d'autres pays chauds, Iran, Pakistan, Grèce.

Europe, dans la période à venir, dès après l'été, il faut s'attendre à d'autres phases d'infection, suivies de confinement et de déconfinement… Ce virus ne sera pas éradicable aussi facilement que celui de la grippe saisonnière auquel les gouvernementaux incompétents l'ont souvent comparé. Même type de réplique pour les autres continents de la planète. D'autres reconfinements auront sûrement lieu en tous points du globe pendant une longue période de temps. C'est exactement la situation au deuxième semestre 2021.

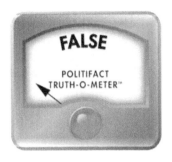

Chapitre 10

Les chiffres sont faux

Voici les données de spécialistes de renommée mondiale, tous sont unanimes pour dire que les chiffres communiqués par les médias sont faux et que la situation économique et sociale va dégénérer rapidement

Pourquoi la mortalité par Coronavirus est-elle totalement faussée dans le milieu hospitalier ?

Dans la majorité des cas, les gens décèdent de différentes causes, cependant lorsqu'ils sont porteurs du Coronavirus le milieu médical hospitalier considère que ce virus est la cause première de la mortalité. Par exemple en Italie 99 % des défunts étaient atteints d'une autre maladie (graphique[1] de l'Institut italien de la Santé) 25,1 % avaient le virus mais sont morts d'une autre cause – 25,6 % avaient le virus mais sont morts de deux autres causes ; et 48,5 % avaient le virus mais sont morts de trois (ou plus) autres causes. Seuls 0,8 % meurent uniquement de ce virus.

[1] Mots clés : Premières données de l'Institut de la santé (Italie) : 3 décès seulement « du fait » du Coronavirus

Ainsi en Italie les médias annoncent 1000 décès causés par ce virus dans la seule journée du 27 mars ; si l'on considère le ratio exact de 1 %, cela correspond à 10 décès directement imputable à ce virus. Ce ratio s'applique aussi dans les autres pays ; Le professeur de virologie, Giulio Tarro, s'accorde sur ce faible pourcentage.

L'exemple frappant du ferry Diamond Princess

L'exemple notoire est celui du paquebot Diamond Princess dans lequel 700 personnes ont vécu confinées à bord lors d'une traversée, certaines d'entre elles étaient porteuses du Coronavirus, toutes ont été contaminées.

Il s'agissait de personnes âgées donc fragiles. Pourtant parmi elles et les membres de l'équipage, l'on a relevé 7 décès, soit 1 %. En faisant une projection de ce cas sur la population américaine, le taux de mortalité serait variant de 0,05 à 1%.

Tout et son contraire

Autant les cas de décès directement attribuables à ce virus sont majorés en Europe, en Chine, aux États-Unis ; autant les cas d'infection et la mortalité sont minorés au Brésil, ils pourraient être quinze fois plus nombreux que ne le disent les chiffres officiels.

La population manifeste à ce sujet dans les rues contre le président Bolsonaro. Le taux de dépistage très faible, 296 individus testés pour 1 million d'habitants, dérisoire comparativement à l'Allemagne 15730 pour 1 million ; le confinement des gens malades n'a pas été organisé normalement. La population ne respecte pas les consignes de sécurité.

Pas de statistiques fiables sans l'utilisation de tests correspondants à ce virus

Les hôpitaux ne disposent pas assez de tests pour savoir si un individu est porteur du Coronavirus, ils ne se basent que sur des diagnostiques cliniques ; Or les symptômes de ce virus sont très proches de syndromes respiratoires, c'est pourquoi dans la majorité des cas, les individus décédés de pneumonies, de complications respiratoires, ils sont plus de 600.000 par an, entrent dans la catégorie de mortalité liée aux seuls effets du virus.

Quel type de tests ?

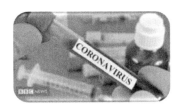 Le premier type est l'analyse par PCR. C'est un procédé d'amplification moléculaire à grand tirage (photocopies) d'un fragment d'ADN particulier, initialement présent en très faible quantité parmi des millions d'autres fragments. L'objectif consiste à mimer le processus de synthèse de l'ADN (en faible quantité) d'un élément originel (empreinte ou cartographie du génome à l'état pur, non dénaturé), afin de détecter des séquences d'ADN spécifiques, ou anormales, présentes dans une cellule, une bactérie, un tissu, un cheveu, dans une céréale (recherche d'hybridation OGM) …

Dans le mucus nasal, c'est la détection du Covid-19, le bâtonnet que l'on entre dans le nez qui par ailleurs est imbibé d'hydroxyde de graphène.

Le kit de test rapide « SGTi –flex Covid-19 permet de révéler en 10 minutes la présence d'une infection à ce virus, par prélèvement sanguin - sérologie.

La précision s'élève à 94,4 %. Il s'agit de diagnostiquer les anticorps IgG concernant les individus préalablement atteints, puis guéris ; et, dans le même temps, les antigènes IgM pour les individus en phase de maladie. Ce test est pratique car il ne nécessite pas de séparer le plasma sanguin.

Mis à part le gouvernement Allemand ayant compris assez rapidement l'efficacité de la méthode Sud-Coréenne de dépistage rapide de la population, la quasi-totalité des pays n'ont pas su maîtriser cette crise comme a su le faire la Corée du Sud, à la pointe de la technologie – lire l'interview de la ministre des affaires étrangères de ce pays au chapitre 14.

Parmi les inexpérimentés, citons : la France, l'Italie, l'Espagne, la Russie, les États-Unis, le Brésil, le Maroc… Avec un retard considérable, les autorités sanitaires de ces pays ont été inopérantes pour tester les populations ; tandis que les chefs de gouvernement ont cherché une solution de rattrapage.

Dans la précipitation, ils ont passé commande de ce type de test à la Corée du Sud, par millions d'exemplaires, ainsi que des masques. Ils vont tenter une sortie de crise en testant la présence du virus à l'échelle des populations, préalablement et stupidement mises en quarantaine – se reporter au chapitre 14.

L'avis d'experts

Cette imprécision du diagnostic est confirmée pas l'analyse du professeur John Loannidis ; il déclarait « *trois mois après l'apparition de l'épidémie, la plupart des pays, dont les USA, n'ont pas capacité de tester un grand nombre de personnes ; aucun pays ne dispose de données fiables sur la prévalence du virus dans un échantillon aléatoire représentatif de la population générale. Les données recueillies à ce jour sur le nombre d'individus infectés et sur l'évolution de l'épidémie ne sont absolument pas fiables* ».

Une étude publiée sur le Journal International des agents microbiens conclut « *le problème du SRAS-Cov-2 est probablement surestimé car 2,6 millions d'individus meurent d'infections respiratoires chaque année, contre moins de 4000 décès pour ce virus au 19 mars 2020* ».

À rapprocher aussi de L'étude de l'OMS de mars 2014, soulignant qu'en 2012, sept millions d'individus sont morts prématurément de la pollution aux particules fines, rien de comparable avec les 600.000 morts de l'actuelle pandémie du Covid-19, à fin juillet 2020.

D'ici à la fin de cette épidémie, il faudra comparer les chiffres entre les décès annoncés consécutifs à ce virus, sachant qu'ils sont faussés d'emblée[1], d'avec les 2,6 millions cas de décès avérés par infections respiratoires, chaque année dans le monde. [1]Se reporter au chapitre 10.

Virus très contagieux, mais peu dangereux, surtout comparé à celui de la grippe espagnole 50 millions de morts et à celui des complications pulmonaires de la grippe saisonnière jusqu'à 650.000 morts par an.

Le professeur Allemand Stefan Hockertz, immunologue et toxicologue explique à la radio « *ce virus n'est pas plus dangereux que celui de la grippe, il ajoute, « plus dangereux que ce virus, c'est la peur, la panique, créées par les médias et la réaction autoritaire de l'état de siège décrété par la plupart des gouvernements* ».

Plus de la moitié de la population occidentale était immunisée avant que ne débute l'épidémie, selon l'étude conduite par le professeur Didier Raoult, infectiologue de renommée mondiale, 40 à 70 % des populations de pays développés n'avaient pas à craindre ce pathogène.

Vidéo, mots clés : youtube 40 à 70 % personnes immunisées avant l'épidémie, selon le Pr Raoult

Explication : Ce virus, SARS-CoV-2, même après avoir été manipulé en laboratoire, appartient à la famille très ancienne des coronavirus pour la plupart bénins ne provoquant qu'un simple rhume, rhinite. Les enfants en situation de grande promiscuité à l'école sont de grands porteurs de corona. Dans leur milieu familial, ils transmettent les coronavirus à leurs parents. Ces derniers s'immunisent car leur système immunitaire met en œuvre les lymphocytes T mémoire. Lesquels ayant codé pour mémoriser le groupe des coronavirus parvient à viser et à tuer le Covid-19.

C'est donc par le moyen de ce type d'immunité innée que cette proportion de la population n'est pas infectée. Ce n'est pas le cas de célibataires sans enfant. Ni le cas de personnes âgées dont le système immunitaire est démuni de lymphocytes T mémoire.

Conclusion

1) Les individus mariés ayant eu des enfants, lorsqu'ils sont à proximité d'un porteur du Covid, ou en situation de promiscuité avec d'autres gens infectés, ne seront très probablement pas infectés eux-mêmes.

2) De toute évidence, le simple bon sens devrait suffire pour comprendre qu'annoncer, par médias interposés, et comptabiliser des millions de gens positifs au Covid dits asymptomatiques n'a aucune validité médicale ni statistique.

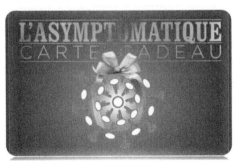

Comble de la couillonnade ! les pseudo médecins, complices de la fausse crise sanitaire, ont fait gober à des millions de gens qu'en l'absence de vrais symptômes caractéristiques du Covid, le test PCR par lequel ils jurent *toute la*

vérité, rien que la vérité, signifie que les individus sont malades et par conséquent doivent être consignés en quarantaine même s'ils se portent très bien !

Les symptômes en question sont sensiblement identiques à ceux de la grippe : fièvre, toux, maux de gorge, fatigue, maux de tête, diarrhée, perte de goût, d'odorat ; mais le test Covid, qu'on fait à tous les coins de rue, faussé, truqué, d'emblée, affiche POSITIF 9 fois sur 10. Il prévaut sur les symptômes INEXISTANT 9 fois sur 10 pour établir le diagnostic officiel de la supposée maladie ! *Si le test est positif, alors vous êtes un covidien.*

Voilà ce qu'ils ont trouvé de mieux pour comptabiliser officiellement des centaines de millions de faux malades du Covid ou des supposés variants.

3) Les gens âgés courent le risque maximal d'infection, surtout s'ils souffrent de pathologies respiratoires, cardiaques...
4) Les populations composées d'individus obèses, de consommateurs de tabac, d'alcool, de drogues, de patients sous chimiothérapie, radiothérapie... dont le système immunitaire est affaibli, ayant un indice de vitalité faible, Unité Bovis, se reporter au chapitre 3, sont très exposées aux pathogènes.

À propos de variants, j'avance la thèse que les variants du Covid-19 n'existent pas tels qu'on veut nous les présenter, de façon médico-médiatique dans le but évident de faire peur aux populations, via une propagande intensive, incessante, pour les pousser à la multi vaccination, troisième, quatrième dose de thérapie génique[1]... Dans le même temps, les contraindre au traçage du pass sanitaire, mode troupeau de chèvres, façon Crédit Social à la chinoise.

[1] Ceci rejoint l'avis du Dr Campra sur l'agenda 2030 – page 108.

De faux variants, s'agissant de la même souche virale originelle, synthétique, du Sars-Cov-2 que les laboratoires P4 clandestins tentent de rendre plus virulente, avec plus ou moins de succès, sous l'effet d'un rayonnement électromagnétique. Puis ces virus suractivés sont pulvérisés, disséminés, par voie aérienne, à l'identique des chemtrails, partout dans le monde, notamment à proximité des grandes agglomérations dont les habitants sont eux-mêmes soumis aux conséquences cellulaires délétères du rayonnement électromagnétique permanent de la 5G, du wifi.

Cette dissémination virale s'opère aussi à l'aide de la force électromagnétique, ce sont des ondes millimétriques de type 5 G, pilotées par un puissant système informatique ; ce que par ailleurs disait Bill GATES lui-même le 18 février 2017 au cours d'une conférence de presse à Munich, anticipant l'épidémie du Covid « la propagation de virus peut être programmée depuis un ordinateur ».

La pandémie Covid n'est donc que la résultante d'un stratagème satanique auto entretenu par une hyper propagande de la peur pasteurienne très ancrée viscéralement dans les esprits incultes et naïfs, relayée 24/24 par les médias et les États complices à part entière de cette crise du siècle.

Conclusion sociétale

1- Les gouvernements occidentaux n'ont pas voulu tenir compte des avis experts de sommités médicales leur ayant conseillé de ne pas confiner les populations, de multiplier les tests de positivité.

2- Les sociétés de conseils très opaques, comme le Cabinet de management américain Bain & Company lié au Mossad israélien – se reporter au schéma en fin du chapitre 11, sur lesquelles se sont basés les gouvernements pour prendre leurs décisions de confiner, de commander des vaccins qui n'étaient pas disponibles, sont en lien direct avec l'OMS corrompue, inefficace, récemment rejetée par le gouvernement Trump.

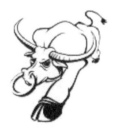

Organisation instrumentalisée par l'industrie pharmaceutique, la plus infâme au monde, très soumise aux directives du gouvernement de l'ombre, opérant à l'arrière-plan des Chefs d'État - se reporter au schéma en fin de chapitre 26. Finalement, les gouvernements, une fois de plus, ont été bernés par les plans, les organisations, les suppôts, du shadow government ; ils se sont laissés mener facilement par les naseaux, comme l'on mène les grands taureaux de corrida ! D'autant mieux que la plupart d'entre eux sont complices de cette fausse pandémie.

Voici les conseils de sommités médicales donnés dès les premiers jours de l'épidémie du Covid, Lesquels n'ont pas été pris en compte par la plupart des chefs de gouvernement occidentaux – ces avis sont reproduits aussi au chapitre 13 : Le Docteur Patricia Marquardt, est virologue, directrice de l'Institut de virologie de l'université de Zurich et chef de groupe de recherche à l'institut Max Planck de génétique moléculaire à Berlin, elle dit « *ce virus n'est pas un tueur, c'est l'état alarmiste et la panique qui sont le problème, cela doit cesser* ». L'article de ScienceDirect très complet dit « *La peur pourrait avoir un impact plus important que le virus lui-même* ».

Le Docteur Pietro Vernazza dit « *les faits scientifiques, dignes de foi, devraient être mieux intégrés dans les décisions politiques* ». Il suffit de rapprocher ses propos d'avec la pagaille des États face au Covid.

Le virologue Pablo Goldschmidt, spécialiste des maladies infectieuses, ancien praticien hospitalier des hôpitaux de paris, bénévole à l'OMS, dit « *la panique du Covid-19 en Chine est aussi injustifiée que celle du syndrome respiratoire sévère –SRAS de 2003 et que celle de la grippeA-H1N1 de 2009. Les opinions mal fondées exprimées par certains experts internationaux, reproduites par les médias, les réseaux sociaux, entretiennent la panique identique à celle de 2019, en Chine. Cette dernière n'ayant causé qu'un rhume au pire une forte grippe, c'est une situation qui se reproduit à présent.*

Il dit par aussi « dans le monde, chaque année 3 millions de nouveaux nés meurent de problèmes respiratoires aigus ; aux USA, chaque année, 50.000 adultes meurent de pneumonie, sans qu'aucune alarme ne soit déclenchée.

S'ajoutent les décès de la grippe saisonnière dans le monde, en moyenne 470.000[1] par an, et ceux de 800.000 enfants qui meurent de pneumonie[2] infectieuse, dans le monde, données de l'année 2018. Il est donc utile de rapprocher ces chiffres des 900.000 individus décédés du Coronavirus dans le monde, à août 2020.

Si tant est qu'il s'agisse de cas avérés[3] de Covid, surtout dans la période de grande imprécision de diagnostic, de mars, début de la pandémie, à juin 2020 ; Alors pourquoi laisser s'installer la panique pour ce nombre de décès ».

[1] https://www.planetoscope.com/mortalite/602-nombre-de-deces-dus-a-la-grippe-dans-le-monde.html

[2] https://www.futura-sciences.com/sante/actualites/medecine-mortalite-infantile-pneumonie-tue-plus-nimporte-autre-infection-42601/

[3] Se reporter au chapitre 10 – les chiffres sont faux.

Le professeur Didier Raoult, virologue, auteur de 2600 publications scientifiques, les plus citées par la communauté scientifique internationale dans le domaine des maladies infectieuses, ayant reçu 25 prix internationaux, est le premier thérapeute à dire « *le confinement n'a jamais été une réponse efficace contre les épidémies, c'est un réflexe ancestral de claustration, comme à l'époque du choléra.*

Du point de vue de l'infectiologie, confiner des gens en bonne santé est une décision absurde, c'est une méthode complètement inutile ayant pour seul effet de détruire l'économie, la base sociale ».

Il dit aussi à propos du gouvernement français, et ça vaut pour tous les autres chefs d'État, « *Comment ce pays est arrivé dans une situation telle que l'on préfère écouter les gens qui ne savent pas, plutôt que ceux qui savent* ».
L'avis tardif du professeur Jean François Toussaint, directeur de l'IRMES, et de son équipe de statisticiens, après avoir analysé d'innombrables données venues du monde entier, ils disent « *le confinement aveugle s'avère inefficace et conduit à des dégâts collatéraux immenses. Il préconise d'en sortir et de s'orienter vers un confinement personnalisé permettant de faire repartir les pays avec un minimum de risques* ».

Le professeur Ulrich Montgomery, sommité mondiale, dit «*Je trouve que la nécessité de mesures aussi draconiennes est une indication effrayante du caractère déraisonnable de notre société* ».

Dès les premiers jours d'épidémie, ces médecins avisés ont dit que le confinement des gens était inutile, mais les chefs d'État sensés tout savoir, n'ont pas écouté leurs conseils. Il suffisait de bien éduquer les populations (cas de Hong Gong, de la Corée du Sud, de l'Allemagne), en exigeant au tout début l'application de normes préventives, port de masques dans les lieux publics... distanciation avec les individus les plus faibles, ou fragilisés par une maladie chronique, ou très âgés, mise en confinement seulement des individus à risque.

Des mesures suffisantes pour faire cesser une propagation virale ; surtout dans le cas du Covid-19 identifié comme n'étant pas un tueur.

Le professeur Sucharit Bhakdi, sommité mondiale, dit « *Les mesures anti Covid-19 des gouvernements sont grotesques, absurdes et très dangereuses car l'espérance de vie de millions de personnes s'en trouve raccourcie, l'impact très fort sur l'économie mondiale menace l'existence d'innombrables personnes, les nécessités médicales habituelles sont réduites et bouleversées...*

Tout cela aura un impact profond sur toutes nos sociétés, toutes ces mesures conduisent à l'auto destruction, à une forme de suicide collectif, elles ne sont basées sur rien d'autre qu'un fantôme ».

Le professeur Michael Osterholm , expert reconnu dans le domaine pandémique, dit « *La fermeture indéfinie des bureaux, écoles, transports, restaurants, hôtels, magasins, événements sportifs... les travailleurs au chômage, sur une liste d'attente, cela aura pour conséquence de générer une dépression jusqu'à la rupture économique complète caractérisée par d'innombrables pertes d'emploi, bien avant qu'un vaccin ne soit disponible* »

Le Docteur David L. Katz, directeur-fondateur du Yale-Griffin Prevention Research Center, dit « *Je suis profondément préoccupé par le fait que les conséquences sociales, économiques, de santé publique, de cet effondrement quasi-total de la vie normale, écoles, commerces fermés, rassemblements interdits, seront durables et funestes, la bourse va rebondir dans le temps, mais pas de nombreuses entreprises, le chômage, l'appauvrissement, le désespoir, qui en résulteront seront des fléaux de premier ordre* ».

L'inutilité du confinement. Le ministère espagnol de la Santé et l'Institut de Santé Carlos III ont réalisé l'étude la plus exhaustive qui soit sur un panel de 60.983 individus pour analyser les anticorps que produit l'organisme contre le Covid-19. Il ressort que les travailleurs, non confinés, les actifs des secteurs essentiels, alimentation, transport, force de l'ordre... ont été moins contaminés que l'immense majorité des gens immobilisés, confinés, à leur domicile.

Cette étude n'a pas empêché le gouvernement espagnol de poursuivre le confinement ! C'est dire l'état confusionnel provoqué par cet Alien, sur fond de grande incompétence – Source de l'étude[1]. Cette étude d'ordre statistique recoupe celle de nature scientifique du professeur Raoult citée plus haut.

[1]Mots clés : Primera oleada informe seroprevalencia covid-19 en España

Comparatif avec les données de la grippe saisonnière

Voici ce que disait le Docteur Yoram Lass dans une interview « *dans chaque pays, plus de personnes meurent des conséquences de la grippe saisonnière que ne mourront celles réellement touchées par le Coronavirus* ».

Voici l'opinion du Docteur Peter Gotzche, chercheur Danois, auteur du livre « *Remèdes mortels et Crime organisé – Comment l'industrie pharmaceutique a corrompu les services de santé* »

Il dit « *L'OMS précise qu'au cours d'une saison de grippe saisonnière, le niveau de mortalité se situe à hauteur de 500.000 individus, bien plus que la mortalité du Coronavirus sur une période de trois mois* » ; Ceci est d'autant plus exact que les chiffres sont faux – se reporter au chapitre 10.

L'opposition acharnée d'un médicament ancien, efficace, et peu onéreux

L'industrie pharmaceutique a tout fait pour faire interdire la chloroquine (hydroxychloroquine) permettant de guérir du Covid, médicament peu onéreux, existant depuis soixante-dix ans, ne présentant aucun effet secondaire notoire. Mais tout à coup, ce remède a été classé en France parmi les substances vénéneuses. C'était en janvier 2020, juste avant que ne débute l'épidémie.

La revue médicale The Lancet indique avoir des doutes sur la véracité des données de la pire industrie au monde. Par contre le service des armées françaises en a constitué un stock de précaution !

L'une des principales usines de chloroquine située à Taïwan a pris feu après une explosion le 20 décembre 2020.

Qui manipule tout cela ?

Ce stratagème été organisé par Bain & Company (se reporter au schéma en fin du chapitre 11) pour faire interdire cette molécule générique, vendue par Sanofi à 4,17 € les 30 comprimés. Notamment le gouvernement français très influencé par cette industrie infâme.

L'on peut en déduire que l'élite du milieu pharmaceutique était informée à l'avance de l'arrivée de la pandémie, suffisamment à temps pour préparer la promotion du *remdesivir* vendu par le laboratoire Gilead à 390 $ le flacon, sachant qu'un traitement de cinq jours, nécessite six flacons !

S'agissant du seul médicament de marque approuvé par les autorités américaines de réglementation pour traiter le Covid-19. Pourtant c'est un médicament très controversé, sans réel succès pour lutter contre le virus Ébola, selon Anthony Fauci, directeur de l'institut des allergies et maladies infectieuses – NIAID – un des personnages les plus écoutés de l'administration américaine.
Alors qu'en mars Trump parlait de vaccin accessible, Fauci disait qu'il faudra attendre dix-huit mois ; Tandis que Trump claironnait que la situation allait s'améliorer, Fauci disait qu'elle allait empirer ; c'est exactement ce qui se passe au cours de l'été 2021.

En France, il faut noter la réaction du professeur Raoult, devant la commission d'enquête parlementaire sur la crise du Covid, il dit « *le torpillage français de l'hydroxychloroquine a pour origine une connivence entre les décideurs sanitaires et le laboratoire américain Gilead, promoteur d'un antiviral bien plus lucratif, je vous recommande de faire une véritable enquête. Je n'ai jamais vu un tel niveau d'influence au sein du Conseil scientifique ; D'autre part, J'ai été surpris de voir le directeur de Gilead, en présence du président de la République et le premier ministre, tutoyer celui qui était en charge des essais thérapeutiques en France pour le Covid-19* ».

Notez qu'il n'existe en France qu'une poignée d'hommes suffisamment courageux pour s'impliquer à défendre l'intérêt général contre la corruption qui a gangréné le milieu politique et médical.

L'ensemble du corps médical est composé d'ignorants en ces matières et surtout de grands froussards qui n'osent pas s'opposer au système, dans lequel ils se complaisent.

Tout cela est signé Bain & Company, l'État profond comme le nomme les enfants américains – voir le schéma au chapitre 11.

Historique de l'affairisme, de la malversation, des laboratoires Gilead et SEARLE

Au cours du premier semestre 2008, 383 cas de grippe aviaire AH5N1 ont été officiellement rapportés dans 15 pays, dont 241 décès – 108 concernent l'Indonésie – 52 le Vietnam – 20 la Chine – 17 la Thaïlande – 7 le Cambodge – 2 le Laos – 5 l'Azerbaïdjan – 1 le Pakistan en Asie du Sud. Soit au total 206 cas répartis sur le seul continent asiatique, 88 % du total létal mondial – 77 % pour la seule Asie de l'Est.

Dans ce contexte, en cas de grippe commune, tout s'opposait à investir massivement dans un antiviral comme le Tamiflu, car il n'atténue que très partiellement les symptômes et en raccourcit seulement sa durée de 24 h. Son inefficacité est avérée plus encore pour la fraction du public souffrant de maladies chroniques –immunodéficience. Ce traitement provoque nombre d'effets secondaires graves – bronchite – diarrhées – douleurs gastriques – étourdissements – maux de tête – crise de démence... En 1999, les laboratoires Roche (Hoffman-Laroche) producteurs de cet antiviral ont été reconnus de malversations au sujet de la fourniture de vitamines synthétiques sur le marché mondial.

C'est dans ce cadre défavorable au Tamiflu qu'allaient intervenir les principaux actionnaires des laboratoires Roche, fournisseur de Tamiflu, en la personne du secrétaire d'État américain à la défense, sous l'administration BUSH, Donald Rumsfeld ; également président du laboratoire Gilead et son homologue George Schulz membre du Conseil d'administration.

Ce n'était pas qu'une affaire d'argent, sur le fond, il fallait trouver le moyen d'affaiblir le système immunitaire des masses humaines. Au passage, ces hommes politiques ont plus que doublé leur capital d'actions estimées à l'époque à 25 millions $, sans qu'aucune objection de conflit d'intérêts personnels ne leur soit adressée de la part de l'administration américaine ; elle-même placée sous la coupe du CFR, une des principales organisations du véritable gouvernement mondial.

Des antiviraux officiellement discrédités, pourtant commercialisés par les réseaux du cartel

En 1990, la formule du phosphate d'oseltavimir, substance issue de la badiane chinoise ou anis étoilé, est convertie en produit actif par la firme américaine Gilead. Malgré le refus d'homologation de cette substance, Donald Rumsflead, directeur de recherche de Gilead, utilise son réseau d'influence et réussit à réhabiliter le phosphate d'oseltavimir auprès de la FDA, malgré les soupçons de manipulation du dossier d'accréditation de mise sur le marché. En 1996, les laboratoires Roche rachètent les droits de commercialisation à la firme Gilead, offrent 10 % de royalties sur les ventes, le produit est renommé Tamiflu par Roche.

En 1976, Rumsfeld a orchestré le plan de vaccination contre la grippe porcine, auprès de 47 millions d'Américains. Il s'agissait d'un vaccin expérimental qui a causé au moins 110 décès et rendus gravement malades 4000 personnes atteintes de Guillain-Barré, une affection touchant la racine des nerfs (démyélinisation de la gaine des nerfs, similitude avec la sclérose en plaques) se traduisant par une paralysie flasque symétrique diffuse, particulièrement des membres inférieurs et de la face.

Sucre empoisonné, vaccination et antiviral font bon ménage

En 1981, la FDA (Food and Drug Administration – Autorité officielle de certification alimentaire et pharmaceutique) reconnaissait un rapport direct entre l'aspartame (sucre synthétique) et divers symptômes et états pathologiques – paralysies – cécité – névrite – dysfonctions sexuelles – asthme – fatigue chronique ou inexpliquée – décès.

Pourtant Donald Rumsfeld qui était à l'époque dirigeant de SEARLE Corporation fabricant d'aspartame, sous la marque NutraSweet, mit tout en œuvre auprès de ses connaissances politiques pour que ce puissant neurotoxique puisse faire l'objet d'une autorisation sur le marché. En 2001, Rumsfeld, alors secrétaire d'État à la défense, membre du Bilderberg Group, de la Trilateral Commission, intervient cette fois en faveur du lancement de la campagne de vaccination contre la variole.

Six mois plus tard, cette campagne est suspendue du fait de nombreux décès et accidents cardio-vasculaires.

À l'époque, il est intéressant de noter que Rumsfeld avait demandé que son nom soit effacé de la liste des membres du CFR, tandis que de nombreuses plaintes de particuliers et d'associations étaient déposées contre lui pour maltraitance et torture ; le détail des plaintes sur L'OBS ou l'Express. Quant à George Schulz, il a maintenu son adhésion au CFR et au Bohemian's club, deux autres organisations du gouvernement de l'ombre.

Le fabricant pharmaceutique Gilead - *nom paradoxal, car aux temps bibliques Gilead était une région très fertile, aux verts pâturages et célèbre pour son baume, médicament à l'odeur balsamique* – en diversifiant ses activités a obtenu d'importants marchés publics pour prémunir la population d'attaques chimiques et bactériologiques supposées être lancées à cause de la guerre d'Irak, dont on sait qu'elle fut enclenchée sur de nombreux mensonges !

Tous les États du monde tombent dans le piège du cartel comme de vulgaires rongeurs !

Fin 2004, suite à quelques cas supplémentaires de grippe aviaire dans le Sud-est asiatique, la vente de ces pseudos antiviraux devient démentielle. L'OMS recommande vivement aux gouvernements nationaux d'investir et de stocker des antiviraux, majoritairement le Tamiflu.

La recommandation de l'OMS est complétée par des études de rentabilité, d'économistes israéliens Ran Balicer et Michael Huerta, ils justifieront cet investissement par la formule : « *1 dollar investi dans les antiviraux permettrait, en cas de pandémie, d'économiser 3,68 dollars en frais de santé, tout en sauvant beaucoup de vies* » !

Les conditions du piège semblent donc réunies pour que les nations occidentales financent les stocks massifs de Tamiflu. Les commandes affluent, en trois ans les laboratoires Roche vont multiplier par dix la production. En 2004, 254 millions de doses, en 2005, 1000 millions... Ce trust monopolise 90 % de la production agricole de badiane.

En 2006, l'on pouvait lire l'article du Business is good : « *Le gouvernement Français, après les USA et le Royaume-Uni, a commandé plus de 7 millions de gélules de Tamiflu et 6 tonnes de poudre de ce produit pour lutter contre cette grippe, si tant est qu'elle soit devenue transmissible d'humain à humain, ce qui n'est actuellement pas le cas. Or rien ne permet d'augurer de l'efficacité du Tamiflu sur la grippe aviaire.*

En effet, ce produit atténue seulement un peu les symptômes de la grippe commune et raccourcit seulement sa durée de 24 h... Mais Donald Rumsfeld principal actionnaire du laboratoire fabricant le Tamiflu, peut dire merci aux dirigeants français angoissés, qui à leur tour, sans aucun discernement, se sont piégés d'eux-mêmes selon la formule toute trouvée du défaut de précaution ».

L'argent coule à flot

Le 23 juin 2005, Gilead prétextant une production quantitative insuffisante rompt l'accord qui le liait à Roche. Roche de son côté organise aussitôt une première manœuvre commerciale en offrant à l'OMS trois millions de Tamiflu en traitements individuels, sorte d'avance sur production. Un don fait juste la veille d'une réunion spéciale des services sanitaires & vétérinaires des vingt-cinq États membres de l'Union européenne, lesquels à l'instar des Américains et des Japonais multipliaient par trois leur stock de Tamiflu.

Au cours du dernier trimestre 2005, les actions de Roche et de Gilead s'envolent + 44 % et + 33 %. Une telle manne vaut bien la recherche d'un nouvel accord. En novembre 2005 Roche et Gilead s'accordent donc sur la production et la commercialisation conjointes du médicament pour l'ensemble du marché occidental, États-Unis inclus. Pour parfaire l'accord, au titre des arriérés de droits de licence, Gilead touchera 62,5 millions $ +18,2 millions $ au titre de royalties

Chapitre 11

La manipulation des vaccins contre le Covid-19, sur fonds de commerce de la vaccination

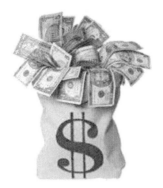

La vaccination n'aura aucune efficacité sur ce type de virus synthétique, car ces pathogènes détiennent un extraordinaire et imprévisible potentiel de multiplication, de propagation, de variation génétique – variants Alpha, Beta, Gamma, Delta, Omicron... ; singulièrement parce qu'ils sont conçus pour être très virulents chez les individus vaccinés.

Du fait de ces variations issues du même virus, aucun vaccin n'est approprié, ni efficace. En supposant qu'il le soit, il aura toujours un acte de retard ; c'est comme le perpétuel retardataire qui rate à chaque fois son train ! Donc cette campagne vaccinale est à mille lieues de l'objectif supposé, elle est morte née !

Les futures campagnes de vaccination ne profiteront qu'aux affairistes de l'industrie pharmaceutique. Elles serviront surtout à marquer l'ADN des vaccinés pour mieux les contrôler, tout en pesant lourdement sur leur santé future du fait des effets tardifs et insoupçonnés des vaccins ; ce que l'on nomme maladies iatrogéniques.

Noter que tout est fait par le milieu étatique, conjointement au milieu médical, surtout en France, pour imposer la vaccination à tous, du nouveau-né au vieillard, au mépris des libertés individuelles garanties, notamment dans ce cas, par l'article 3 de la charte des Droits de l'Homme – sécurité de la personne.

Il est désolant de voir l'immense majorité des gens se conformer à la vaccination, accepter de se faire piquer, sans chercher à savoir de quoi il retourne vraiment ! Certains, influencés par la propagande des médias, se font vacciner seulement pour obtenir le pass sanitaire, en croyant ainsi pouvoir disposer d'un peu plus de liberté !

Si un vaccin spécifique à ce virus et/ou à ses variants était imposé aux populations ce ne serait qu'une source de profit supplémentaire pour l'industrie pharmaceutique, la pire au monde. De leur côté, les populations naïves seraient beaucoup plus vulnérables aux maladies virales, non pas qu'au Covid-19. Elles seront aussi manipulables suite aux effets magnétiques du vaccin aux nanoparticules de Microsoft Technology, *développement plus bas.*

En avril 2020, le docteur Tedros Adhanom Gherbreyesus, président de l'Organisation mondiale de la santé – OMS - annonce qu'il faudrait au minimum une année avant d'obtenir un vaccin : *"Le vaccin nécessite une étude sur le long terme, cela pourrait prendre jusqu'à 12 ou 18 mois"*, a-t-il déclaré.

David Nabarro, professeur de santé publique au prestigieux Imperial College de Londres, représentant anglais à l'OMS sur le sujet du Covid-19, dans une interview à The Observer, remet en cause les espoirs de ceux qui misaient sur la possibilité d'un vaccin à court terme pour éradiquer ce Corona et reprendre une vie normale.

Il dit « *Nous allons devoir trouver le moyen de vivre sous la menace constante de ce virus* ». Il ajoute « *certains virus sont particulièrement difficiles à traiter par ce moyen, il faudra pérenniser les capacités hospitalières pour traiter ces nouveaux cas viraux ; Tout cela va être notre nouveau quotidien* ».

Grande incertitude ; Maria Van Kerkhove, chef épidémiologiste de l'OMS, alertait sur l'insuffisance de résultats des tests actuels, ils n'indiquent pas si un individu est définitivement immunisé, ou s'il risque une nouvelle infection de Covid-19. C'est un élément majeur à prendre en compte pour envisager une immunité collective dit-elle.

C'est exactement ce qui se passe au cours de l'année 2021, nombre de pays ayant réussi à vacciner la majorité de la population, comme l'État d'Israël, sont confrontés à une reprise rapide du nombre d'infections. Le milieu pro vaccination trouve cela normal car dit-il « le vaccin a pu protéger des cas les plus graves » il faut bien trouver les arguments pour retomber sur son argumentaire premier.

Indépendamment des supposés variants, comment serait-il possible d'élaborer un vaccin sur la base d'un virus tant manipulé et porteur de séquences génomiques du Sida ! Surtout ne pas perdre la manne du vaccin Covid-19.

Malgré qu'il n'existait au début de l'épidémie aucun vaccin approuvé pour ce virus, curieusement le gouvernement américain avait conclu un accord[1] avec l'industrie pharmaceutique, incluant les laboratoires Johnson & Johnson - Moderna, afin de produire, par anticipation, des quantités massives de doses de vaccins/coronavirus, de même technologie que celle du vaccin Ébola. Ceci avant qu'un test d'efficacité préalable ne soit scientifiquement validé ; en jeu le marché mondial – agence Reuters.

[1]Mots clés : J&J, Moderna sign deals with U.S to produce huge quantity of possible coronavirus vaccines

Cela porterait à croire qu'ils connaissaient la spécificité de ce virus, de celui d'Ébola, et de leur supposée antidote respective, bien avant que ne débute la pandémie. Idem en Europe, l'on préparait la vaccination de masse avant l'épidémie du Covid

La Commission européenne – CE – préparait son rapport PASSEPORT-Vaccins plusieurs mois avant que la Chine ne déclare les premiers cas de Covid dans la ville de Wuhan, l'objectif mettre la population sous totale surveillance d'ici 2022. La dernière mise à jour de ce rapport de 10 pages se situe au troisième trimestre 2019, aussitôt suivie d'un sommet mondial sur la vaccination, organisé conjointement par la CE et l'OMS, intitulé « 10 actions en faveur de la vaccination pour tous ».

Le compte rendu de ce sommet souligne que malgré la disponibilité de vaccins sûrs, efficaces, la désinformation, la perte de confiance, la méfiance du public, en la valeur de la vaccination, nuisent au taux vaccinal mondial. *L'on peut lire en filigrane, la perte de bénéfice pour l'industrie pharmaceutique.* Le marché de la vaccination représente 27 milliards $, l'objectif se situe à 100 milliards d'ici à 2025, le vaccin du Covid-19 mis en perspective vaudra son pesant d'or pour les affairistes !

Source, mots clés : 2022 A Vaccination Passport. The EU Keeps Quiet Over Suspicious Documents

« Les campagnes publicitaires en faveur des vaccins représentent un véritable lavage de cerveau : désinformation, trucage des statistiques, amalgame savant de l'effet protecteur du vaccin avec d'autres affections, annonce de possibilité de contagion totalement fantaisiste et enfin banalisation de l'acte vaccinal ». Dr Alain Scohy.

Voir les accusations gravissimes décrites, récemment, avec grand courage, par la député italienne Sara CUNIAL, devant le Parlement Italien, demandant la traduction de Bill Gates devant la Cour pénale internationale pour crimes contre l'humanité, relativement aux campagnes de vaccination qu'il a organisé et financé. C'est exactement ce que nous avons fait en août 2021 – voir mon dernier livre « Covid Pandémie planifiée – Le procès du siècle ».

Vidéo de 11,48 mn : mots clés : youtube Sara Cunial Parlement italien.

Tout ceci se confirme lorsque l'on apprend que l'Union européenne se propose d'indemniser les laboratoires en cas d'effets secondaires des vaccins Covid. En fait, c'est l'industrie pharmaceutique qui assure ses arrières ayant réussi à négocier cette assurance tous risques avec la Commission européenne.

D'autant que cette industrie, très opportune, se fixe pour objectif de préparer les vaccins en un temps record de douze à dix-huit mois ; alors que le délai nécessaire pour un vaccin est de huit à dix années. Qui sera le premier cobaye pour ce vaccin fait à la hâte ?
L'hérésie médicale de la vaccination

Il faudrait une publication entière pour expliquer tous les dégâts cellulaires et générationnels occasionnés par la vaccination. C'est en grande partie l'objet de mon premier livre « Les moyens pour une éradication de masse silencieuse » 2015. En voici un extrait clé :

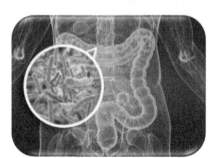

La genechimérisation   – *Point clé*

Des virus vaccinaux et leurs adjuvants se combinent avec les cellules de l'intestin : les entérocytes, les caliciformes, les neuroendocrines –– les cellules M – valeur Alpha α, probablement aussi avec certaines bactéries de la flore intestinale, d'où la production d'entérovirus hybride.

C'est la principale cause des terribles conséquences de la vaccination. Ceci explique les diverses pathologies, dites iatrogéniques, dont les effets sont différés tout au long de la vie et pour les générations suivantes par voie héréditaire – neuroendocrine, valeur Oméga Ω.

Ne pas perdre de vue que le Covid-19 est conçu pour être beaucoup plus agressif chez les individus vaccinés ; L'on peut donc s'attendre dès après la campagne de vaccination pour ce virus et ses variations à d'autres vagues d'infection et de ré infestation parmi la multitude de gens vaccinés sur tous les continents. C'est ce à quoi l'on assiste au deuxième semestre 2021.

Un milliard d'individus ignorent qu'ils sont concernés par des vaccins WI-38 – MRC-5 préparés à base de fœtus humain, intentionnellement avortés. Par le raccourci de citations médicales, je vais à nouveau vous sensibiliser au premier degré et prévenir sur l'aberration et le danger majeur que représente cette pseudo thérapie agissant à dose infinitésimale, en deçà du milliardième de gramme :

« Les micro-organismes inoculés à travers toutes les barrières naturelles entraînent chez la majorité des individus des pathologies chroniques dont les symptômes ne sont pas faciles à rattacher à leur cause initiale ». Dr Jacqueline Bouquet.

« La vaccination est le modèle de l'incertitude, des interactions et relations imprévisibles. Elle se situe aux antipodes de l'esprit scientifique ». Dr Jacques Kalmar.

« Si le principe de la vaccination était concevable au début du 20ᵉ siècle du fait que le monde médical et scientifique ignorait pratiquement tout de la biologie moléculaire, des virus et rétrovirus endogènes et même exogènes et du principe de la recombinaison de ces derniers (cas du Covid-19 – voir plus haut genechimérisation), il en va tout autrement depuis quelques décennies.

Continuer à vacciner des populations entières – des centaines de millions d'individus depuis 1978 – constitue une erreur monumentale et un quasi-génocide ». Dr Louis de Brouwer, *Sida, le vertige.*

« Les vaccinés, loin de constituer un barrage protecteur vis-à-vis des non-vaccinés, sont au contraire dangereux et peuvent contaminer le reste de la population, puisqu'il est prouvé qu'ils peuvent être porteurs et transmetteurs de virus poliomyélitiques par voie intestinale, et peut-être par d'autres voies ». Dr Yves Couzigou.

« Les vaccins donnent les maladies et en créent de nouvelles. La preuve scientifique qu'une provocation artificielle d'une maladie empêche l'apparition d'une maladie naturelle n'a jamais été établie ». Dr Paul-Émile Chevrefils.

« Le système immunitaire est sévèrement endommagé suite aux vaccinations courantes ». *Le Concours médical, 20 janvier 1974.*

« Une vaccination est toujours, biologiquement et immunitairement parlant, une offense contre l'organisme ». Pr R Bastin, *Concours médical, 1er février 1986.*

« L'introduction volontaire et non nécessaire de virus infectieux, même atténué, dans un corps humain est un acte dément qui ne peut être dicté que par une grande ignorance de la virologie et des processus d'infection. Le mal qui est fait est incalculable ». Pr R. Delong, virologue et immunologue de l'Université de Toledo, États-Unis.

« Peu de médecins sont disposés à attribuer un décès ou une complication à une méthode qu'ils ont eux-mêmes recommandée et à laquelle ils croient ». Pr Georges Dick, *British Medical Journal, juillet 1971.*

« Les vaccinations en bas âge ont des effets dangereux sur le système immunitaire de l'enfant, ne protègent pas l'enfant durant sa vie ouvrant la voie à d'autres maladies suite à une dysfonction immunitaire ». Dr H. BUTTRAM & J. HOFFMANN.

« Pendant 23 ans, j'ai observé que les enfants non vaccinés étaient plus sains et plus robustes que les enfants vaccinés. Les allergies, l'asthme et des perturbations comportementales étaient clairement plus fréquentes chez les jeunes patients vaccinés. De plus, ils souffraient plus souvent ou plus sévèrement de maladies infectieuses que les autres ». Dr. Philip Incao.

« Il existe un lien entre l'autisme et la vaccination. Les enfants sont blessés par les vaccinations ». Dr. Bernard Rimland, directeur et fondateur du *Autism Research Institute of San Diego.*

« C'est une véritable épidémie ... Il est grotesque de prétendre qu'il n'existe aucun lien entre l'autisme et la vaccination sauf des coïncidences. La vérité est que des enfants sont blessés par vaccinations ». Dr Bernard Rimland - Directeur et fondateur du Autism Research Institute of San Diego.

« Sur les 3,3 millions d'enfants vaccinés annuellement aux États-Unis avec le DCT (diphtérie - coqueluche - tétanos) 16 038 démontrèrent des crises aiguës et des pleurs persistants -- ce qui est considéré par plusieurs neurologistes comme l'indication d'une irritation du système nerveux central.

8 484 eurent des convulsions ou furent en état de choc dans les 48 heures suivant l'injection du DCT ». Dr. Allan Hinnman et Jeffrey Copelan, *Journal of the American Medical Association.*

« Les 2/3 des 103 enfants décédés de la mort subite du nourrisson avaient reçu le vaccin DTP (DCT) dans les trois semaines précédant leur mort. Certains étaient morts le lendemain ». Dr. Torch, Neurology, 1982.

« Un enfant a huit fois plus de chances de mourir trois jours après avoir reçu le vaccin DCT (diphtérie, coqueluche, tétanos) qu'un enfant non vacciné ». *The American Journal of Epidemiology, 1992.*

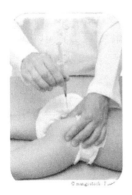

« Le pire vaccin de tous est celui contre la coqueluche. Il est responsable d'un grand nombre de morts et d'un grand nombre de dommages cérébraux irréversibles chez les nouveau-nés ». Dr KALOKERINOS & SUNWELL Tops, 24 mai 1987.

« La présence d'un œdème cérébral chez des enfants en bas âge qui meurent peu de temps après une vaccination contre l'hépatite B est inquiétante.

Les enfants de moins de 14 ans ont plus de chance de mourir ou de souffrir de réactions négatives après avoir reçu le vaccin de l'hépatite B que d'attraper la maladie. » Dr. Jane Orient, médecin, directrice de l'Association des médecins et chirurgiens américains.

« Chaque fois qu'un enfant meurt de méningite dans les premières semaines de sa vie, on doit suspecter le BCG ». Dr Jean Elmiger, *La médecine retrouvée.*

« En 1945, la Hollande était le pays d'Europe le plus touché par la tuberculose. En 1974, sans jamais avoir eu recours au BCG, la maladie y était totalement éradiquée.

À l'inverse, la tuberculose reprenait de la vigueur partout où le BCG est encore pratiqué ». *Bulletin statistique du ministère de la Santé publique et de la Sécurité sociale, n° 1, 1974.*

« Le risque de souffrir de complications sérieuses provenant des vaccins contre la grippe est beaucoup plus grand que la grippe elle-même ». Dr William Frosehaver.

« Les personnes vaccinées contre la grippe ont approximativement 10 fois plus de chances de contracter le syndrome de Guillain-Barré que ceux qui n'ont pas été vaccinées ». Center for Disease Control, 1977. « Depuis 1957, l'OMS ne recense dans les statistiques que les formes paralytiques de poliomyélite, alors qu'avant la vaccination, toutes les formes de polio étaient incluses, ce qui permet de faire apparaître une régression des cas qui est loin d'être vérifiée ». Dr Sheibner, expert australien.

« Contrairement aux croyances antérieurement établies à propos des vaccins du virus de la polio, l'évidence existe maintenant que le vaccin « vivant » ne peut être administré sans risque de produire la paralysie ». Dr. Salk (créateur du vaccin original de la polio dans les années 50).

« Après l'échec retentissant du vaccin Salk (au Massachusetts, 75 % des cas paralytiques avaient reçu trois doses ou davantage du vaccin), une parade géniale fut trouvée pour sortir l'industrie du médicament du pétrin, on décida de nouvelles normes pour l'établissement du diagnostic de la polio ». Pr. Greennberg.

« La quasi-totalité des cas de poliomyélite recensés aux USA, de 1980 à 1994, a été causée par l'administration du vaccin oral atténué ». Dépêche AFP, 1er février 1997.

« Un virus, même atténué, peut reprendre sa virulence ; c'est notamment le cas du virus polio vaccinal, qui redevient pathogène après son passage dans l'intestin et contribue à contaminer l'entourage. Les cas de polio chez les contacts des vaccinés par le vaccin oral sont bien connus ». Dr Garcia Silva, *Le Maroc médical, n° 43.*

« Certaines souches de vaccins peuvent être impliquées dans des maladies dégénératives telles que l'arthrite rhumatoïde, la leucémie, le diabète et la sclérose en plaques ». Dr. G. Dettman, *Australian Nurses Journal.*

« Les vaccins peuvent causer des maladies dégénératives l'arthrite chronique, la sclérose en plaques, le lupus érythémateux, le Parkinson et le cancer ». Pr. R. SIMPSON, *American Cancer Society*

« Toute vaccination peut provoquer une encéphalite légère ou grave ». Dr. Harris Coulter, *Vaccination Social Violence and Criminality.*

« Dans plusieurs pays en voie de développement, la fréquence des maladies tropicales a augmenté, allant même jusqu'à quintupler depuis la vaccination ». Pr Lepine, *Médecine praticienne, n° 467.*

« En réalité, la baisse de nombreuses maladies provient d'une meilleure hygiène et d'une meilleure nourriture qui ont permis de développer le système immunitaire ». Peter Duesberg, professeur de biologie moléculaire et cellulaire à l'Université Berkeley.

« La médecine a pris crédit pour certaines avancées dans le domaine de la santé qu'elle ne mérite pas. Le choléra, le typhus, le tétanos, la diphtérie et la coqueluche, etc., étaient en régression avant que les vaccins spécifiques ne soient utilisés. En fait, cette régression résultait de l'amélioration des conditions d'hygiène, de l'évacuation des eaux d'égout, et de la distribution de la nourriture et de l'eau ». Andrew Weil, *Health and Healing.*

« Ne vous hâtez pas de faire tomber la fièvre de votre malade ; s'il souffre d'une affection virale, vous risquez de compromettre sa guérison ». Pr André L WOFF Prix Nobel de médecine.

« On risque sa vie en se soumettant à une intervention probablement inefficace afin d'éviter une maladie qui ne surviendra vraisemblablement jamais ». Dr Kris Gaublomme.

Le 13 avril 2005, un an après la découverte du Gène de Dieu, the God-Gene, découvert par le Dr Morse (son livre « la divine connexion »), John Evans faisait part d'une fuite d'information de la conférence du département de la défense du pentagone à propos du projet vaccinal FUNVAC. Il vise à modifier le God-Gene des populations du Moyen-Orient pour mettre un terme aux désordres de ces régions. À rapprocher du vaccin aux nanoparticules de Microsoft Technologie – voir le schéma plus bas.

Vidéo, mots clés : youtube « dod virus funvax denatures dna to remove the god gene vaccine project ».

Il s'agit d'un vaccin de type antigrippal qui, à défaut de pouvoir être injecté lors d'une campagne de vaccination conventionnelle, peut être inhalé en étant répandu par voie aérienne[1].

[1]Chemtrailspulvérisation par avion mots clés : youtube chemtrails vu du ciel – se reporter au chapitre 17.

2013, Voir l'avis frappant[1] du Dr Russel Blaylock un neurologue bien connu aux USA pour ses prises de position courageuses contre les poisons alimentaires et vaccinaux. Il dit aussi en substance sans le nommer que cet état de fait est une volonté délibérée du cartel de la véritable gouvernance mondiale. L'objectif est d'aboutir à la perte du quotient intellectuel des populations qui une fois abêties ne peuvent plus penser clairement à la situation gravissime dont les causes leur échappent complètement. [1]mots clés : vaccins et développement du cerveau - Dr Russell Blaylock Vidéo, mots clés glutamate, aspartame ces poisons qui nous nourrissent

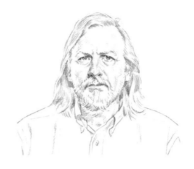

Le témoignage du professeur Didier Raoult sur l'inefficacité des campagnes vaccinales

Principaux extraits de la vidéo, sur la base de son livre « Carnets de Guerre Covid-19 – le plus grand scandale sanitaire du XXIe siècle ».

Est-ce que le Covid tue autant aujourd'hui ? Sur la base des données officielles, notamment de l'INSEE, par rapport à 2019, le professeur, qui n'a jamais utilisé le terme pandémie, dit qu'il n'y a jamais eu de surmortalité chez les gens de moins de 50 ans, plutôt une diminution, y compris chez les plus de 85 ans.

La moitié des morts se situe en Ehpad ; même analyse avec les graphiques de Public Health de l'Ontario. Même cas de figure pour le nombre de gens vaccinés et non vaccinés admis en réanimation, le vaccin ce n'est pas du tout magique dit-il ! Affirmer qu'il s'agit d'une protection totale relève de la propagande. Et pourtant c'est cette propagande ultra mensongère qui est servie en boucle 24/24 par les médias, tout autant complices de cette fausse pandémie et de ses conséquences funestes.

Je souligne que le professeur Raoult parle de l'existence de variants issus de mutation du Covid, comme c'est le cas pour tous les virus non issus de laboratoire P4, mais sans dire qu'à l'origine, après la découverte de deux virologues Indiens, confirmation par l'étude génomique conduite par le professeur Luc Montagnier, le Covid-19 est un virus génétiquement modifié contenant des séquences du VIH, de la malaria, et diverses protéines dont on ignore encore les effets secondaires. Sachant que cette manipulation virale se poursuit sur le Covid par l'émergence de variants apparemment naturels qui en fait ne sont que le même virus activé cette fois par un rayonnement électromagnétique visant à le rendre plus virulent avec, in fine, plus ou moins de succès puisqu'il n'a pas été aussi mortel et transmissible que prévu. Pour le professeur Perronne les variants c'est du pipeau !

Didier Raoult poursuit disant : Les gens vaccinés et positifs au Covid, contagieux, sont autant porteurs de virus – Charge virale – que les non vaccinés positifs, dire le contraire relève du conte de fée ; pour la mutation Delta c'était pire pour les individus vaccinés ce n'est pas le vaccin qui met à l'abri du portage du virus, inutile de fantasmer sur le vaccin. Il ne faut pas confondre le vaccin en le positionnant d'un côté comme partie de la connaissance scientifique, d'un autre côté comme religion intégriste.

Lorsque l'on dit que l'on favorise avant tout la vaccination c'est que l'on est entré dans ce type de religion, ça n'a pas de sens. Si l'on n'est pas capable de voir que la piste empruntée pour solutionner le Covid conduit à une impasse, alors l'on est sorti de la science pour rejoindre cette catégorie de religion. C'est ce que l'on voit actuellement, un certain milieu imprégné d'idéologie, dicte sa pensée – impose son plan. Ces gens se sont emparés du sujet, abandonnant de fait la connaissance en matière de virologie qui évolue et dont on doit tenir compte.

Je ne comprends pas que l'on ne prenne pas en compte les événements, blessures, mortalité... qui adviennent dans les quinze premiers jours suivant l'injection des vaccins, sous le prétexte que les gens ne sont pas protégés, alors que mon équipe avait observé la survenue de beaucoup de problèmes au cours des quinze premiers jours après injection. C'est également ce qu'avait observé une équipe de l'université de Stanford, beaucoup de cas Covid constatés dans les quinze premiers jours après l'injection.

Donc, en termes de Covid, ne pas en tenir compte revient à enlever une partie de l'information statistique, ce qui est la méthode habituelle de Pfizer. L'on peut donc dire que la vaccination a favorisé l'augmentation des cas de Covid.

À nouveau un graphique de l'Ontario démontrant le grand nombre de cas d'infection après vaccination. Nombreux sont ceux qui relatent les cas de Covid survenus dans leur famille après injection.

Au niveau épidémique, dans le monde entier, 9,5 milliards de doses injectées, on ne peut pas dire que la vaccination diminue le nombre de cas et on ne peut pas entrer dans le déni. Par exemple, l'Australie, où le gouvernement est le plus acharné sur la vaccination rendue obligatoire, alors qu'il n'y avait pas de cas, malgré 44 millions d'injections, en un seul mois ils ont enregistré 800.000 cas de Covid, soit 80% des cas comptabilisés depuis le début de l'épidémie ; ce ne sont pas tous les fous qui refusent la vaccination qui créent l'épidémie !

Autre exemple la Corée du Sud, une situation assez tranquille, puis ils ont vacciné tout aussi massivement avec 108 millions de doses, et se retrouve avec autant de cas de Covid, soit un quart des cas depuis le début de l'épidémie, alors que jusque-là ce pays était un modèle dans la gestion de crise sanitaire. Pour Singapour, c'est idem, pas de cas, pas de mort, situation tranquille, jusqu'à ce qu'ils fassent une campagne vaccinale pour se retrouver avec un nombre de morts considérable.

Au Danemark, jusque-là ils avaient bien géré l'épidémie avec relativement peu de mortalité, et puis après une grande campagne vaccinale, un mois plus tard ils se retrouvent avec la moitié des cas de Covid. En France, 15 millions de doses vaccinales administrées pour 180.000 cas de Covid en un mois seulement, soit 25% des cas enregistrés depuis le début de l'épidémie.

Donc dire que dans le monde les stratégies vaccinales ont permis d'avoir un contrôle de la maladie, c'est faux. L'on pourrait croire que cette situation est identique partout ; non pas du tout, c'est dans les pays où la vaccination a été réduite qu'il y a le moins de cas de Covid, ceci de manière extrêmement significative. Ces vaccins ARNm n'ont pas du tout permis le contrôle de la maladie.

Par ailleurs, La soi-disant protection annoncée ne justifie en aucun cas que l'on menace les gens, qu'on les insulte, ni qu'on les empêche de vivre. Dans tous les cas, le vaccin n'est ni un miracle, ni une baguette magique !

Autre exemple cela fait deux ans que l'on récence davantage de poliomyélites vaccinales par rapport à la polio naturelle, polio induite par le vaccin dit vivant, ainsi faisant l'on a réintroduit sur plusieurs continents cette maladie disparue depuis 40 ans.

Youtube : Effets de la vaccination sur l'épidémie 11 janv. 2022

Assurément ces faux vaccins comme le Covid synthétique sont une arme de mutilation et de mort ; Tout a été prémédité, tous doivent être condamnés, les preuves multiples existent la Cour pénale Internationale est saisie.

Mots clés : Nouvelles Découvertes sur les injections - Reiner Fuellmich, Dr Wodarg & Dr White. Ces découvertes seront versées au dossier de plainte contre tous ces dirigeants complices, à la Haute Cour de Justice du Canada et à la Cour Pénale internationale pour crime contre l'humanité, bien évidemment sous couvert de salvation des populations multi vaccinées.

Voir cette vidéo de Maître Fuellmich l'avocat le plus renommé en Allemagne et en Europe : https://crowdbunker.com/v/cXK3xDmsdV

La méfiance grandissante du public

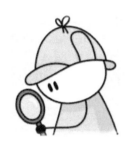

Même sans avoir une pleine connaissance du sujet, la méfiance des gens augmente. En témoigne une étude de l'Ifop, dévoilée par les Fondations Jean Jaurès et Conspiracy Watch, sur la perception qu'on les français des vaccins. Cette enquête, réalisée du 16 au 19 mars 2020, sur un échantillon de 1007 personnes, questionne sur les adjuvants, l'aluminium, l'autisme, sur la sclérose en plaque, afin de déterminer l'adhésion des sondés à certaines théories plus ou moins répandues sur la vaccination.

33 % des interrogés considèrent sans hésiter que le ministère de la Santé et les laboratoires pharmaceutiques sont de mèche pour cacher au grand public la nocivité des vaccins ; 24 % sont plutôt d'accord avec cette affirmation. La proportion est plus importante, 40 %, chez les moins de 25 ans, *sûrement du fait d'une relative information existante sur le net.*

25 % des sondés affirment qu'il existe un lien entre certaines maladies comme l'autisme, ou la sclérose en plaque et la vaccination ; 8 % affirment que certains vaccins contiennent des parties de reins et/ou de fœtus.

À l'affirmation « *Il est prouvé que certains adjuvants des vaccins, comme l'aluminium, peuvent être dangereux* » ; Résultat 50 % du panel valide cette affirmation.

Les Français sont les plus sceptiques au monde, un sur trois ne croit pas en la sécurité et l'efficacité des vaccins ; au second plan le Gabon, le Togo, la Russie, la Suisse, les États-Unis. C'est la proportion de méfiance la plus élevée des 144 pays objet d'une étude similaire conduite par Wellcomme-Gallup.

Selon une étude publiée dans The Lancet, 26 % des Français interrogés n'utiliseront aucun vaccin, s'il devenait disponible, contre le SRAS-CoV-2 (Covid-19).

C'est pour cela qu'en Europe, particulièrement en France, ils ont choisi d'utiliser le vaccin Pfizer car il ne contient aucun des adjuvants nocifs usuels, seulement de l'eau, du sel, du sucre et un corps gras, les effets secondaires immédiats sont ainsi minorés, favorisant un crédit favorable à la vaccination. Ce n'est pas le cas des USA où le Moderna de Microsoft plus réactif est utilisé à grande échelle.

Plus la pandémie dure dans le temps, plus il sera facile de faire prendre conscience de l'absolue nécessité de vacciner la population mondiale, sous prétexte que l'immunité naturelle ne suffit pas à faire barrière au Covid ; et sous prétexte du progrès, des avancées, de la recherche médicale. L'OMS portée financièrement par Gates va faire croire que l'immunité induite par le vaccin sera la panacée et la sauvegarde universelle. L'objectif consiste à donner à cette vaccination la même valeur sécuritaire que celle du port de masque et de la distanciation entre individus.

C'est sans compter avec les effets secondaires graves, voire mortels, relatés par les statistiques non dissimulées de l'histoire de la vaccination en un siècle. Les gens n'ont aucune idée de l'impact que peut avoir quelques centimètres cubes de vaccin introduits dans l'organisme.

C'est parce que le grand public ignore que les ensembles cellulaires de l'organisme sont sensibles et très réactifs à des doses infinitésimales, en deçà du milliardième de gramme.

Mis à part Pfizer, les vaccins contiennent des adjuvants composés de protéines, de diverses préparations chimiques dénaturées, aux effets très improbables. Toutes marques confondues, les vaccins actuels sont tous expérimentaux et tous de thérapie génique, incluant Pfizer produisant des ARNm.

Le vaccin Moderna de Microsoft spécifique au Covid-19

Ce nouveau vaccin[1] a fait l''objet d'un brevet W0 2020/060606 A1-PCT/US2019/038084 – Section des nanoparticules, intitulé Cryptocurrency System Using Body Activity Data, déposant Microsoft Technologie Licensing LLC.

Ce Brevet d'invention est paru le 26 mars 2020, mais il a été déposé en 2019 (US2019). Le cheminement administratif entre la date de dépôt et celle de parution est à minima de 10 à 16mois, donc ce brevet a été déposé au mieux en janvier 2019. Ce qui qui démontre bien que le déposant était informé de la pandémie à venir au moins un an à l'avance ; et qu'il préparait déjà la campagne de vaccination du Covid-19.

[1] https://patentimages.storage.googleapis.com/58/f5/bf/bf453d00356 10f/WO2020060606A1.pdf

Nul doute possible, en examinant le contenu et la Figure 1 de ce brevet, sur la base du vaccin correspondant ChAdOx1 nCoV-19 existant[2], produit à 13.000 exemplaires et testé cliniquement par l'université d'Oxford, institution dotée par Gates de 243 millions $, Gates se préparait à produire et diffuser son vaccin dans le monde entier.

L'objectif est clair, il consiste à introduire par ce moyen des nanoparticules à tous les individus de la planète, à commencer par les pays pauvres.

[2] https://www.irbm.com/press-releases/irbms-advent-announces-manufacture-of-13000-doses-of-covid-19-vaccine-for-use-in-phase-2-3-clinical-trials-by-the-university-of-oxford/

Le vecteur ChAdOx1 du génome du Covid-19 est un adénovirus du Chimpanzé, c'est l'un des autres composants du Moderna ; description et schéma sur ce lien https://covid19vaccinetrial.co.uk/about

Les nanoparticules³ conductrices d'ondes électromagnétiques du vaccin breveté de Microsoft Technologie stationneront en permanence dans l'organisme des vaccinés, elles sont le relais permettant de contrôler les individus à distance avec la bande de fréquence de la 4G de 3,4 à 3,8 GHz, surtout celle de la 5G de 24 à 27 GHz, la connectivité Internet mobile de cinquième génération.

Sous peu, la 5G sera émise à partir de milliers de satellites dans l'espace, aucun endroit, ni aucun individu, sur terre, ne sera préservé de l'irradiation produite dans l'atmosphère, relayée par la réfraction de l'ionosphère, électriquement conductrice. Ce type d'irradiation par des ondes millimétriques se rapporte aussi, depuis de nombreuses décennies à d'autres applications et expérimentations décrites dans mon livre « Les Technologies secrètes du Great reset ».

³ Décrites dans le brevet PCT/US2019/038084 de Microsoft
https://patentimages.storage.googleapis.com/58/f5/bf/bf453d0035610f/WO2020060606A1.pdf

La 5G peut manipuler la météo et l'homme, précise le Dr Trower, ancien responsable de la Royal Navy pour les armes à micro-ondes, existantes, et utilisées depuis 1949. Les ondes millimétriques peuvent déclencher, depuis les années 1970, toutes sortes d'humeurs et de sentiments.

Les symptômes sont similaires à ceux de la morphine, de la marijuana : un mal être, la faim, des hallucinations, le désespoir, des pensées noires qui peuvent conduire au suicide, à une agressivité intense, à l'agression sexuelle. Ceci, au moyen de différentes fréquences, en alternant très haute et très basse fréquence.

Ce spécialiste précise aussi que le plan internet 5G depuis l'espace détruira lentement tous les végétaux et les premières couches fertiles du sol contenant la flore des microorganismes, car ce sont les végétaux et la flore qui maintiennent le sol en vie.

Vidéo, mots clés : youtube Partie 2 Interview du Dr Trower ondes électromagnétiques

Voir la correspondance au chapitre 30, le sous-titre « Le saccage des écosystèmes et de la Terre » ; la prédiction biblique du saccage de la planète et de l'espèce humaine, faite il y a vingt siècles.

Le point de non-retour : Voici l'avertissement d'Arnette Lillinger naturopathe (*la médecine naturopathe est officiellement reconnue en Allemagne et prise en charge par la sécurité sociale*) à tous ses patients « J'attire d'urgence votre attention sur la prochaine vaccination du Covid-19. Au cours des vingt dernières années, des patients sont venus me voir souffrant de symptômes après vaccination, principalement dus aux adjuvants de la composition vaccinale.

Certaines de ces substances ne pouvaient pas être éliminées par l'organisme de ces patients, entraînant des désordres plus ou moins sévères, nécessitant un drainage homéopathique pouvant s'étaler sur plusieurs mois.

Mais en raison du nouveau mode d'action du futur vaccin contre les coronavirus, il n'y aura plus aucune guérison possible car ce nouveau type de vaccination ARNm agit directement sur le matériel génétique. Un procédé formellement interdit, considéré comme acte criminel.

Se reporter à mon dernier livre « Covid pandémie planifiée – Les 300 preuves en cours d'examen par la Cour Pénale Internationale et par la Haute Cour de Justice du Canada ».

À commencer par l'atteinte de l'intégrité du système immunitaire

2022 : Opération VC19 /Immunodéficience collective, réussie

Sur la base des données de l'institut Robert Koch – IRK – relayées par le gouvernement fédéral allemand, relatives aux conséquences du supposé Variant Omicron, par ailleurs si bien nommé, si bien mémorisé par le grand public, résultat du montage marketing médico médiatique, la situation devient dramatique pour 87% des individus totalement vaccinés, multi vaccinés, dont le système immunitaire s'est nettement dégradé. En prospective, la grande majorité des multi vaccinés auront à subir le syndrome d'immunodéficience – SIDA – dès les premiers mois de 2022 ; Ceci rejoint les prévisions du professeur Luc Montagnier.

Source IRK :

https://www.rki.de/DE/Content/InfAZ/N/Neuartiges_Coronavirus/Situationsberichte/Wochenbericht/Wochenbericht_2021-12-30.pdf?__blob=publicationFile

> Assurément ces faux vaccins comme le Covid synthétique sont une arme de mutilation et de mort ; Tout a été prémédité, tous doivent être condamnés, les preuves existent la Cour pénale Internationale est saisie.

Nouvelles découvertes sur les injections - Reiner Fuellmich, Dr Wodarg & Dr White Voir cette vidéo de Maître Fuellmich l'avocat le plus renommé en Allemagne, en Europe : https://crowdbunker.com/v/cXK3xDmsdV

Il faut noter que la composition des vaccins expérimentaux comprend des nanoparticules d'oxyde ou d'hydroxyde de graphène réceptrices de la 5G. Ainsi qu'un autre type de nanoparticules générant en synergie avec les cellules de l'organisme des vaccinés des nano-circuits se transformant dans le sang, la peau, les organes, en nano-robots, comparables à ceux de la maladie diabolique des Morgellons.

Une maladie que le milieu médical pro-système, fidèle soutien de l'industrie pharmaceutique, la plus corrompue au monde, ne veut pas reconnaître et qu'il assimile à une affection psychiatrique ; sans manifester le moindre sentiment humain pour les individus qui en souffre atrocement !

Vidéo 1- youtube : The Nano Robots Inside You 4 févr. 2014
Vidéo 2- youtube: Morgellons research in Tulsa 12 avr. 2011
Vidéo 3 - conséquences physiques, témoignage, Morgellon's Disease The Unexplained Files 16 oct. 2013

À noter aussi que les bases cellulaires d'origine animale introduites dans ces injections, laisseront leur empreinte dans les cellules, dans l'ADN, des vaccinés. Voir au chapitre 5 : Les bases animales déposent leur empreinte protéique – Point clé.

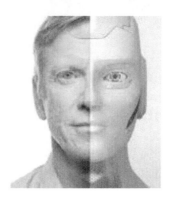

Voulez-vous savoir à quoi correspond « l'Agenda 2030 » & le plan satanique du « Projet humain 2.0 », l'un des principaux objectifs du Cartel mondialiste ?

Les 20.000 heures de recherches en biologie et chimie moléculaire faites en 2021 sur les principaux vaccins injectés à des milliards d'humains, une investigation de premier plan réalisée par l'équipe espagnole de l'université d'Almeria, dénommée la Quinta Columna, permettent cette fois de comprendre à quoi correspond « l'Agenda 2030 » et « le Projet humain 2.0 ».

À la lecture du résultat de cette investigation sans précédent dans les annales de la science, l'on semble être confronté à un cauchemar provoqué à distance par des entités démoniaques extrêmement malfaisantes, perverses, un bouleversement mental auquel aucun humain n'a jamais été confronté.

Entrer sur le net, les mots clés : nanoréseau intégré au corps humain extraordinaire dossier réalisé par un scientifique faux vaccin vrai complot satanique. Cela correspond au site jeminformetv.com. Vous y trouverez un dossier complet, texte, graphique et vidéo, l'objet de ce complément...

Voici le descriptif du mécanisme quantique permettant de modifier l'Être humain en Transhumain, mis homme/mis machine

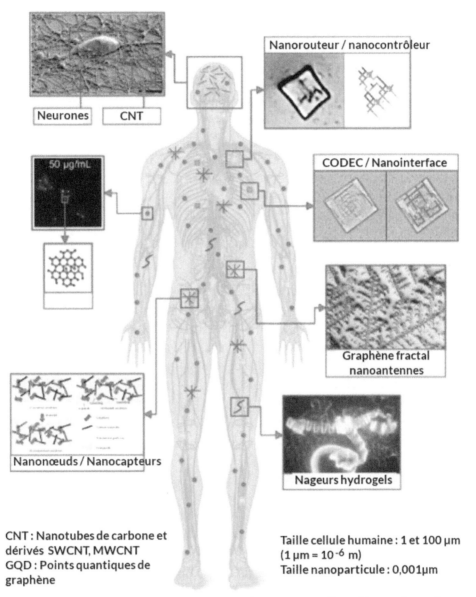

Après l'injection de tous ces vaccins expérimentaux, l'on détecte la présence de points quantiques d'oxyde de graphène présents dans l'ensemble du corps :

✓ Les points quantiques de graphène sont des fragments d'oxyde de graphène à l'échelle micro-nanométrique avec des formes circulaires, hexagonales, triangulaires... résultent de la décomposition ou de l'oxydation de nano-feuillets de graphène.

✓ Les Codec/nano-interface et le graphène fractal agissent en couple en nano-antennes se déplacent dans la circulation sanguine, artères, veines, capillaires. Ce sont des marqueurs électroniques et à la fois biologiques car ils utilisent en les absorbant d'autres composants du sang.

Les nano-routeurs n'ont pas besoin de processeur pour fonctionner, car l'architecture QCA (point quantique) leur permettent de fonctionner à une fréquence d'horloge, tout comme le ferait un processeur d'ordinateur. De cette façon, les signaux sont transmis au nano-routeur le plus proche afin d'optimiser le nanoréseau et d'éviter la saturation du signal du fait de la présence d'hydrogel dans le sang, préalablement injecté par la vaccination.

Avec ce document, nous entrons dans la compréhension du processus d'intégration de l'homme-machine dans le cadre du transhumanisme visé par le programme du Great Reset.

Vu l'extrême sophistication du mécanisme quantique, il ne faut pas s'attendre à ce qu'il soit bien compris, ni intégré, par le milieu médical, comme d'ailleurs bien d'autres processus volontairement écartés par ce milieu, par exemple la technologie mise au point par l'ingénieur électricien Antoine Priore (Sud-Ouest.fr : l'inventeur de Floirac)

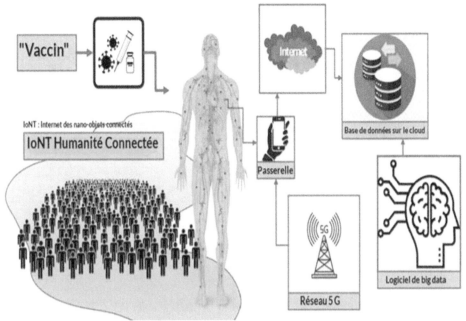

De gauche à droite, de haut en bas : Vaccin – IoNT : Internet des nano-objets connectés – Internet – Base de données sur le Cloud – passerelle – Logiciel de Big data – Réseau 5G.

Le nanoréseau est composé d'un ensemble d'éléments ayant capacité à interagir au moyen de signaux, sous forme d'impulsions électromagnétiques (ondes et champs électriques). Ces éléments/composants sont assemblés dans l'organisme, ou en phase d'assemblage. Le IoNT est assimilable à l'Internet des Nano objets. Les nanoparticules injectées par ces vaccins font office de caisse de résonnance. L'on peut en conclure qu'un certain nombre d'injectés, pas forcément tous, sont en cours de mutation pour devenir des transhumains. Toutefois pour atteindre le modèle final, il faut être injecté à plusieurs reprises, d'où l'insistance de tous les complices de cette fausse pandémie et de cette campagne massive de vaccination des masses humaines, avec la complicité des autorités de santé, du corps médical, de tous les gouvernements, de tous les médias mainstream, tous aux ordre du cartel mondialiste

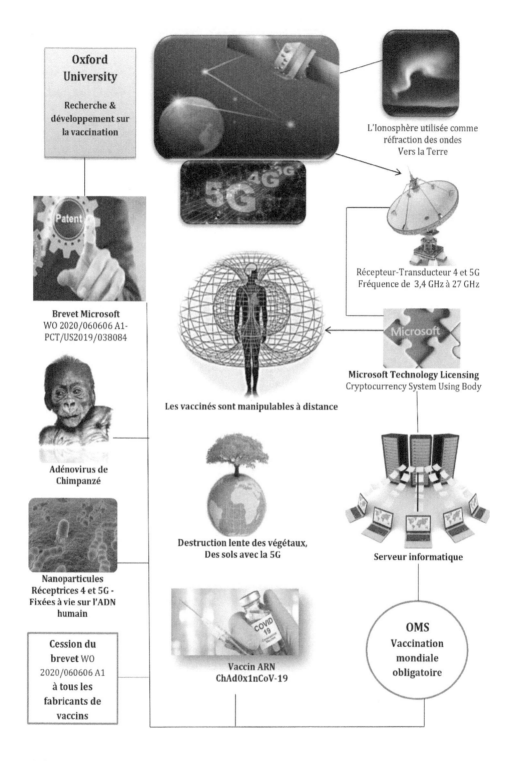

Schéma réalisé avant les révélations inimaginables sur les nanoparticules

Microsoft Technology fera très probablement cession de son brevet à tous les fabricants de vaccins, quitte, si cela ne suffisait pas, à leur offrir des millions $ pour qu'ils s'exécutent. J'apprends plus tard que c'est chose faite ; c'est un processus engagé, le laboratoire français Sanofi sur son site de Ridgefield, dans le New Jersey s'associe à Moderna pour produire aux États-Unis jusqu'à 200 millions de doses ayant la même composition vaccinale que Moderna incluant : Deux séquences génomiques 1) du VIH 2) de la malaria + nanoparticules d'hydroxyde de graphène liées à vie à la magnétite des cellules humaines et inter agissantes avec la 5G + de nombreuses protéines au pouvoir cellulaire encore inconnu.

Le docteur Wolfgang Wodarg dit au sujet du vaccin à ARNm « *En réalité, ce vaccin prometteur pour la grande majorité des gens n'est en fait qu'une manipulation génétique interdite* ! »

Tout défaut génétique inné ou provoqué est cellulairement inamovible, vous devez savoir qu'on ne sait pas guérir les maladies incluant des défauts génétiques telles que la trisomie 18 ou 21, le syndrome de Klinefelter, le syndrome de Turner, l'hémophilie, la fibrose kystique, le syndrome de Rett... Ces nouveaux vaccins représentent donc un génocide contre l'humanité, en période de paix, qui n'a jamais été commis jusque-là dans l'histoire. *Se reporter au chapitre 2 la Convention d'Oviedo.*

Définition du génocide : un crime consistant en l'élimination physique intentionnelle, totale ou partielle, d'un groupe national, ethnique ou religieux, en tant que tel, dont les membres sont détruits ou rendus incapables de procréer en raison de leur appartenance au groupe. Le génocide peut être perpétré par divers moyens, le plus répandu et le plus évident étant le meurtre collectif, direct ou indirect.

Le mot « génocide » a connu des évolutions de sens dans plusieurs directions. Certains juristes et historiens estiment notamment que le génocide est systématique et programmé, qu'il s'agit d'exterminations planifiées. Au sens plus large, ce sont des politicides, des massacres, des oppressions de populations, y compris quand ils sont mêlés à des guerres et des épidémies, laissés impunis par une autorité et contribuant à la disparition d'un peuple.

Au 21e siècle, pour détruire un gouvernement ennemi, pour fomenter un conflit civil, pour réduire la population mondiale, il n'est plus possible d'utiliser la panoplie des armes conventionnelles, sans que le Conseil de sécurité de l'ONU ne réagisse aussitôt pour tenter de faire cesser les hostilités. Désormais toute manœuvre de déstabilisation, à défaut de guerre au sens propre, ne se fait qu'au moyen de méthodes quasi invisibles à déceler.

Parmi elles, l'arme bactériologique et la vaccination de masse pour saper le moral des masses, en divisant l'opinion publique, en réduisant la population mondiale par l'usage de stérilisant dans les vaccins[1], ébranler les États, bouleverser le monde.

[1] Des échantillons de vaccins ont été prélevés et analysés en Inde, sur la base de technologie de pointe (chromatographie gazeuse et radio immunologie), l'on a découvert alors la preuve d'une contamination (1) par des hormones synthétiques (bhcg) agissant directement sur le système reproductif humain.

(1) www.contraception.fr Tromperie sur la marchandise.

L'arme bactériologique assimilable à une calamité naturelle est une bonne opportunité pour les fomentateurs du trouble, du chaos qui arriveront à leurs fins sans attirer de soupçon réellement partagé par le plus grand nombre. Les gens se doutent bien d'une anomalie, mais ils ne chercheront pas plus loin.

D'autant que tous les individus ont intégré le mot « Peste », sa connotation désigne autant un individu désagréable « *Celui-là quelle peste* » qu'une pestilence littérale, sous forme de maladie contagieuse aux conséquences désastreuses, répertoriées comme telles dans les annales de l'histoire humaine. Ce que l'on veut faire croire pour le Corona, alors que c'est tout au plus une épidémie, surtout comparée à la pandémie de la grippe espagnole aux 50 millions de morts.

Une fois la pandémie parvenue au stade maximal, les fomenteurs du trouble proposent la meilleure solution sanitaire qui soit, la vaccination salvatrice du monde !

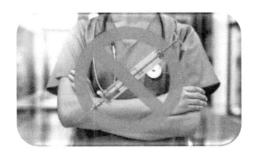

Le Conseil mondial de la Santé – WHC – appelle à un arrêt immédiat des « vaccins » expérimentaux contre la Covid-19

Des experts de renommée mondiale, dont le Dr Paul Alexander – le Dr Byram Bridle – le Dr Geert Vanden Bossche : ancien chef du bureau de développement des vaccins en Allemagne et directeur scientifique d'Univac, qui ne craint pas de mettre sa notoriété et sa carrière en cause lorsqu'il s'élève courageusement contre ces injections de thérapie génique.

Le Professeur Dolores Cahill – les Drs. Sucharit Bhakdi, Ryan Cole, Richard Fleming, Robert W. Malone : inventeur du vaccin à ARNmessager – Peter McCullough, Mark Trozzi, Michael Yeadon, Wolfgang Wodarg et Vladimir Zelenko... avertissent constamment le monde des effets indésirables résultant des injections expérimentales de Covid-19.

Contrairement au corps médical pro système, totalement complice des conséquences dramatiques, destructrices, criminelles, de cette crise planifiée, tous ont témoigné auprès de la Cour Pénale Internationale afin de faire condamner tous les auteurs de cette pandémie planifiée – se reporter aux chapitres 16 et 14.

Ils mettent aussi en garde contre leurs effets à long terme, qui ne peuvent être connus pour le moment, car la plupart des essais cliniques ne seront achevés qu'en 2023, et certains jusqu'en 2025.

Le Conseil mondial de la Santé a débuté en septembre 2021 dans le but de fournir les derniers avis scientifiques impartiaux. Il s'agit d'une coalition initialement composée de 45 organisations axées sur la santé rapportée au monde entier.

Les recommandations élaborées par ces médecins sont conçues pour aider le public à prendre les meilleures décisions en matière de santé.

Le Conseil Mondial de la Santé déclare qu'il est temps de mettre un terme à cette crise humanitaire. En outre, le Conseil déclare également que toute implication directe ou indirecte dans la fabrication, la distribution, l'administration et la promotion de ces injections viole délibérément les principes fondamentaux de la common law – du droit constitutionnel – de la justice naturelle – ainsi que le Code de Nuremberg – la Déclaration d'Helsinki et d'autres traités internationaux.

Nous savons maintenant que les enfants sont cent fois plus susceptibles de mourir de ces injections expérimentales que de l'infection du Covid-19. Dans toutes les parties du monde, nombre d'athlètes injectés s'effondrent sous nos yeux.

Malgré le fait que les systèmes de notification, d'enregistrement, des blessures, des décès consécutifs à cette vaccination, soient limités, passifs, l'objet de manipulation, des millions d'effets indésirables ont été enregistrés, notamment la mort, la paralysie, les caillots sanguins, les accidents vasculaires cérébraux, la myocardite, la péricardite, les crises cardiaques, les fausses couches spontanées, la fatigue chronique et la dépression extrême...

Source http://zejournal.mobi/index.php/news/show_detail/24880

Plus de 15 000 médecins dans le monde dénoncent des attaques sans précédent

Face à l'obscurantisme et à l'autoritarisme politique qui se sont imposés dans les décisions médicales pour traiter les personnes malades du Covid, plus de 15 000 médecins et scientifiques médicaux ont signé la "Déclaration de Rome sur le Covid". Un appel international pour dénoncer l'ingérence du politique et du business dans le libre arbitre des médecins.

Les gouvernements, les médias pro systèmes, les géants de la pharmacie et de l'Internet pro Great Reset se mobilisent comme jamais pour faire la promotion de la vaccination massive et aveugle qui est pratiquée pour soi-disant nous protéger de cette fausse pandémie.

Tous les moyens propres aux régimes dictatoriaux sont utilisés : propagande massive sur tous les réseaux de communication, censure et dénigrement des voix dissidentes, pression financière, arrestations, manifestations réprimées violemment...

Les soignants, applaudis il y a un an lorsqu'ils étaient en première ligne face à cette épidémie émergente, sont maintenant contraints d'adhérer à des choix politiques arbitraires sous peine d'être radiés de leurs fonctions.

Pour le Docteur canadien Hodkinson, membre du Collège Américain des Pathologistes et du Collège Royal des médecins et chirurgiens du Canada, il s'agit d'une pandémie de peur. Peur qui a été délibérément provoquée par deux facteurs majeurs : le faux test PCR et la censure de tout ce qui va à l'encontre du narratif officiel.

Presque tous les virologues, médecins et scientifiques qui mettent en doute cette stratégie de vaccination de masse et/ou émettent des réserves sont systématiquement rabaissés, ignorés ou rejetés dans des articles à charge, très discutables et mensongers, à la solde des médias pro systèmes. Certains journalistes entachent la réputation des médecins réfractaires en fouillant leur vie privée, leurs amitiés... pour les faire passer pour des gens ayant basculé dans la démence.

En France, comme aux USA, les médecins attachés à la vraie médecine qui administrent des traitements très efficaces ou qui expriment publiquement leurs doutes sur les vaccins sont menacés de radiation et/ou radiés. Quand on dit aux gens « Il ne faut plus vous soigner, restez à la maison » ! On revient sur 2 500 ans de pratique médicale. Et ça se termine par une mortalité effroyable[3] » déclarait le Pr Raoult à l'antenne de Sud Radio le 9 novembre 2021.

« En 2 ans la France est devenue une dictature comme en Chine ou Ex-Union Soviétique ! Je suis encore interdit de Tweet pour avoir osé donner mon avis médical en tant que médecin !

À quand les perquisitions et les camps de rééducation ? Je n'aurais jamais cru voir ça en France un jour dans ma vie ! C'est très grave ce qui se passe en France !

Mais le pire de tout c'est de voir la passivité, la soumission et le conditionnement mentale de 95% de la population ! », s'insurgeait le Dr. Peter El Baze suite aux restrictions appliquées sur son compte Twitter le 11 décembre 2021.

Au final, ceux qui savent sont pénalisés (...) On ne peut pas dire qu'on nous traite bien quand on sait. On déteste plutôt ceux qui savent s'indignait le Pr. Raoult dans sa vidéo du 11 janvier 2022.

Les médecins du monde entier s'allient pour défendre leurs patients et le serment d'Hippocrate. Face aux décisions politiques, insensées et dangereuses des gouvernements principalement occidentaux, plusieurs milliers de médecins et scientifiques médicaux dans le monde entier ont fondé une alliance internationale de médecins et scientifiques "déterminés à dire la vérité au pouvoir sur la recherche et le traitement de cette fausse pandémie.

Première déclaration de l'alliance de médecins

A l'occasion du Global Covid Summit qui s'est tenu du 12 au 14 septembre 2021 à Rome, ils ont signé une première déclaration qui est Un cri de guerre des médecins qui se battent quotidiennement pour le droit de traiter leurs patients et le droit des patients de recevoir ces traitements - sans crainte d'ingérence, de représailles ou de censure de la part du gouvernement, des pharmacies, des sociétés pharmaceutiques et des promoteurs de grandes technologies. Nous exigeons que ces groupes se retirent et honorent le caractère sacré et l'intégrité de la relation patient-médecin, la maxime fondamentale « D'abord ne pas nuire et la liberté des patients et des médecins de prendre des décisions médicales éclairées, d'autant plus que des vies en dépendent ».

Début décembre 2021, ils étaient déjà plus de 15 000 médecins et scientifiques médicaux à avoir signé cette déclaration dont le Dr. Robert Malone, l'un des inventeurs du vaccin à ARN messager, Peter Mc Cullough, célèbre cardiologue américain, Geert Vanden Bossche, spécialiste mondialement reconnu de la recherche sur les vaccins et bien d'autres praticiens.

Deuxième déclaration de l'alliance de médecins pour protéger les enfants

Le 29 octobre 2021, les médecins et scientifiques réunis par milliers dans le cadre de cette alliance ont signé une deuxième déclaration visant à protéger la santé des enfants face à la pression vaccinale.

Le consensus est clair parmi les docteurs en médecine : après 20 mois de recherches exhaustives, des millions de patients traités, des centaines d'essais cliniques réalisés et des données scientifiques partagées dans le monde, tous concluent que les enfants en bonne santé ou ayant récupéré du Covid devraient être exclus des obligations vaccinales et des restrictions sociales.

Ils recommandent également des mesures législatives et administratives, pour éviter d'interrompre les traitements, ou de mettre davantage en danger les enfants en bonne santé ou ayant récupéré, explique l'alliance.

Cette nouvelle déclaration intervient alors que des décisions arbitraires et infondées sont prises pour forcer les enfants en bonne santé à se faire vacciner, sans qu'il n'y ait aucun avantage dans la balance bénéfice / risque, tout en imposant des mesures de plus en plus draconiennes contre des citoyens qui sembleraient déjà immunisés.

Les mesures insensées et autoritaires prises principalement dans les pays occidentaux face à cette fausse pandémie très peu létale chez les personnes en deçà de 80 ans et en bonne santé - soulèvent de plus en plus de questions sur sa véritable origine et sa finalité alors que des vaccins expérimentaux délétères et invalidants sont imposés de manière autoritaire, aveugle et sans aucun garde-fou.

Il apparaît qu'un certain nombre de médecins font la promotion de ces vaccins, ce sont eux qui s'expriment dans les grands médias et ce sont eux qui sont consultés par les décideurs. Cependant, leur position n'est pas neutre car ils perçoivent des indemnités et des avantages des laboratoires pharmaceutiques. Le site web Euros for docs permet de le vérifier nominativement.

L'influence funeste, de Bill Gates, l'ange de lumière

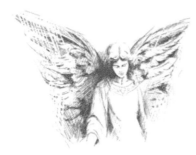

« *Et rien d'étonnant, car Satan lui-même se transforme toujours en ange de lumière. Ce n'est donc pas extraordinaire si ses ministres aussi se transforment toujours en ministre de justice. Mais leur fin sera selon leurs œuvres* ». II Corinthiens 11 :14,15 – voir aussi le chapitre 30.

Le milliardaire américain, PDG de Microsoft, finance aussi la presse de gauche pour valoriser la vaccination et le confinement, juste deux mois avant le début de la pandémie du Covid : Der Spiegel : 2.537294 $ – Die Zeit : 297124 $ – Le Monde 2.126790 $ – The Atlantic : 500222 $ – The Bureau of Investigative Journalism : 1. 068169 $ – The Guardian : 175000 $ –The Project Syndicate (tribunes libres) : 1. 619 861 $ – Civic Software Foundation : 250,148 $ – African Academy of Sienes: 2.037,718 $ – University of Waterloo: 236,244 $...

Au total, il a soudoyé la plupart des journaux, des hebdos, des Tv du monde entier avec plus vingt mille dons et plus de 250 millions $.

L'université de Columbia accuse GATES d'avoir acheté toute la presse pour faire passer son vaccin.

Suite au rapport de la Columbia Journalism Review, pour la première fois, une entité officielle américaine s'attaque à Bill Gates et à sa fondation malfaisante, démontrant la facilité avec laquelle, il a acheté, via une agence de presse supposée être indépendante, tous les médias dont le profil malléable l'intéresse

Bill donne aussi généreusement des millions par ci, par-là, à des dirigeants de pays pauvres, décisionnaires pour permettre, sans contrainte, de faire de nouvelles expérimentations vaccinales sur leur sol, sans être inquiété. Gates est devenu le principal bailleur financier de l'OMS, en avril il lui a fait don de 150 millions $ supplémentaires. Dans le même temps, Donald Trump menaçait de suspendre le financement de l'organisation mondiale de la santé si des résultats significatifs contre la pandémie du Covid n'étaient pas obtenus.

Quelques semaines plus tard, il applique la sanction. Sur le fond, ce président et sa politique générale étaient un obstacle de taille pour les manœuvres du Deep State et du shadow government.

Dans la famille, le père de Bill, William Henry Gates II, avocat – juriste ; la mère Mary Maxwell Gates, petite fille du président de la Réserve fédérale de Seattle. Dans les années 1980, William Henry établit le planning familial visant à réduire la natalité.

À la même époque, père et fils deviennent actionnaires majoritaires de Starbucks la chaîne la plus connue de vente de cafés, lait, pâtisseries au sirop de maïs… Les analyses biochimiques faites sur tous les produits vendus par cette chaîne révèlent des OGM, des pesticides, des traces d'hormones de croissance, provenant de cultures dénaturées, arrosées de Roundup, de vaches nourries au maïs transgénique…

Pourquoi n'utilisent-ils pas de produits naturels ? Parce qu'en amont, tous ces aliments sont issus des cultures utilisant les semences et les produits phytosanitaires de Monsanto. Firme créée en 1901 dans le Missouri, avec laquelle la famille Gates entretient des liens très étroits.
Cette multinationale était à l'origine une société pharmaceutique produisant tout d'abord de la saccharine, un édulcorant pour sucrer le café, les jus de fruit, s'agissant d'un puissant neurotoxique comme le sont tous les édulcorants.

Ce sucre se présente sous forme de petits comprimés que les gens obèses, ou les femmes craignant de prendre du poids, ajoutent au quotidien dans leur café, thé… sucre disponible aussi en sachet chez Starbucks.

Puis la firme s'associa à l'armée, fabricant à son compte de l'agent orange, un défoliant déversé massivement au Vietnam, à l'origine d'un grand nombre de morts, d'infirmités, de cancers ; puis elle fut productrice du DDT, l'insecticide, pesticide, qui a fait des ravages parmi les cultures vivrières et populations de tous les continents, dont les organismes détiennent encore les traces, cinquante ans plus tard. Cette firme fut aussi productrice de PCB et d'hormones de croissance.

Les polychlorobiphényles (PCB) sont des polluants organiques persistants, dioxines, s'accumulant dans l'environnement, en particulier dans le sol et les sédiments au fond des rivières, des lacs, des canaux. La production et l'utilisation sont interdites depuis 1987.

Mais le mal est fait car la persistance de ce poison est telle qu'il continue de se fixer sur les animaux d'élevage, les poissons, le lait, les œufs. L'alimentation animale et humaine est la principale source de contamination et de cancers.

Les hormones de croissance synthétiques provoquent des cancers ; l'épaississement des os des maxillaires, des doigts ; une pression sur les nerfs, par exemple le syndrome du canal carpien ; de la résistance à l'insuline, donc un grand problème pour les diabétiques et pro-diabétiques ; un fonctionnement sexuel réduit…

Mais la firme contrainte par les tribunaux de payer des sommes colossales à un grand nombre de plaignants, changea d'activité dans les années 1960, en créant sa division Agriculture pour se spécialiser dans la fabrication de produits phytosanitaires.

En 1976, elle inaugure le Roundup, à base de glyphosate, le fameux désherbant qui détruit toutes sortes de cellules végétales et animales, un véritable fléau, ayant contaminé la planète ; mais paradoxalement dont le milieu de l'agriculture intensive de la quasi-totalité des cultures vivrières, ne peut plus se passer.

Puis à partir des années 1990, Monsanto entre dans la danse macabre des OGM, en utilisant son savoir-faire pour introduire la chimie destructrice au cœur des semences, conçues pour résister même au Roundup.

En une quinzaine d'années, la firme devient leader mondial des semences, procédant à de multiples rachats de concurrents, prenant ainsi le contrôle des réserves alimentaires mondiales. Très convoitée elle est finalement rachetée, pour 66 milliards $, par Bayer, le géant chimique et pharmaceutique.

Firme dénommée IG Farben-Bayer sous le troisième Reich nazi, condamnée par l'armée US pour ses expériences médicales consistant à tester ses poisons sur des prisonniers. Un groupe gigantesque qui n'a pas retenu la leçon, récemment les dirigeants ont été épinglés pour leurs produits sanguins contaminés au VIH.

C'était un investissement trop important pour incinérer tous les flacons de sang empoisonnés au SIDA. Ils ont l'idée macabre de les vendre en Amérique du Sud, en Asie. Bayer est une firme criminelle, méprisant la vie en général, faisant l'objet d'autant de procès et de scandales que Monsanto. Marque, qu'aujourd'hui, Bayer veut retirer après tant de saccages.

Ils pensent promouvoir des pesticides biologiques, non à cause de quelconques remords des immenses dégâts faits à la nature, mais seulement parce que, marché oblige, un nombre croissant d'agriculteurs s'orientent vers une culture plus naturelle.

Dans les années 2000, en suivant le circuit de l'argent à partir de Starbucks, de Monsanto, le premier procès perdu par Microsoft, fait apparaître Bill, le chouchou des américains, le petit génie de l'informatique, comme un homme d'affaires impitoyable.

Versus la série télévisée Dallas, décrivant le comportement d'affairistes impitoyables, le juge Thomas Penfield Jackson donna son opinion cinglante, disant « *qu'il n'y avait pas de différence fondamentale entre lui et John D. Rockefeller, ni entre Microsoft et la Standard Oil* » !

Sachant que l'empire du pétrole des Rockefeller, le pire monopole de l'histoire Nord-américaine, dont les comportements ont été à ce point outrancier qu'ils furent à l'origine d'une des plus ambitieuses législations anti-monopoles du monde.

Le nombre de problèmes causés par Microsoft est si long que la page Wikipédia qui les recense peut vous occuper de longues heures : Pratiques anti-concurrentielles générant des profits gigantesques – Autorisations permettant à la National Security Agency – NSA – l'agence de renseignement américaine, d'écouter des conversations sur Skype, de lire des emails sur Hotmail... Condamnations répétées de l'Union européennes pour espionnage...

Microsoft sait faire en matière de corruption pour obtenir des renseignements d'intermédiaires situés à des positions clés au sein de gouvernements, et de hauts dirigeants en poste dans de grandes entreprises... en échange de matériels informatiques et d'accès à des données statistiques secrètes, ou très onéreuses.

Pour faire face à la perte de crédibilité, l'ex enfant chéri de l'Amérique, fait acte de repentance, de pénitence, religieusement, une démarche bien perçue par le grand public américain.

Il dit aux médias « *je suis devenu une toute autre personne, animée, cette fois, de grandes intentions humanitaires, philanthropiques* ». Pour être crédible et joindre les actes à la parole, en janvier 2000 il créé la fondation infâme qui porte son nom.

Mais voilà, l'enfer de Gates n'est pas pavé de bonnes intentions, la fondation achète des actions dans l'industrie de l'armement, Mc Donnel Douglas – Loocheed Marin... 423 millions $ dans l'industrie du pétrole responsable du désastre écologique... Pour 865 millions $ dans le cercle de grandes entreprises coupables de faire travailler des enfants et d'atteintes aux droits humains. Pour 12,3 millions dans une entreprise de films pornographiques. Pour 85 millions chez McDonald's et Coca-Cola, les promoteurs de l'obésité, des maladies cardio-vasculaires, de cancers...

La fondation achète aussi 500.000 actions de Monsanto, environ pour 800 millions $, un grand nombre d'actions Cargill, un géant mondial, anonyme, régnant sur l'alimentaire. Gates investi dans l'impossible Foods, le burger végétal contaminé aux OGM et au Roundup de Monsanto, vendu dans les restaurants de luxe, comme dans les fast-foods, Burger King – Carl's Jr... Vendu aussi chez Starbucks, dont le PDG est Patrick Brown, professeur de biochimie de Sanford, spécialisé en recherche sur l'ADN, dont le père travaillait à la CIA.

En 2006, la fondation s'associe avec la fondation des Rockefeller. Ils sont les plus gros financeurs de l'agriculture intensive des pays pauvres. Ils interviennent en Afrique, en Asie, pour imposer les produits phytosanitaires de Monsanto, dont le glyphosate, au détriment des semences originelles et de l'agriculture traditionnelle.

Ceci au profit de multinationales de l'agrochimie, appauvrissant les sols, diminuant le rendement des cultures et poussant les paysans au désarroi, au suicide.

Gates investit massivement pour la production de vaccins, 1,6 milliards $ sur cinq ans pour l'Alliance du vaccin – GAVI – dont on connaît les risques immédiats et générationnels sur la santé. C'est agir en dépit du simple bon sens, car l'on sait que les causes à l'origine des maladies infectieuses sont l'insalubrité, la malnutrition, la mauvaise qualité de l'eau, l'absence d'évacuation normalisée des eaux usées, des excréments, du non traitement des ordures.

Pour permettre à ces populations de retrouver la capacité immunitaire suffisante pour combattre naturellement les infections, il suffirait d'investir dans les infrastructures civiles et agricoles afin de solutionner durablement ces problèmes. Bill et ses associés le savent pertinemment, ils ne peuvent pas l'ignorer, toutefois, ils persistent à imposer la vaccination obligatoire à tous les habitants de la planète, dans le but évident d'eugénisme ; tout cela est signé Bain & Company !

Gates est le premier contributeur de l'OMS, grand partisan de la vaccination de masse, Officiellement il a fait don de 229 millions $, cinq fois plus que la France avec 42 millions $; Officieusement sa participation est de 4 milliards $, soit 10 % des ressources de sa fondation. Tandis que l'administration Trump cesse de financer l'OMS à cause de son incompétence et de son penchant à se laisser corrompre, à l'instar du milieu médical ; La continuité de l'OMS, c'est signé Bain & Company !

GAVI est l'alliance réunissant les gouvernements de pays donateurs et de pays en développement. Ainsi que l'Organisation mondiale de la Santé, l'UNICEF, la Banque mondiale, la banque JP Morgan, Mastercard, l'industrie pharmaceutique des pays industrialisés et en développement, des instituts techniques et de recherche, des organisations de la société civile, la fondation Bill & Melinda Gates ainsi que d'autres fondations caritatives privées. L'objectif de GAVI consiste à fournir des vaccins censément pour sauver des vies et à renforcer les systèmes de santé ; depuis 2000, plus de 326 millions d'enfants ont été ainsi vaccinés.

Via sa fondation, Gates à la main mise sur le milieu médical décisionnaire dans le monde

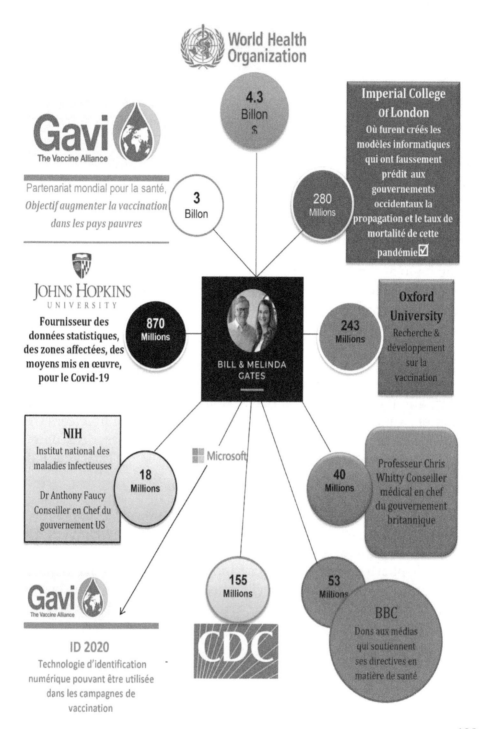

La tromperie des modèles mathématiques de l'Impérial College

Il faut bien comprendre que ce sont les modèles informatiques de l'Impérial College de Londres qui ont totalement trompé les chefs de gouvernement de la plupart des pays, du monde, à commencer par celui du Royaume Uni, puis ceux du Sud de l'Europe, Italie, Espagne, Portugal.

Ces modèles qui ont théorisé faussement, démesurément, sur la dangerosité de la pandémie du Covid-19 ont été réalisés par l'épidémiologiste Neil Ferguson, en connexion avec la soi-disant expertise de Chris Whitty, Conseiller en chef du gouvernement britannique. C'était une tactique toute trouvée pour ébranler l'Europe.

Pour la France, c'était une affaire conclue d'avance pour le Deep State, car Macron admire beaucoup l'élite Anglo-Saxonne, surtout celle aux ordres du gouvernement de l'ombre. C'est pourquoi il est tout dévoué à Gates, à Bain & Company, à qui il accorde tout crédit présent et à venir.

La fondation Bill et Melinda Gates et toute la société américaine sont sous l'influence de Bain & Company

Même les enfants américains savent que les États-Unis sont sous la coupe de l'État profond, la principale ramification du gouvernement de l'ombre. Cet immense parasite se présente comme une entité de conseil et de rachat, elle infiltre les plus grandes compagnies, dont Microsoft, par le dessus et en sort par le dessous, laissant la coquille intacte, tout en plaçant ses hommes aux postes clés.

Bain détient suffisamment de pouvoir et d'argent pour s'emparer de toute industrie ou entreprise considérée comme cruciale pour leur essor ou leur plan. Une partie du staff siège au Comité exécutif de la Réserve fédérale, FED. Ces hauts dirigeants ont toute latitude pour orienter à leur guise les milliards de dollars des quantitative Easing, les planches à billets ininterrompues produites par cette banque centrale, depuis 2008.

Bain & Company, est une société issue du Consulting Group, en liaison avec les services secrets US, le Mossad, qui mine les USA tout en influençant et fourvoyant les autres gouvernements occidentaux. En particulier les autorités françaises, espagnoles et italiennes, abusées dans leur prise de décision de confinement inapproprié, lors du Covid.

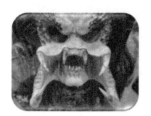 Ce prédateur vise les proies les plus faciles, les pays européens du Sud, car ce sont les plus mal gérés, les plus vulnérables au plan économique. Bain & Company sur la base de ses réseaux de renseignements connait parfaitement les failles des uns et des autres, l'une des méthodes de son stratagème.

Ils usent de tous procédés pour arriver à leurs fins. Par exemple dans la saga Bruce et Caitlyn Jenner gérée par Bain, quand Kanye West devient trop bavard en divulguant des informations confidentielles sur le groupe, lors du tournage de la série, il est évacué sur une civière pour quelques jours de repos. Quand il revient il est devenu un clone d'Eminem un autre rappeur du même âge. Se reporter au chapitre 7, voir le cas officiel de James WALBERT, citoyen américain de la ville de Wichita dans le Kansas, implanté de force, en secret, d'une puce dans le cerveau.

Quand Bill Gates apparaît sur Reddit pour une séance de Q/R, ou aux actualités de 18 heures, il parle de vaccination obligatoire, il plaide pour un confinement long des populations, on le qualifie alors « d'expert des pandémies » ; Bill n'est pas lobotomisé, mais il est placé sous influence, c'est signé Bain & Company !

Quand Microsoft impose son matériel et ses logiciels dans tous les bureaux de toutes les administrations américaines, dans toutes les écoles et universités, dans la quasi-totalité des pays du monde, avec des programmes conçus pour contenir une porte d'accès à l'espionnage de masse, c'est signé Bain & Company ! Quand la France délègue toute la gestion comptable de la crise sanitaire à Microsoft, c'est signé Bain & Company ! Quand la France, et d'autres pays européens du Sud, délègue les modalités du déconfinement à Bain, c'est signé The Trilateral Commission, organisation du gouvernement de l'ombre !

Quand de faux chiffres sont annoncés ici et là sur les cas de Covid et la mortalité correspondante, c'est signé Bain & Company ! Quand vous consommez un burger végétal OGM imbibé de Roundup, c'est signé Bain & Company ! Quand vous prenez votre café latté imprégné de pesticides et d'hormones de croissance, chez Starbucks et similaires, c'est signé Bain & Company ! Tout cela et bien d'autres manipulations font partie du Deep State, l'État profond !

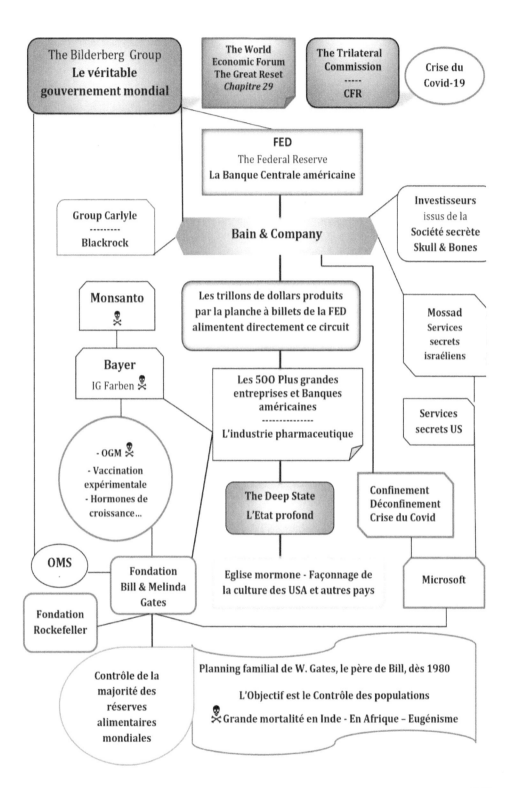

Chapitre 12

Les thérapies contre les virus qui ont été occultées

Pourtant utilisées à grande échelle par la Chine et la Corée du Sud

La thérapie de la Vitamine C à haute dose

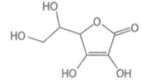

L'on pourrait soigner, sans effet secondaire, les virus les plus dangereux avec le protocole de la vitamine C à haute dose, en perfusion ; celle provenant de l'alimentation (fruits, légumes…) n'y suffirait pas.

Un protocole excluant toute supplémentation en fer, en cuivre.

Une thérapie quasi universelle, mais qui n'entre pas dans les critères de profitabilité du marketing de l'industrie pharmaceutique. D'ailleurs si l'on entre les mots clés « *Vitamine C et Coronavirus* » dans un moteur de recherche, l'on verra un grand nombre de mises en garde sur son inutilité contre ce virus !

Surprenant que la valorisation de cette thérapie nous vienne de Chine ! C'est moins surprenant de constater qu'aucun média européen n'en parle !

L'Association médicale de Shanghai la préconise aussi, dans son rapport du 1er mars 2020, pour le Covid-19 –

https://mp.weixin.qq.com/s/bF2YhJKiOfe1yimBc4XwOA

Ainsi que l'hôpital de Xibei, voici sa déclaration officielle du 21 février 2020, au tout début de l'épidémie :

« *Après 10 jours d'examens pratiqués par le corps médical et diverses discussions, notre groupe de spécialistes a proposé un protocole spécifique de combinaison de vitamine C hautement dosée pour le traitement du nouveau coronavirus avec de bons résultats lors de l'application clinique [...] Nous pensons que pour des patients présentant une inflammation des poumons grave et critique, le traitement par la vitamine C devrait être administré aussi vite que possible après la prise en charge. La première cause de mortalité est un dysfonctionnement cardio-pulmonaire causé par un stress aigu oxydant plus élevé.*

Lorsque le virus entraîne un stress oxydant plus important et une perméabilité capillaire plus élevée, une grande dose de vitamine C administrée au plus vite peut jouer le rôle d'un puissant antioxydant, permettant de limiter l'infection et d'améliorer la fonction endothéliale. Un grand nombre d'études a montré qu'une haute dose de vitamine C a un effet thérapeutique. Nos expériences se sont avérées positives [...] démontrant que la vitamine C hautement dosée non seulement améliore l'effet antiviral, mais diminue surtout les lésions pulmonaires aiguës (ALI) et la détresse respiratoire sévère (ARDS), qui ainsi peut être traitée. »

http://2yuan.xjtu.edu.cn/Html/News/Articles/21774.html?WebShield DRSessionVerify=Z6n4UOhda5XUxj7CqTez

Ces deux communications chinoises ont été résumées dans un article[1] de l'Orthomolecular Medecine News Service qui nous informe davantage sur cette thérapie et sur les nouvelles études en cours.

[1] http://www.orthomolecular.org/resources/omns/v16n16.shtml mots clés : Shanghai Government Officially Recommends Vitamin C for COVID-19

« *Le docteur Richard Z. Cheng un spécialiste sino-américain travaille en étroite collaboration avec les autorités médicales et gouvernementales en Chine. Il a largement participé au lancement d'au moins trois études cliniques chinoises sur l'administration de vitamine C en intraveineuse, études actuellement en cours. Le Dr. Cheng se trouve à Shanghai et continue ses efforts pour promouvoir la thérapie d'administration de vitamine C hautement dosée, par intraveineuse ou non, auprès de davantage d'hôpitaux chinois. »*

Le Dr. Cheng écrit sur son blog Cheng Integrative Health Center Blog *« au cours d'une conférence en ligne, nous avons échangé avec des médecins et des scientifiques au sujet du traitement du Covid-19 ; Il en ressort que le Dr. Mao, membre du groupe d'experts du Centre de Santé Publique de Shanghai, a recommandé la thérapie d'administration de vitamine C en intraveineuse.*

Le Dr. Mao traite depuis plus de 10 ans avec de la vitamine C des patients atteints de pancréatites, de septicémies, ou d'autres maladies, ou encore pour la cicatrisation des plaies après une opération. Il a encouragé cette thérapie également pour traiter les patients de Covid-19 à Shanghai. On aurait guéri ainsi tous les patients, il n'y a eu aucun décès ».

http://www.drwlc.com/blog/2020/03/18/hospital-treatment-of-serious-and-critical-covid-19-infection-with-high-dose-vitamin-c/

Mots clés : Hospital treatment of serious and critical COVID-19 infection with high-dose Vitamin C

Les résultats de la Corée du Sud, également occultés

Les médecins de l'hôpital de Daegu rapportent une réussite semblable, *« Tous les patients et personnels prennent ici de la vitamine C. Ceux ayant des symptômes du Covid ont reçu un dosage de 30.000 mg par perfusion, certains étaient guéris deux jours après ».*

On apprend aussi qu'à la suite des premiers succès de guérison, la Chine a importé 50 tonnes de vitamine C (acide ascorbique) fabriquée par le groupe chimique néerlandais DSM – twitte, depuis l'usine DSM à Jiangshan vers la province du Hubei, dont la capitale est Wuhan (centre du départ supposé de l'épidémie). Le corps médical chinois en est facilement convaincu, car cette thérapie a été utilisée en Chine contre d'autres pathogènes. L'article du journal britannique du Daily Mail [2]relate les succès obtenus ainsi que celui de l'Express US [3]

[2] https://www.dailymail.co.uk/health/article-8067189/Chinas-doctors-racing-Vitamin-C-beat-coronavirus.html mots clés : Can VITAMIN C beat coronavirus ? It boosts brains

[3] https://www.express.co.uk/news/world/1250062/coronavirus-cure-china-yuan-pandemic-science-virus-symptoms mots clés : Coronavirus cure : Could Vitamin C be the wonder vaccine ?

Récemment, le New York Post[4] a rapporté que des patients du Covid ont été soignés avec la même thérapie dans les hôpitaux et clinique de l'Etat de New York.

[4] https://nypost.com/2020/03/24/new-york-hospitals-treating-coronavirus-patients-with-vitamin-c/ mots clés : New York hospitals treating coronavirus patients with vitamin C

Le cardiologue américain, Thomas Levy, membre du bureau des médecins de la célèbre Clinique Riordan au Kansas, étudie[5] et pratique depuis 30 ans cette thérapie, notamment pour guérir diverses cardiopathies et cancers.

[5] https://riordanclinic.org/research-study/vitamin-c-research-ivc-protocol/

Mots clé : IVC Protocol Vitamin C Research : The Riordan

La vitamine C au quotidien, *pour tout dire, il faudrait un livre sur ce sujet !*

Pour tout un chacun, il est vivement conseillé de consommer de la vitamine C, sous forme d'acide ascorbique, en poudre, en vente dans les boutiques, où sur le net, de l'ordre de 15 € le kg, au-dessus, vous paierez le marketing. La quasi-totalité des animaux synthétise, par le foie, le glucose de leur alimentation, pour produire de la vitamine C, plus l'animal est fatigué, plus il est malade, ou stressé, plus il en produit, assez surprenant n'est-ce pas ! Il n'y a pas de dosage standard, 8 grammes par jour, c'était le conseil de Linus Pauling, prix Nobel de chimie, pour ses travaux sur cette vitamine. Répartir en deux ou trois prises, après les repas, avec de l'eau, ou un jus de fruits, et si nécessaire un peu de sucre de canne biologique, ou de miel. Ça fera le plus grand bien à tous, tout au long de l'année.

Tenir le paquet au sec, craint l'humidité, pas de vitamine C liposomale, c'est du bluff et ça coûte cher. Surtout ne pas associer l'acide ascorbique à du curcuma (mythe et effet de mode), moins encore dans le cas d'une infection au Covid-19, ou autres, car, comme tout anti-inflammatoire, le curcuma diminue la réponse immunitaire.

La chasse biliaire, accompagnée de ballonnements, voire de diarrhée, est le seul petit inconvénient de la vitamine C surtout si elle est absorbée avant un repas. Petit désagrément seulement, parce cette vitamine nettoie les voies biliaires et aide à la régénération du foie ; lequel est un grand consommateur de vitamine C.
Il suffit de la répartir le dosage au cours de la journée, ou de faire une pause ; dans ce dernier cas l'on se rendra compte, que quelque chose nous manque ; *Portez-vous bien* !

Connaissiez-vous la médecine orthomoléculaire ?

www.monsystemeimmunitaire.fr/quest-ce-que-la-medecine-orthomoleculaire/

Mots clés : Qu'est-ce que la médecine orthomoléculaire ? 5 avril 2019

Saviez-vous que Linus Pauling prix Nobel de chimie 1954 pour ses travaux sur l'acide ascorbique (vitamine C) et sur l'ADN et prix Nobel de la paix en 1962 a été moqué par le corps médical. En 2021, la médecine aux ordres de l'industrie pharmaceutique ne prend pas toujours en compte les innombrables bienfaits de la vitamine C, si peu coûteuse à produire.

Un médecin plébiscité par l'État japonais comme héros national

Le Dr Atsuo YANAGISAWA, directeur du Centre international de médecine intégrative à Tokyo, a créé au Japon un réseau de 750 médecins capables de proposer des traitements à base de vitamine C, afin que chaque japonais puisse disposer d'un médecin apte à pratiquer la médecine orthomoléculaire, à moins d'une heure de chez lui.

Cette même équipe a suivi et soigné des radiations ionisantes, aux effets cellulaires beaucoup plus destructeurs que la multiplication de cellules cancéreuse, les sauveteurs de la catastrophe nucléaire de Fukushima en 2011, par perfusion de vitamine C à haute dose.

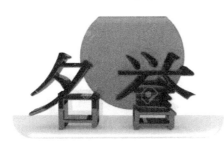

Compte tenu des vies sauvées et des multiples guérisons de cancer, le Dr YANGISAWA est considéré par l'État japonais comme un héros national.

https://isom.ca/profile/atsuo-yanagisawa/ mots clés : Atsuo Yanagisawa – ISOM –

Aviez-vous entendu parler de ces résultats médicaux auparavant ? L'industrie pharmaceutique avec la complicité d'une majorité de chefs d'État, fait en sorte d'occulter ces résultats. Ils n'ont rien à faire des centaines de milliers de vies détruites par la chimiothérapie !

Ces travaux permettent de comprendre que l'état inflammatoire et le stress oxydatif qui en découle sont à l'origine des maladies aiguës et chroniques ; Sachant que l'inflammation est une réaction de l'organisme face à une agression extérieure : infection liée à un virus, une bactérie, un parasite, ou un traumatisme, brûlure, allergie...

Le stress oxydatif[1] quant à lui est une détérioration des principaux éléments structurants de l'organisme : protéines, lipides, glucides, cellules et leurs membranes, ADN. Il est provoqué par les radicaux libres [2] (molécule ou atome rendu instable à cause de l'absence d'un électron) qui par nature sont instables, par conséquent génèrent d'importants dégâts ; D'où l'intérêt thérapeutique de la vitamine C qui stabilise les radicaux libres en apportant aux ensembles cellulaires les électrons nécessaires.

¹https://www.youtube.com/watch?v=1W2gHfjsUB4   mots   clés : youtube stress oxydatif (8mn20)

²https://www.canalu.tv/video/cerimes/radicaux_libres_les_deux_visages_de_l_oxygene.10579 Mots clés : Radicaux libres, les deux visages de l'oxygène

La vitamine C joue un rôle majeur dans la respiration cellulaire ³ car elle compense la perte d'électrons consécutive à :

A- L'oxygène de la respiration pulmonaire indispensable à la vie, mais produisant une oxydation, sous forme de radicaux libres.

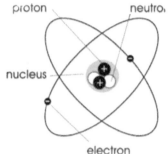

B-   L'environnement : pollution atmosphérique, tabagisme, mauvaise alimentation, effets des ondes électromagnétiques : téléphone portable, Wifi, courant porteur en ligne (CPL), 4 et 5 G, stress, sédentarité, maladies, déficience du foie...

C- L'état cancéreux génère une perte de vitalité, perte d'électrons : perte d'appétit, perte de poids, déshydratation, fatigue...

³ www.youtube.com/watch?v=JCFnyYw8lSI   mots   clés : youtube Phosphorylation oxydative

La consommation quotidienne d'acide ascorbique (vitamine C) permet de retrouver une meilleure vitalité en faisant remonter l'indice Bovis, jusqu'à retrouver le niveau vibratoire le plus haut, de l'ordre de 200.000 Unités Bovis – se reporter au chapitre 3.

Pourquoi la vitamine C est-elle indispensable à l'homme ?

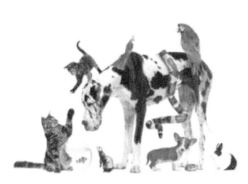
Parce que l'organisme de la grande majorité des animaux en produit lui-même à partir de la nourriture ingérée, en utilisant une enzyme L-Gulonolactone oxydase - G.L.O - qui transforme le glucose absorbé en vitamine C ; plus les animaux sont malades ou stressés, plus leur foie en produit. Par contre l'organisme humain n'est pas doté de cette enzyme, donc incapable d'en produire selon les nécessités de l'existence.

Le Dr Ron HUNNINGHAKE, directeur de la clinique Riordan, Kansas, États-Unis, est un pionnier du traitement à la vitamine C, ses travaux sont reconnus dans le monde entier par quelques experts, mais peu connus du grand public car étouffés par les manœuvres subversives de l'industrie pharmaceutique. Depuis 42 ans les médecins de cette clinique ont soigné plus de 100 000 patients avec des perfusions de vitamine C à haute dose.

S'agissant d'un traitement qui se conjugue avec d'autres spécialités (EGCG - arsenic trioxide - Glutathione - curcumine - vitamine B17...) pour soigner notamment les cellules cancéreuses du foie, pancréas, prostate, colon, sans jamais provoquer d'effets secondaires majeurs. Tout au contraire, ces perfusions améliorent l'état de stress, de déprime, d'insomnie, de perte d'appétit et d'énergie des malades atteints de cancer.

Cette thérapie est agréée par l'Institut National du Cancer américain ; Ça libère l'esprit et nous change complètement de l'obstruction, de l'entêtement, de l'inintelligence médicale, auxquels le malade désireux de ne pas subir les traitements destructeurs de chimiothérapie, radiothérapie, sera systématiquement confronté surtout en Europe, sans aucune alternative possible. *C'est ça où la mort, à vous de voir !*

Le site internet Pubmed recense la littérature scientifique médicale de 58 000 études sur l'acide ascorbique, lesquelles se recoupent favorablement entre elles sur une période d'un siècle. Seule l'ignorance, surtout la mauvaise foi permettent de comprendre pourquoi nombre de médecins réfutent aujourd'hui ces données.

Les capacités antivirales et antibactériennes de la vitamine C à haute dose, par perfusion, permettent aussi de soigner : l'herpès - la variole - la grippe - la rage - l'hépatite aiguë - le virus de la mosaïque du tabac - les entérovirus, etc.

Elle renforce le système immunitaire – accroît la production d'interférons, alliés des globules blancs – augmente la production de lymphocytes T et B - réduit l'état inflammatoire – participe à la production de collagène favorable aux tissus, artères, peau... Neutralise les toxines, le venin d'animaux, sert d'antidote aux champignons vénéneux, limite l'effet toxique des métaux lourds et des radiations ionisantes, etc.

Vitamine C, la molécule sciemment oubliée par le corps médical pro système

Ou trouver un centre de soins alternatifs au cancer en Europe ? Seulement en Allemagne à Kehl, près de Strasbourg, ainsi qu'aux États-Unis, au Kansas, dans la clinique Riordan du Dr Hunninghake https://riordanclinic.org/ mots clés : riordan clinic

Centre de traitement alternatif du cancer à Kehl - Téléphone 0049 - 7851 - 480 - 458

www.traitement-du-cancer.fr/ mots clés : centre de traitement alternatif du cancer Kehl

En Europe, le seul moyen d'échapper à l'empoisonnement de la chimio et des rayons ionisants consiste à opter pour les soins promulgués en Allemagne par le Centre de traitement alternatif du cancer à Kehl, près de Strasbourg. Ces soins sont officiellement reconnus par le ministère Allemand de la Santé et remboursés par la Sécurité sociale allemande ; ils sont réalisés sous la supervision du Dr Dieter Hartung.

Ce centre propose une liste de logements de proximité afin de faciliter le séjour et le repos des patients et accompagnants venus d'autres pays d'Europe.

Le traitement, toujours personnalisé, comprend six thérapies associables selon le profil médical de chaque patient. L'essentiel de la thérapie combinée porte sur :

A- L'injection de vitamine C, à haute dose, un antioxydant cellulaire de premier plan, beaucoup plus efficace que l'absorption de comprimés, immédiatement opérationnel dans la circulation sanguine, d'autant qu'un organisme cancéreux en nécessite une grande quantité, notamment le foie très sollicité par l'accumulation de toxines générées par la cancérisation.

Ce qui corrobore les travaux du Dr Gerson[1]et ceux du Congrès international de médecine naturelle [2].

[1]https://entrelacs.ch/le-regime-du-dr-gerson/ mots clés : entrelacs régime Dr Gerson

[2]https://www.kisskissbankbank.com/fr/projects/soiree-speciale-vitamine-c-a-haute-dose - Mots clés : soirée spéciale vitamine C à haute dose

B- L'injection de vitamine B17, agissant à la manière d'une chimiothérapie naturelle, en détruisant de façon sélective les cellules cancéreuses, empêchant ainsi la formation de métastases, en association avec le Rigvir ® (5).

C- L'injection de curcumine (curcuma) qui diminue la résistance de la membrane cellulaire, permettant ainsi aux vitamines C - B17 et Rigvir d'agir jusqu'au cœur de la cellule. Tout en a) boostant les gènes ayant capacité de détruire les cellules cancéreuses b) en sécurisant la non production de métastases c) en générant un effet de synergie avec les autres spécialités du traitement.

D- L'injection d'extrait cellulaire de foie et de rate, est le moyen de permettre à l'organisme de drainer naturellement les cellules cancéreuses. Thérapie éprouvée dans le traitement du cancer du poumon, de l'intestin, du sein, du rein, des os, et d'autres applications.

Ce qui corrobore les travaux du Dr Kelly sur le soutien nécessaire à apporter à un pancréas défaillant afin d'éviter la production de métastases.

Le Dr Kelly est l'auteur du livre "*Se guérir du cancer sans chirurgie, sans chimiothérapie, sans radiothérapie, c'est possible*".
E- L'injection de Rigvir ®[3] agissant à la manière d'une nano tête chercheuse qui trouve et détruit les cellules cancéreuses, tout en renforçant le système immunitaire.

F- L'Hyperthermie, le moyen très simple de détruire les cellules cancéreuses par la chaleur, en inhibant leur nutrition. Ce qui corrobore les dires du professeur André LWOFF, prix Nobel de médecine 1965, expliquant que la fièvre (hyperthermie) agit aussi contre les micro-organismes néfastes.

[3]https://www.news-medical.net/news/20160808/903/French.aspx
mots clés le médicament virotherapy oncolytic montre résultats positifs

L'autre thérapie occultée, celle qui permet de guérir les maladies d'origine virale – bactérienne – parasitaire – incluant les maladies tropicales.

Toutes les infections bactériennes : Staphylocoque et entérocoque - maladies dites nosocomiales - abcès - parodontite - infection urinaire - infection à salmonelle, à helicobacter pylori... Listing des infections bactériennes.

Toutes les maladies virales : Grippe - hépatite - herpès - mononucléose - rougeole - varicelle - Zika... Chercher un listing des infections virales.

Toutes les pathologies d'origine parasitaire : Candida albicans - cryptosporidum - protozoaires Giardia intestinalis... Chercher un listing des maladies parasitaires.

La majorité des maladies tropicales : Paludisme* (malaria) - Bilharziose - Dengue - Trypanosomiase ou maladie du sommeil - Fièvre jaune... Listing des maladies tropicales. * *le paludisme provoque à lui seul la mort de plus d'un million d'individus chaque année.*

Le parasite du paludisme devient de plus en plus résistant aux médicaments de l'industrie pharmaceutique.

200 millions de gens sont touchés par la maladie chaque année, notamment les enfants. Il suffirait d'appliquer le traitement, ci-après, pour solutionner à faible coût la grande majorité des cas.
En 2016, j'ai contacté les ambassades d'Afrique et du Brésil en France pour leur proposer ce traitement efficace et peu onéreux, mais sans le moindre intérêt, sans la moindre réponse en *retour.*

Traitement spécifique du paludisme en deux parties 1 + 2

1- Artemisa Annua

Commande à Laboratoire Bimont – www.laboratoiresbimont.fr
– Téléphone 04 75 00 95 43. Boite de 100 gélules.

Posologie pour un adulte : 1 gélule dosée à 500 mg matin et soir pendant 20 jours. 1 gélule dosée à 500 mg matin – midi – soir pendant les 20 jours suivants.

Ne pas prendre de vitamine C (ou autres antioxydants) pendant le traitement.

L'Artemisia Annua, est une plante aromatique utilisée en médecine chinoise comme puissant remède du paludisme, maladie qui fait des ravages sur la planète. Les bio-ingénieurs Singh et Lai de l'université de Washington ont précisé que le parasite du paludisme ne survit pas une fois traité à l'artémisinine car il contient une forte proportion de fer – source Healthy Food House. Ce traitement n'a aucune incidence négative sur le taux de fer de l'organisme humain.

En 1981, le 4ème congrès du Groupe de Travail Scientifique sur le traitement du Paludisme, sponsorisé par le PNUD, la Banque Mondiale et l'OMS, se tint à Pékin. L'artémisinine souleva l'intérêt des grandes firmes pharmaceutiques qui produisirent les dérivés semi-synthétiques que l'on connaît : Artésunate hydrosoluble et arthémeter liposoluble, mais dont le principe actif est moindre que celui de la plante originelle.

En 1986 mise sur le marché des premiers médicaments à base d'artémisinine. En 2004, vu l'efficacité du produit, l'OMS en fit la promotion à grande échelle, et recommanda son utilisation en association avec d'autres molécules les ACT – Artemisinin Combined Therapy. En 2011, l'OMS recommanda l'utilisation de l'artésunate en monothérapie par voie intra veineuse au lieu de sels de quinine dans le traitement du paludisme grave de l'enfant.

Nota. Les flavonoïdes de l'artémisinine sont présents tout autant dans les feuilles que dans les tiges de l'Artémisia annua. D'où l'importance de prélever feuilles + tigelles de la plante pour en faire de la poudre ou de la tisane. Attention ne pas acheter de l'armoise vulgaire, très courante, vendue pour de l'annuelle – Annua – car son usage serait inefficace.

La formule poudre de l'Artémisia annua est nettement plus efficace que l'infusion, tisane à 80 ° C maximum. Seul le laboratoire Bimont diffuse de l'Annua véritable.

NB : Sous cette forme naturelle, les effets sont bien supérieurs à ceux des molécules de synthèse des médicaments chimiques. J'avais proposé la solution de l'Artemisia Annua bien que cette plante ne soit rendue plus célèbre par la chinoise Youyou prix Nobel de médecine 2016.

À l'issue des 40 jours

2- *Le protocole de cette deuxième partie suffit pour détruire le Covid*

À l'origine de ce traitement, il y a la découverte de Jim Humble qui au cours de ses longs séjours en Afrique et autres pays tropicaux a permis de sauver lui-même la vie de centaines d'individus atteints de paludisme (malaria) et d'autres maladies infectieuses mortelles. Produit au détail disponible en France. La matière première pour le fabriquer est du Chlorite de sodium, pour en produire en grande quantité, à prix très réduit, le commander, par exemple, sur le site alibaba.com sodium-chlorite.

Le moyen de solutionner les maladies virales, parasitaires… de guérir les individus qui en souffre par centaines de millions, sur tous les continents, à coût quasi nul, par individu. https://french.alibaba.com/g/sodium-chlorite.html

Pourquoi est-ce une thérapie inconnue du grand public ?

Si un individu apercevant un enfant proche de la noyade, se jette à l'eau pour le sauver, ce simple geste généreux ne tombera pas dans l'oubli. Assurément, cette action fera le jour suivant la une des journaux, de la radio, de la TV.

Par contre, personne n'a jamais entendu parler du grand nombre de vies sauvées par Jim Humble. Cette découverte essentielle a été délibérément occultée par les médias pro système, par la presse médicale pro lobby.

Pourtant, de nombreuses observations scientifiques sur une période de 15 années démontrent de l'efficacité de ce traitement. Toutefois, les résultats n'ont jamais été publiés publiquement car ils seraient un obstacle majeur aux intérêts de l'industrie pharmaceutique.

Comme bien d'autres thérapies magistrales elle est opposée par l'industrie pharmaceutique, pourquoi cela ? Parce qu'il s'agit d'un produit peu onéreux et facile à produire, qui entrerait directement en concurrence avec les lignes d'antibiotiques existantes ou en phase de lancement, des médicaments prévus avant tout pour être très rentables.

Toutefois, la médecine est aujourd'hui impuissante face à la nouvelle menace des bactéries multi résistantes aux antibiotiques, ou antibiorésistance, 12500 décès/an pour la France. Chaque année, le staphylocoque doré résistant à la méthicilline, tue autant d'Américains que le Sida, l'emphysème et la maladie de Parkinson, réunis.

Ce type de bactéries génère une explosion de maladies nosocomiales, des infections que les patients contractent dans les 48 heures suivant leur hospitalisation ; des lieux qui, plus que partout ailleurs, concentrent le plus de germes et le plus d'antibiotiques. Le terrain idéal pour les bactéries qui développent une super résistance aux traitements de toutes sortes. Sans aucune solution puisque toutes les souches antibactériennes sont épuisées, le nombre de morts dans le monde pourrait atteindre dix millions d'ici 30 ans.

Une situation si grave que l'OMS a récemment lancé un appel d'urgence pour trouver une solution à cette catastrophe sanitaire *"C'est aussi grave qu'une flambée soudaine d'une maladie mortelle"* affirme le Dr Gherbreyesus, directeur général de l'OMS.

De son côté, le corps médical, dans son ensemble, ne connaît que les médicaments officiellement répertoriés. En outre, la grande majorité des médecins ne cherche pas à en savoir davantage, ni à connaître ou expérimenter utilement d'autres thérapies, fussent-elles sans le moindre danger thérapeutique.

Mode d'action, l'ion ClO_2NA de nature électronégative, détient un potentiel apte à agir au sein des ensembles cellulaires à la manière d'un nano explosif. En s'associant à l'hémoglobine du sang, les globules rouges qui le confondent avec l'oxygène vont le transporter dans tout l'organisme.

Dotées de cet ion négatif, les globules rouges se transforment en nano soldats dotés d'un pouvoir destructeur sélectif à l'encontre de tous les ennemis reconnus comme tels par le système immunitaire. Dès lors, les bactéries, les virus pathogènes, les toxines, les microchampignons... sont ciblés, visés et désintégrés.

Puisqu'après une latence d'une demi-journée, le dioxyde de chlore se transforme en chlorure de sodium - $NaCl$ inerte - il y a nécessité à entretenir le processus d'éradication viral, bactérien... par une prise biquotidienne, mais <u>en durée limitée</u> pour éviter les effets secondaires.

Le traitement élimine les agents pathogènes et parasitaires par oxydation sur les cellules malades sans dégrader les cellules saines, ceci en raison de leur différence de pH et de charge ionique. Ce type d'oxydation ne produit pas d'éléments chimiques résiduels néfastes. Aucun composant du corps humain, y compris la flore intestinale ou microbiote, n'est affecté négativement à condition de respecter scrupuleusement les dosages.

Est-ce un antibiotique ? À noter que l'ion de dioxyde de chlore agit en allié du sang, du système immunitaire, car il permet de cibler et de détruire tous les divers pathogènes et toxines qui envahissent un organisme affaibli par une maladie durablement installée.

Cela sans provoquer d'anomalie à l'encontre des capacités adaptatives de l'organisme lui permettant progressivement de retrouver un état normal.

De ce fait, son action se distingue des antibiotiques pharmaceutiques, puisqu'il est largement démontré que ces derniers renforcent les moyens de défense des pathogènes eux-mêmes, dont l'ADN s'adapte systématiquement à cette classe de médicaments, y compris aux plus sophistiqués d'entre eux. Vidéo, mots clés La résistance aux antibiotiques 30 avr. 2014

Selon une étude britannique récente, chaque année dix millions de décès supplémentaires sont causés par la résistance aux antibiotiques. Un mort toutes les trois secondes à l'horizon 2050 – source, franceinfo Résistance aux antibiotiques : Un mort toutes les trois secondes en 2050. C'est à mille lieux de la mortalité causée par le Covid-19.

Comment prendre en compte des effets dérangeants ? Dès les premiers jours d'application, le principe actif en éliminant les bactéries, virus, champignons et levures, libère une charge conséquente de toxines dans l'organisme.

Cette charge d'épuration est à l'origine de divers effets secondaires, nausées, vomissements. C'est la réaction dite de HERX -*Herxheimer* ; C'est la réponse de l'organisme infecté qui réagit en générant "*une fausse aggravation*" des symptômes existants, laquelle est souvent mal interprétée car méconnue.

La réaction de HERX se déclare spontanément et se prolonge de 8 à 21 jours. C'est une période réactive qui peut être difficile à traverser. Mais c'est aussi la démonstration que l'organisme réagit à l'épuration, que le traitement est à l'œuvre ; le signe évocateur d'une future guérison.
C'est pourquoi il n'y a pas lieu de déjuger ce protocole, ou de se décourager en stoppant net ce traitement. Surtout ne pas abandonner le traitement, c'est l'erreur la plus courante à ne pas reproduire.

La solution consiste simplement à faire un break d'une journée et neutraliser le produit en prenant dans la journée 2 à 4 verres d'eau avec du bicarbonate de sodium - 50 grammes à dissoudre dans un litre d'eau.

Dès le lendemain poursuivre le traitement en diminuant le nombre de gouttes par rapport à la journée précédente

Modalités de la thérapie des maladies virales - parasitaires - bactériennes

Traitement spécifique du Paludisme - Partie 2

Posologie pour un adulte. Le premier jour, mettre 1 goutte de dioxyde de chlore (sanchlor) dans un verre, y ajouter 5 gouttes de jus de citron, à défaut, du vinaigre de cidre de qualité biologique, sans sulfite - laisser agir 2 minutes afin que puisse se produire la production d'ion de dioxyde de chlore ($HClO_2$) - puis ajouter de l'eau filtrée, non pas celle du réseau urbain qui est chlorée, *mélanger avec une cuillère en matière plastique*. Deux prises par jour, une le matin, une le soir, après le repas.

Le lendemain, prendre 2 gouttes de Sanchlor + 10 gouttes de jus de citron - matin et soir. Le jour d'après, prendre 3 gouttes de Sanchlor + 15 gouttes de jus de citron - matin et soir.

Chacun des jours suivants, ajouter 1 goutte jusqu'à atteindre les 6 gouttes par jour - matin et soir. Il est possible de faire des pointes jusqu'à 12 gouttes/jour. L'idéal étant de faire une moyenne de 6 gouttes, voire en-deçà.

Posologie applicable sur une période moyenne de 30 jours pour traiter la majorité des pathologies correspondantes. Traitement étendu à plusieurs mois pour les cas les plus difficiles.

Posologie pour un enfant, Commencer par une demi-goutte, jusqu'à 3 gouttes maximum pour 12 kg de poids corporel. Pour un nourrisson, une demi-goutte, jusqu'à 2 gouttes maximum. En cas de nausée, réduire d'un quart à une demi-goutte, faire une pause d'une journée si nécessaire, mais poursuivre le traitement.

NB : À l'exception des gouttes de jus de citron ou du vinaigre de cidre ajoutée au Sanchlor, pendant le traitement ne pas consommer d'antioxydants ou d'ascorbates : E 300 – ou d'acide ascorbique (vitamine C - ni de comprimés d'acérola, ni baie de goji) ni de E 301 ou ascorbate de sodium – ni E 302 ou ascorbate de calcium – ni E 303 ou ascorbate de potassium, car ils neutraliseraient l'effet du dioxyde de chlore. Par contre il est possible de consommer fruits et légumes crus, ou en jus, riches en vitamine C naturelle.

Compléments au dioxyde de chlore (Sanchlor) :

A - L'argent colloïdal : 1 cuillère à soupe 3 fois par jour - sur une période maximale de 30 jours. Puis faire une pause d'un mois avant de reprendre. C'est un puissant antibiotique connu depuis longtemps, utilisé jusqu'aux années 1960. Il a été remplacé par la panoplie de préparations chimiques bien plus rentables pour l'industrie pharmaceutique. Lesquelles sont destructrices du microbiote, milieu essentiel, entre autres fonctions, au système immunitaire. *Études scientifiques démontrant les conséquences des perturbations du microbiote, dont l'ultra résistance de bactéries censées être éradiquées par ce type d'antibiothérapie.*

B - Le chlorure de magnésium (en pharmacie - ou en maison diététique sous l'appellation de NIGARI) - 2 à 3 grammes/jour avec de l'eau filtrée, non chlorée le matin à jeun.

Si le goût salé vous insupporte, prendre en pharmacie du Chlorumagène, mais seulement à raison d'une pointe de cuillère à café (en matière plastique) à mélanger dans un demi-verre d'eau filtrée, ou sous forme de comprimés plus facile à avaler ; au-delà de ce dosage, c'est l'effet laxatif assuré.

Le magnésium citrate est la forme la mieux assimilable.

L'utilisation cachée de l'argent colloïdal sous forme de nanoparticules

Extrait de mon livre « Hérésie médicale et éradication de masse – 2015 », page 146 - 147 :

Selon un document déclassifié de l'armée américaine, le nano-argent ou nano molécules d'argent, peut neutraliser le virus Ébola en pénétrant au cœur des cellules infectées. Plus puissant que l'argent colloïdal classique, c'est un puissant bactéricide, fongicide, antibiotique, aux multiples applications.

Toutefois, c'est une thérapie exclusivement réservée au petit nombre de personnels de l'armée américaine, alors qu'elle pourrait être étendue au plus grand nombre, surtout dans les pays tropicaux. Ainsi qu'en période de pandémie du Covid-19. Mais cette option humanitaire serait contraire à des objectifs cachés explicités dans ce livre.

Novel Nanotechnology-Based Antiviral Agents:
Silver nanoparticle neutralization of hemorrhagic fever viruses

Janice Speshock, Ph.D.
Saber Hussain, Ph.D.
Applied Biotechnology Branch
711th Human Performance Wing
Air Force Research Laboratory

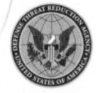

Cleared for public release 88ABW-2009-4491
UNCLASSIFIED

Chapitre 13

L'angoisse de la pandémie

Le Comportement manipulateur des médias

« Les riches achètent les médias pour parvenir à donner leur message bien choisi aux pauvres » – Bourdieu.

L'on sait que les médias appartiennent à l'État ou à des groupes financiers, au Deep State, cependant, pourquoi manipulent-ils l'information et sèment-ils confusion et angoisse dans les esprits. Quelles forces agissent à l'arrière-plan ?

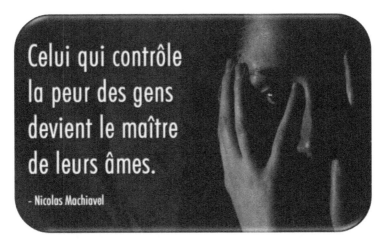

L'angoisse et la panique sont-elles justifiées ?

Le Docteur Patricia Marquardt, est virologue, directrice de l'Institut de virologie de l'université de Zurich et chef de groupe de recherche à l'institut Max Planck de génétique moléculaire à Berlin, elle dit « *ce virus n'est pas un tueur, c'est l'état alarmiste et la panique qui sont le problème, cela doit cesser* ». L'article de Science Direct très complet dit « *La peur pourrait avoir un impact plus important que le virus lui-même* ».

Essaimer la peur, c'est exactement ce que fait le cartel mondialiste depuis 2020/2022 avec la fausse pandémie, la guerre en Ukraine, les pénuries, la crise de l'énergie, l'hyper inflation…

Le Docteur Pietro Verazza dit « *les faits scientifiques, dignes de foi, devraient être mieux intégrés dans les décisions politiques* ». Il suffit de rapprocher ses propos d'avec l'immense pagaille des chefs d'État face au Covid.

Le virologue Pablo Goldschmidt, spécialiste des maladies infectieuses, ancien praticien hospitalier des hôpitaux de paris, bénévole à l'OMS, dit « *la panique du Covid-19 en Chine est aussi injustifiée que celle du syndrome respiratoire sévère –SRAS de 2003 et que celle de la grippe A-H1N1 de 2009. Les opinions mal fondées exprimées par certains experts internationaux, reproduites par les médias, les réseaux sociaux, entretiennent la panique identique à celle de 2019, en Chine. Cette dernière n'ayant causé qu'un rhume au pire une forte grippe, c'est une situation qui se reproduit à présent.*

Il dit par aussi « *dans le monde, chaque année 3 millions de nouveaux nés meurent de problèmes respiratoires aigus ; aux USA, chaque année, 50.000 adultes meurent de pneumonie, sans qu'aucune alarme ne soit déclenchée. Il est donc utile de rapprocher ces chiffres de 315.000 individus décédés du Coronavirus dans le monde au 15 mai 2020 ; Alors pourquoi laisser s'installer la panique pour ce nombre restreint de décès* ».

S'ajoutent les décès de la grippe saisonnière dans le monde, en moyenne 470.000 par an, et ceux de 800.000 enfants qui meurent de pneumonie[2] infectieuse, dans le monde, données de l'année 2018. Il est donc utile de rapprocher ces chiffres des 900.000 individus décédés du Coronavirus dans le monde, à août 2020. Si tant est que les données soient exactes vu l'imprécision du diagnostic et l'absence de tests fiables, notamment au cours des quatre premiers mois de la pandémie.

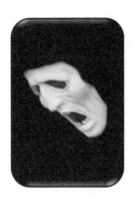

Il était une fois un laboureur qui suait sur son champ à quelques lieues de Bagdad. Vint à passer devant lui un homme hideux et inquiétant, vêtu de noir et de mauvais présages. *« Qui es-tu étranger ? Où vas-tu ? Que fais-tu »* lui demande le paysan. D'une voix étonnamment douce et aimable, l'être sombre lui répond : *« Je suis la peste, et m'en vais à Bagdad où je tuerai 500 personnes »*.

Quelques temps plus tard, une fois qu'il fut instruit sur les ravages de l'épidémie dans la capitale, le laboureur voit à nouveau l'homme en noir, sur le chemin de retour, *« Eh, menteur ! Pourquoi m'as-tu dit que tu allais en tuer 500 à Bagdad, alors que l'on déplore plus de 5000 morts ? »*. Du même ton doux, la peste lui répond : *« Je ne t'ai pas menti, et ce n'est pas ma faute. Moi, je n'en ai tué que 500. Les autres sont morts de peur »*.

L'exode des grandes villes

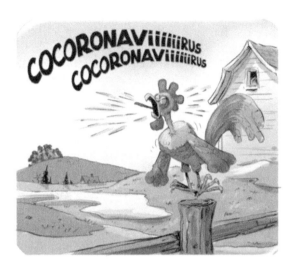

New York est la première mégapole qui commence à se vider à cause de l'épidémie. Les appartements sont abandonnés et nombre de locataires et de propriétaires cherchent à se loger en périphérie où les prix de l'immobilier flambent. Pas moyen de négocier les prix qui ont bondi de 20 %.

Cet exode va se reproduire dans la plupart des grandes villes du monde, y compris en Chine, en Inde…

En Europe, beaucoup de gens cherchent à fuir les villes, à vivre à la campagne, quitte à faire un long trajet pour se rendre dans les lieux de travail…

La Stratégie du Choc

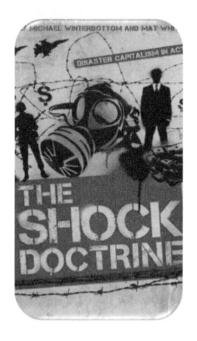

C'est une stratégie qui a fait largement ses preuves – voir le livre de Naomi Klein.

Il est évident que, jusque-là, la stratégie de choquer, d'angoisser, voire de terrifier les populations et déstabiliser les chefs de gouvernement, a bien fonctionné.

Psychologie de la peur panique, absence de moyens vitaux pour lutter contre la pandémie dans la plupart des pays, confinement prolongé des populations saines, chaînes d'approvisionnement rompues, perte de revenus et crainte de la pauvreté pour les particuliers, conflits dans les entreprises et parmi les dirigeants politiques, chômage massif, faillites en chaîne, grande incertitude pour l'avenir....

Au plan économique, le blocage des échanges commerciaux dans une économie globalisée a provoqué aussitôt une récession généralisée, doublée d'une forte déstabilisation des États du monde.

Ces conditions de détresse humaine, d'abaissement sociétal, seront amplifiées dès la survenue d'autres vagues d'infection, impliquant d'autres confinements, plus sûrement les restrictions draconiennes du pass sanitaire ...

Quoi qu'il en soit, le moyen utilisé, le virus manipulé, avait un objectif létal beaucoup plus élevé, parvenir à approcher celui du H1N1 de la grippe dite espagnole de 1918 (plus de 50 millions de morts). Or le décompte de la mortalité du Covid est bien en deçà de l'objectif initial, même si les chiffres du décompte ne sont pas fiables (*se reporter au chapitre 10 "Les chiffres sont faux"*).

Il faut comprendre qu'il s'agit d'un plan malthusianiste[1] des autorités du véritable gouvernement mondial[2], avec la participation de l'OMS[3], placée sous la coupe de Bill Gates, membre actif du Bilderberg Group.

[1] www.toupie.org/Dictionnaire/Malthusianisme.htm mots clés : définition malthusianisme la toupie

[3] Voir son positionnement sur les schémas des chapitres 11 et 26.

La peur ainsi provoquée, permet dans un deuxième temps d'avoir la main mise sur les populations, de les soumettre pour les ouvrir à la solution du Great Reset.

Comme aurait pu le dire Machiavel « *Si tu acceptes une perte apparente de liberté individuelle, sous forme de traçage*[1], *en échange je t'offre une protection médicale efficace partout où tu iras, même dans les endroits les plus reculés de la Terre, je peux t'assurer une assistance 24/24, s'il t'arrivait malheur, je t'enverrais les secours adéquats, en avion, ou hélicoptère s'il le faut* ».

[1] Se reporter au chapitre 2, au sous-titre « Masques, tests et vaccins, fabriqués, additivés, à l'oxyde de graphène nano, dans quel but ? » Ainsi qu'au chapitre 11, le schéma décrivant l'objectif du vaccin de Microsoft.

Ça fait penser aux assurances vacances, qui proposent une vraie tranquillité pour les meilleurs moments de l'année, ponctués de longs moments d'insouciance ! La réalité est toute autre, le gouvernement de l'ombre veut soumettre la race humaine une fois pour toute, pour quel motif ?

Parce qu'elle cause trop de dommages à Gaïa la Terre-mère, qu'il est temps de protéger avant qu'il ne soit trop tard. Pour y parvenir, pas de guerre totale, c'est impossible à mettre en œuvre, alors le seul moyen utilisable est le traçage de tous les individus sur tous les continents, afin de prendre les mesures utiles qui s'imposeraient dans ce cadre protecteur.

Sous prétexte de protéger l'humanité, cette autorité veut imposer la vaccination des masses humaines, sachant que certains vaccins, sous prétexte, sous couverture de protéger durablement du Covid, peuvent modifier l'ADN et lobotomiser chimiquement et électromagnétiquement le cerveau.

Pour y parvenir, ce ne semble pas encore suffisamment le cas, il faut au premier stade que s'installe un mal être général, autant que faire, une peur profonde et durable, ce qui augure de nouvelles vagues d'infection, avec le même virus, un apparenté, c'est très probable ; ou une résurgence de virus ou de bactéries apparemment éradiqués, ce pourrait être la variole, mais c'est moins probable…

Par ailleurs, ce pourrait être des manifestations environnementales, excès de pluie, de grêle, de sécheresse, de tremblements de terre, d'ouragans, de tsunami…

En derniers recours, s'il le faut, le cartel occulte, organisera la simulation en 3D d'une attaque d'extra-terrestres en furie à cause des dégâts occasionnés sur l'ionosphère par des expérimentations électromagnétiques humaines faites dans le secret, en violation des traités, notamment la convention ENMOD.

Deuxième stade et simultanément le troisième : vacciner en masse, sous contrainte de pénalités administratives, fiscales, pour les plus récalcitrants qui n'auraient pas compris qu'il s'agit d'une campagne mondiale de sécurisation sanitaire des populations.

Dans le même temps, implanter en quelques secondes une puce aux vaccinés qui auront le double avantage de bénéficier de soins personnalisés, avec la liberté de se déplacer partout dans le monde sans la moindre contrainte. C'est aussi la formule de passeport électronique très argumentée, promue en juin 2020 par Tony Blair, l'ancien premier ministre britannique, membre du Bilderberg Group, la tête pensante du gouvernement de l'ombre.

Le Covid est le prétexte sanitaire idéal pour tracer les populations, au moyen de Smartphones et de puce électronique introduite sous la peau, de nanoparticules introduites dans les vaccins, les masques… Depuis des décennies, le gouvernement de l'ombre prévoit de micropucer les masses humaines, comme l'on puce les chats où les chiens. Du côté de l'ombre, le dispositif de micro puçage élaboré par la fondation Gates, Microsoft, et le Massachussetts Institute of Technologie – MIT, est opérationnel.

A minima c'est un nano-tatouage à base d'encre invisible, détectable qu'aux infra-rouges, décrivant l'individu jusqu'au moindre détail de l'iris.

C'est aussi une micro puce implantée à vie dans la chair, tout individu les refusant passera pour un asocial. Sans surprise, c'est aussi l'idée de Netanyahu, premier ministre israélien, cette fois pour soi-disant assurer à un million d'enfants la distanciation nécessaire dans le milieu scolaire.

Le Danemark est une zone expérimentale pour Gates, en partenariat avec l'université de Copenhague et la Maternity Foundation. Il finance une application numérique applicable dans les pays pauvres, consistant à guider les mères pour leur indiquer les gestes utiles, les listes de médicaments, les instructions correspondantes aux recommandations de l'OMS, dont le vaccin made in Gates.

À la suite du PASSPORT-Vaccins préparé par la Commission européenne, plusieurs mois avant que ne débute l'épidémie du Covid – se reporter au chapitre 11 – au sous-titre Idem en Europe, l'on préparait la vaccination de masse bien avant l'épidémie du Covid.

En témoigne, entre autres, l'accord[1] conclu entre le gouvernement américain avait et l'industrie pharmaceutique, incluant les laboratoires Johnson & Johnson - Moderna, afin de produire, par anticipation, des quantités massives de doses de vaccins/coronavirus, de même technologie que celle du vaccin Ébola.

Ceci avant qu'un test d'efficacité préalable ne soit scientifiquement validé ; en jeu le marché mondial – agence Reuters.

[1]Mots clés : J&J, Moderna sign deals with U.S to produce huge quantity of possible coronavirus vaccines.

La sénatrice républicaine Bronna Kahle, de l'État du Michigan cherche à faire passer une loi, à l'instar de l'Indiana, État voisin, encourageant les citoyens à accepter l'implantation d'une puce de la taille d'un grain de riz, sous prétexte de protéger leurs informations confidentielles, de les protéger d'abus patronaux. Cela faite suite aussi à l'intention du Premier ministre israélien d'implanter une puce chez les enfants afin de suivre leurs déplacements, censément pour les protéger du Covid.

Source – mots clés Bill requires employers to keep implanted microchips voluntary for workers

Cette crise sanitaire va introduire l'ère de la vaccination absolue et du micropuçage, en cours de réalisation, donnant un pouvoir illimité de surveillance et de modification biochimique de l'organisme humain. Le MIT partenaire de Bill, a expérimenté dans les années 2010, des nano robots de la taille de la cellule humaine. Ils visent le nano robot auto-réplicateur, agissant avec une autonomie du cycle cellulaire, comparable à celle d'un virus.

Au final, il s'agit de démontrer aux populations à quel point le système actuel, en fin de cycle, a besoin non seulement d'être réformé en profondeur, surtout d'être totalement renouvelé, pour offrir un maximum de garanties d'ordre sanitaire, technologique, social, alimentaire, environnemental, culturel, au point que les gens lassés de lutter contre l'adversité, les calamités, l'insécurité, le chômage, demandent d'eux-mêmes, avec insistance qu'une solution viable leur soit proposée, sous les traits mirifiques du Great Reset, la Grande Réinitialisation du monde si chère à l'élite mondialiste.

Le dénouement de ce drame est planifié, tout est prévu pour que l'ouverture à une nouvelle ère de paix et de sécurité puisse se dérouler pacifiquement, afin d'éviter toute résistance, toute rébellion. Depuis 2008, le système économique est tenu en juste en survie au moyen des incessantes planches à billets des banques centrales, afin d'éviter, de limiter les heurts et la rébellion parmi les populations.

Mais il faut faire preuve de la plus grande vigilance, tout est construit sur du sable, même s'il semble briller comme de la poudre de diamant ; ce n'est qu'une chimère, qu'un mirage d'une oasis verdoyante en plein désert, mais la réalité sera toute autre, un choc terrible, un piège imparable pour l'humanité crédule.

Chapitre 14

Quarantaine ou confinement systématique des populations saines

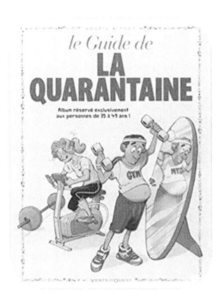

En Europe, les deux pays qui se différencient des autres sont les Pays Bas (17 millions d'habitants) et la Suède (10 millions). Mis à part des mesures de protection non contraignantes, la population est libre de se déplacer, les enfants peuvent aller à l'école. Ni en Chine, ni en Italie, les écoles se sont révélées être des zones de transmission de pathogènes. Selon des études de l'OMS, en Chine il n'y a pas eu le moindre cas documentable selon lequel un adulte aurait pu infecter un enfant.

La question se pose, pourquoi garder des millions d'enfants en bonne santé à la maison, impliquant beaucoup de parents qui occupent des emplois très utiles pour la collectivité ; ils ne peuvent plus aller travailler parce qu'ils sont dans l'obligation de s'occuper de leurs enfants ?

Des médecins avisés disent que le confinement les gens est inutile, mais les chefs d'État sensés tout savoir, n'écoutent pas leurs conseils. Il suffit de bien éduquer les populations, cas de Hong Gong, de la Corée du Sud, en exigeant l'application de normes préventives, port de masques dans les lieux publics... distanciation avec les individus les plus faibles, ou fragilisés par une maladie chronique, ou très âgés. Des mesures suffisantes pour faire cesser une propagation virale ; surtout dans le cas du Covid-19 identifié comme n'étant pas un tueur.

Le professeur Didier Raoult, virologue, auteur de 2600 publications scientifiques, les plus citées par la communauté scientifique internationale dans le domaine des maladies infectieuses, ayant reçu 25 prix internationaux, est le premier spécialiste à dire « *le confinement n'a jamais été une réponse efficace contre les épidémies, c'est un réflexe ancestral de claustration, comme à l'époque du choléra. Du point de vue de l'infectiologie, confiner des gens en bonne santé est une décision absurde, c'est une méthode complètement inutile ayant pour seul effet de détruire l'économie, la base sociale ».*

Il dit aussi à propos du gouvernement français, mais ça vaut pour tous les autres chefs d'État, « *Comment ce pays est arrivé dans une situation telle que l'on préfère écouter les gens qui ne savent pas, plutôt que ceux qui savent* ».

C'est signé Bain & Company, l'État profond, se reporter au chapitre 11.

L'avis tardif du professeur Jean François Toussaint, directeur de l'IRMES, et de son équipe de statisticiens, après avoir analysé d'innombrables données venues du monde entier, ils disent « *le confinement aveugle s'avère inefficace et conduit à des dégâts collatéraux immenses. Il préconise d'en sortir et de s'orienter vers un confinement personnalisé permettant de faire repartir les pays avec un minimum de risques* ».

Le professeur Ulrich Montgomery, sommité mondiale, dit «*Je trouve que la nécessité de mesures aussi draconiennes est une indication effrayante du caractère déraisonnable de notre société* ».

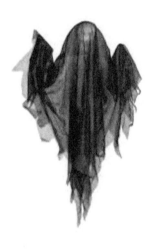

Le professeur Sucharit Bhakdi, sommité mondiale, dit « Les mesures anti Covid-19 des gouvernements sont grotesques, absurdes et très dangereuses car l'espérance de vie de millions de personnes s'en trouve raccourcie, l'impact très fort sur l'économie mondiale menace l'existence d'innombrables personnes, les nécessités médicales habituelles sont réduites et bouleversées... Tout cela aura un impact profond sur toutes nos sociétés, toutes *ces mesures conduisent à l'auto destruction, à une forme de suicide collectif, elles ne sont basées sur rien d'autre qu'un fantôme* ».

Le professeur Michael Osterholm, expert reconnu dans le domaine pandémique, dit « *La fermeture indéfinie des bureaux, écoles, transports, restaurants, hôtels, magasins, événements sportifs… les travailleurs au chômage, sur une liste d'attente, cela aura pour conséquence de générer une dépression jusqu'à la rupture économique complète caractérisée par d'innombrables pertes d'emploi, bien avant qu'un vaccin ne soit disponible* »

Le Docteur David L. Katz, directeur-fondateur du Yale-Griffin Prevention Research Center, dit « *Je suis profondément préoccupé par le fait que les conséquences sociales, économiques, de santé publique, de cet effondrement quasi-total de la vie normale, écoles, commerces fermés, rassemblements interdits, seront durables et funestes, la bourse va rebondir dans le temps, mais pas de nombreuses entreprises, le chômage, l'appauvrissement, le désespoir, qui en résulteront seront des fléaux de premier ordre* ».

L'inutilité du confinement. Le ministère espagnol de la Santé et l'Institut de Santé Carlos III a réalisé l'étude[1] la plus exhaustive qui soit sur un panel de 60.983 individus pour analyser les anticorps que produit l'organisme contre le Covid-19.

Il ressort de cette étude que les travailleurs, non confinés, les actifs des secteurs essentiels, alimentation, transport, force de l'ordre… ont été moins contaminés que l'immense majorité des gens immobilisés, confinés, à leur domicile. Cette étude n'a pas empêché le gouvernement espagnol de poursuivre le confinement ! C'est dire l'état confusionnel provoqué par cet Alien, sur fond de grande incompétence et de manipulation des États par de faux modèles théoriques[2].

[1]https://issuu.com/prisarevistas/docs/prevalencia/3   mots clés : Primera oleada informe seroprevalencia covid-19 en España

[2]Tout cela est le résultat de la manipulation faite par l'État profond ; C'est signé Bain & Company, avec le concours de Microsoft Technology, se reporter au chapitre 11.

[2]https://fr.news.yahoo.com/patients-guéris-à-nouveau-été-113955796.html – mots clés : yahoo des patients guéris ont à nouveau été testés positifs au Covid-19

Interview de la ministre des affaires étrangère de Corée du Sud

Interview de Madame Kang Kyung-Wha

Question : Votre pays, de 51 millions d'habitants, a été salué dans le monde entier pour la façon de gérer la crise du Covid-19, le nombre d'infections est passé de 900 fin février à moins de 50 à la mi-avril, cela sans imposer de confinement, et tout en assurant le déroulement des élections législatives ; Qu'est-ce que votre pays a fait différemment des autres ?

« Nous avons agi rapidement, de manière préemptive, si une nouvelle catastrophe arrivait nous sommes prêts à y faire face, car nous pouvons appliquer un maximum de mesures afin de réduire les souffrances et atténuer les conséquences socio-économiques. Dès le début, les conditions d'état d'esprit étaient réunies permettant d'agir rapidement. Nous avons fait preuve de transparence la plus totale tout au long de ce processus.

Nous luttons contre ce virus de différentes manières, nous procédons à des campagnes de dépistages et de tracking (de suivi) avec le matériel adéquat, puis de traitement rapide des patients. De plus nous avons fait preuve d'une grande adaptabilité. La nature de ce virus n'est pas encore totalement comprise ».

Q – Le fait de procéder au test systématique de la population est la clé de votre réussite, d'ailleurs les USA ont commandé 600.000 tests à votre pays. *« Oui ce sont des kits de tests à expédier rapidement, nous le faisons aussi pour bien d'autres pays ».*

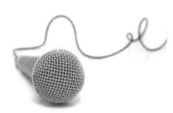

Q – Est-ce que vous craignez une seconde vague d'infection comme cela est arrivé en Chine, êtes-vous inquiète ?

« Comme je vous l'ai dit, nous n'avons pas une compréhension totale, complète, sur la nature de ce virus, nous savons qu'il voyage très rapidement, qu'il est mortel pour des personnes âgées et/ou malades chroniques. Ces derniers jours, nous avons découvert que certains patients totalement guéris et libérés de l'hôpital ont

été testés positifs au Covid-19 quelques jours après, il est probable que ce soit une réactivation du virus, il y a beaucoup à apprendre, comment ce virus se propage[1], sa nature exacte ».

[1] Se reporter aux chapitres 6 et 7

Q – C'est un défi à relever au plan international, que ferez-vous en cas de seconde vague virale ?

« *Nous opterons, de la même façon, pour la liberté de mouvement de la population, puis nous appliquerons des mesures proportionnées aux besoins, afin de gérer le risque, tout en préservant ce principe d'ouverture, de liberté, autant que faire se peut ; Car je ne pense pas que le confinement soit bien accepté par les Coréens. Par ailleurs, nous avons vivement incité nos administrés à rester chez eux, à ne pas se rendre dans des lieux bondés, mais nous n'avons rien imposé, ni l'interdiction de déplacement à l'extérieur des villes ; l'idée d'un confinement total, obligatoire, irait à l'encontre de notre principe de liberté, d'ouverture* ».

Conclusion

Pourquoi le cas de la Corée du Sud se démarque-t-elle de la grande majorité des pays ?

1- Aucun confinement n'a été imposé à la population, toute idée de quarantaine est considérée par ce gouvernement comme une décision arbitraire, contraire au principe de liberté individuelle, telle que définie par la déclaration universelle des droits de l'homme – article 13. 3[A]

2- Ce Gouvernement conseille vivement à la population d'adopter certaines mesures de précautions, mais il n'impose rien par la force (couvre-feu, contrôle routier, police, armée, pénalités, fermeture des magasins, des écoles…)

3- Une Campagne systématique de dépistage de la population a été réalisée, sur la base de kits fiables, ce que d'autres pays ont envisagé de faire bien trop tardivement.

4- Unifier les efforts produits par le gouvernement, par la population, ne rien lui cacher, agir en toute transparence, pour la préservation de l'unité nationale, des acquis sociaux, tout en consolidant l'économie du pays en période de pandémie, de désordre planétaire.

5- Admettre ne pas tout savoir sur la nature exacte de ce virus, son mode de déplacement, son potentiel de réinfection, de réactivation…

ᴬhttp://www.claiminghumanrights.org/udhr_article_13.html?L=1 mots clés déclaration universelle des droits de l'homme article 13

Les chefs de gouvernement de la plupart des pays d'Europe ont commis une série d'erreurs magistrales, notamment en imposant, dans la précipitation, le confinement général des populations, erreurs dont les conséquences seront gravissimes, funestes, durables, irréversibles, sur le plan social, économique, sécuritaire, sociétal, elles marquent déjà fortement les populations.

La réaction confuse et précipitée de la plupart des gouvernements était prévisible pour les planificateurs de la crise sanitaire. Dès lors, rien ne pouvait plus stopper les conséquences désastreuses de la crise économique qui allait suivre.

Malgré les moyens de communication instantanés, ces gouvernements n'ont pas su bénéficier de l'expérience, de l'expertise, d'autres pays. Notamment de la Corée du Sud, de l'Allemagne, de la Chine.

Ces derniers avaient mis en ligne sur le net tous les conseils nécessaires au sujet du dépistage précoce par tests certifiés PCR, de l'étude du génome du Covid-19 – se reporter au chapitre 23.

Dans ces conditions d'incompétence, de méconnaissance globale, dans la précipitation, les chefs de gouvernement ont pris de très mauvaises décisions sous l'influence intentionnelle de faux modèles théoriques, en l'occurrence cloîtrer les populations.

En France, le gouvernement a pris la décision de confinement en se rapportant à une autre étude, celle de l'école de santé – EHESP, qui a évalué à 60.000 les vies à sauver par l'application de cette méthode d'un autre temps. Des travaux très approximatifs, remis en cause et commentés comme tels par la presse.

Néanmoins, c'est en cautionnant cette étude que le Premier ministre a pris la décision de confiner la population française !

C'est surtout parce que ce gouvernement, comme la plupart des autres, a été totalement trompé par les calculs mathématiques sans fondement du professeur anglais Ferguson de l'Imperial College de Londres assisté techniquement et financé par Bill Gates[1]. Il avait prédit sur son rapport *dénommé report 9 du 16 mars*, 500.000 morts en France. C'est sur cette base statistique totalement faussée d'emblée que le président Macron, tout dévoué à élite Anglo-Saxonne, a pris la décision de confiner la population saine.

Il faut préciser que le report 9 de Ferguson n'a pas été cité, ni présenté au public, par le gouvernement Macron, il a été aussitôt classé Secret-Défense.

Ces trois personnages sont de fidèles soutiens du shadow government. Au final, l'on compte approximativement 30.000, décès en France, sachant que 44 % des cas ne correspondent qu'à des personnes âgées dans un état fragile avant que ne débute l'épidémie – se reporter au chapitre 10, *les chiffres sont faux*.

[1] Voir le schéma du financement ventilé par la fondation Gates au Chapitre 11.

Ferguson de l'Imperial College avait annoncé 2,2 millions de morts aux États-Unis – 510.000 morts en Grande Bretagne – 70.000 en Suède ; une mortalité évitable qu'à la condition d'appliquer ses consignes consistant à mettre en œuvre des mesures de contrôle strictes :

1- Un confinement, de type militaire, au moins pour dix-huit mois, jusqu'à pouvoir disposer d'un traitement, d'un vaccin.

2- Des périodes d'enfermement qui pourraient être quelque peu assouplies en raison des besoins vitaux des populations, surtout pour pouvoir s'alimenter.

3- Prévoir invariablement des vagues successives d'infection, de fréquence trimestrielle, assorties obligatoirement de périodes supplémentaires de confinement.

Ferguson, démissionnaire de son poste en juillet 2020, était jusque-là le Conseiller spécial de l'OMS, avec un passif très lourd pour ses modélisations théoriques :

A- Il avait surestimé à 600 % l'impact du SIDA.

B- Il s'était lourdement trompé sur l'épidémie de la vache folle – creutzfeldt-jakob, à cause de lui six millions de vaches ont été euthanasiées, ruinant les fermiers et impactant le marché de la viande de bœuf, provoquant de nombreuses faillites…

C- En 2002, il prétendait que cette maladie passerait de la vache à l'homme et tuerait 50.000 britanniques, cette épidémie a fait 177 victimes dans ce pays.

D- En 2005, pour la grippe aviaire, il avait prédit la mort de 65.000 Britanniques, au final 457.

E- En 2009, il a affirmé que la grippe H1N1 allait tuer un million d'individus en France. Ce ne fut qu'une simple épidémie qui a coûté plus de deux milliards € à la France en antigrippal sous la marque Tamiflu (*du laboratoire Gilead,*[1] *le même labo qui produit actuellement le remdesivir à 390 $ pour barrer la chloroquine à 4 €, conseillée par le professeur Raoult*). Le H1N1 fut à l'origine d'une vaccination massive causant un grand nombre de cas de Guillain barré et d'hypersomnie.

[1]Se reporter au chapitre 10 au sous-titre Historique de l'affairisme, de la malversation, des laboratoires Gilead et SEARLE.

En 2009, tout avait été orchestré pour provoquer la peur profonde parmi les gouvernements. C'est une parfaite similitude avec le cas du Covid. Quand la peur s'installe, s'ensuit le doute, l'incertitude, le trouble, l'angoisse, parmi les populations, c'est alors le moment le plus propice d'introduire des mesures, des lois restrictives, coercitives, impossibles à faire accepter en temps normal, c'est la stratégie du Choc – se reporter au chapitre 13.

C'était aussi une tentative d'aboutir à un changement de paradigme, de modèle sociétal, de Great Reset, mais qui n'a pas pu aboutir, les conditions économiques relativement solides de l'époque ne correspondaient pas au plan.

F- Ferguson avait annoncé 70.000 morts au Canada, au final moins de 500.

G- Il avait prédit 50.000 morts en France, au final moins de 300.

La constante de ce statisticien est qu'il surestime toujours à l'extrême ses prévisions de 50 à 100 fois plus, sans chercher par la suite à corriger ses erreurs. Ce qui introduit forcément le doute non seulement sur ses capacités, mais sur son objectivité professionnelle et sa mise sous influence par le cartel mondialiste.

Dans le cas du Covid-19, Ferguson a utilisé la même modélisation erronée que celle appliquée au H1N1. Il s'inscrit dans le petit groupe de gens, dotés d'un pouvoir démoniaque, bien décidés à ruiner le monde pour en établir un nouveau à leur image, participant à fomenter une crise luciférienne, mais sans que rien, ni personne, ne les touche, ni ne les condamne.

C'est évident de comprendre qu'ils sont tous de fidèles suppôts du Diable, très doués pour exercer son pouvoir trompeur (Lucifer = ange de lumière). Sur le fond, les serviteurs du malin sont aussi le relai de sa volonté de sape, de son pouvoir destructeur.

Ceci prend tout son sens lorsque l'on sait que le temps d'action du Diable est épuisé, il ne lui reste qu'une infime partie de sable dans le fond du sablier. Le sachant, il est entré en fureur, se déchaînant à sa manière, avec ses moyens, en abusant l'humanité pour qu'au final elle disparaisse avec lui dans l'abîme – se reporter au chapitre 30.

Les chefs de gouvernement des pays européens du Sud étaient parfaitement au courant des prévisions truquées de Ferguson (ABCDEFG). Mais ils n'en n'ont pas tenu compte parce qu'ils ont succombé à l'influence perverse de Bain & Company. Ils sont même allés jusqu'à lui confier la gestion du confinement. Cas de la France, de la Belgique, probablement de l'Italie, de l'Espagne, alors qu'il existe suffisamment de fonctionnaires qualifiés pour gérer ce type de mission publique !

Sidérant d'avoir choisi ce prestataire tristement célèbre pour avoir fait sa fortune en organisant sans le moindre scrupule, des licenciements massifs pour le compte de banques et de multinationales.

La gestionnaire opérationnelle de cette compagnie Orit Gadiesh est un ancien cadre supérieur du Mossad, les services secrets israéliens ! L'on discerne ainsi la main occulte[1] qui dirige l'hexagone ! Se reporter au schéma du chapitre 11.

[1] Voir au chapitre 29, l'appel criant de Macron pour la venue d'un nouvel Ordre mondial ; au chapitre 30, voir comment il porte, à l'instar d'une majorité de dirigeants politiques, la marque de la bête 666.

Macron est partie intégrante du shadow Gouvernent, du Bilderberg, de l'État profond, cette appartenance mystique qu'il cherche à cacher transpire de sa personne au point d'être détesté et haï par le plus grand nombre. Voir l'article de l'Express : www.lexpress.fr/actualite/politique Pourquoi Macron est-il autant haï

Tableau comparatif entre pays confinés et non confinés

				Mortalité 534.000[1] (68,5 par million)	Source Worldometers Au 03/07/20
Monde	11.409797	6.458727 56%			
Principaux Pays avec confinement *Partiel	Total des cas	Nombre de guérisons	Nombre de tests utilisés par million d'habitants	Mortalité par million d'habitants	Population
Etats-Unis	2.936122	1.260619	111,639	400	331.023450
Canada	105.317	68.990	77,227	230	37.745217
Mexique	252.165	152.309	4,925	235	128.944098
Inde	675.453	409.083	7,093	14	1.380122667
[2]Chine	83.553	78.516	62,814	3	1.439323776
Bangladesh	162.417	72.625	5,155	12	164.703578
Russie	681.251	450.750	144,375	70	145.935301
France	166.960	77.060	21,212	458	65.275,320
Italie	241.419	191.944	92,636	576	60.460552
Espagne	297.625	N/C	111,543	607	46.755021
*Allemagne	197.418	181.700	70,101	108	83.787,168
Belgique	61.838	17.091	110,835	843	11.590201
Principaux Pays sans Confinement					
Brésil	1.578376	978615	15,668	303	212.574666
Pakistan	228.474	129.830	6,330	21	220.908487
Corée du Sud	13.091	11.832	25,864	6	51.269767
Japon	19.282	16.959	3,87	8	126.470615
Singapour	44.800	40.117	129,512	4	5.850789
Taïwan	449	438	3,240	0,3	23.817324
Hong Kong	1.259	1.145	46,435	0,9	7.497564
Biélorussie	63.270	50.669	112,104	44	9.449280
Australie	8.449	7.399	106,338	4	25.502197
Pays Bas	50.335	N/C	35,971	357	17.135347
[3]Suède	71.419	N/C	51,398	537	10.099928
*Autriche	18.280	16.615	71,923	78	9.006953

[1] Comparativement au Covid, au plan mondial, les décès liés aux maladies respiratoires causées par la grippe saisonnière sont de l'ordre de 300.000 à 650.000 cas.

[2] La Chine a utilisé massivement la vitamine C – acide ascorbique – en perfusion à haute dose ; ce qu'aucun média n'a relaté – se reporter au chapitre 11.

[3] Contrairement aux voisins danois et norvégiens, finlandais, respectueux des gestes barrière, dont la mortalité par million d'habitants est respectivement de 105 – 46 – 59, le gouvernement suédois n'a pas suffisamment accentué sur la protection individuelle, le port de masque, la distanciation, il a tout misé sur l'immunité collective ; de son côté la population a relâché son attention, ce qui explique ce mauvais résultat.

Chapitre 15

L'histoire de la quarantaine

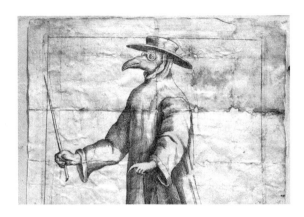

Depuis 600 ans, la quarantaine collective n'a jamais été la solution sanitaire

La première épidémie décrite fut celle de la « peste d'Athènes » en 428 avant JC. Ce n'est qu'à partir du XIVe siècle que s'applique la mise en quarantaine ; aux époques antérieures la solution consistait à prendre la fuite en espérant y échapper.

En 1374, l'on imagina cette méthode à Raguse, aujourd'hui Dubrovnik en Croatie. En Orient, pour faire face à l'épidémie de peste noire, les édiles des cités décidèrent d'imposer un isolement de 30 jours pour les populations des villes, idem pour les voyageurs en provenance de lieux infectés, dans l'obligation de séjourner sur une île proche.

Peu à peu, la méthode va s'étendre à l'ensemble des villes portuaires de l'Adriatique. C'est à Venise que le confinement fut porté à 40 jours, période basée sur la doctrine d'Hippocrate selon laquelle une maladie était considérée chronique au-delà de 40 jours ; tout ceci interfère avec les 40 jours de carême, selon la liturgie de l'Église catholique.

Puis l'ensemble des ports méditerranéens, tout d'abord Marseille en 1383, l'appliquent dans un complet désordre, mettant à l'isolement de 20 à 100 jours les équipages fraîchement débarqués de zones à risque.

Pour en faciliter l'application, au XVe siècle, l'on invente les lazarets, le premier fut positionné sur un îlot de la lagune de Venise. Des structures faites pour l'hébergement des équipages, des passagers, des marchandises, soupçonnés porteurs de la peste. Enfermés derrière des murs épais, ces gens ne pensaient qu'à trouver le moyen de s'en échapper.

Du milieu du commerce maritime, la méthode gagne l'intérieur des terres. Certaines villes instaurent un billet de santé, aujourd'hui, c'est idée à l'identique pour certains pays, dont l'Espagne ! Une sorte de passeport garantissant la provenance d'une ville saine ou assainie. En 1720, pour stopper la progression de l'épidémie en Provence, les autorités ordonnèrent la construction d'un mur de 27 km de long, entre la rivière Durance et le mont Ventoux.

Des gardes étaient positionnés le long de cette muraille pour empêcher toute évasion, autorisés à faire feu sur les fuyards ; Idem dans les années 1730 à 1880 pour le dispositif autrichien « Pestkordon ». Ce mur de la peste préfigure les cordons sanitaires du XXIe siècle, les gardes préfiguraient la police et l'armée déployées sur tous les territoires nationaux.

Le terme de cordon sanitaire date de 1821, lorsque la France envoie 30.000 soldats garder la frontière espagnole des entrées de frontaliers contaminés par la fièvre jaune, faisant des ravages à Barcelone. Ces mesures drastiques ont poussé les populations à la révolte.

Le choléra des années 1830 jusqu'à la fin du XIXe siècle a provoqué une grande anxiété tant des populations que des gouvernants, sans que cela n'empêche le resserrement des cordons sanitaires, en réaction desquels les gens rendus furieux par l'épidémie elle-même et par ces quarantaines encadrées par l'armée entraient en révolte avec une violence incroyable. Dans la région de Satarov, sur la Volga, lors d'une épidémie de choléra, les violences des populations ont dégénéré au point d'éventrer un médecin.

Les quarantaines n'ont qu'une efficacité très relative à condition d'être instaurées très top. Ça ne permet pas de contenir l'épidémie, ni de la stopper, juste d'en ralentir la progression ; avec pour effet d'abaisser la hauteur de son pic, moins de cas confirmés, moins de durée.

Dans le passé, l'ensemble de ces procédures se sont avérées inefficaces et grandement dommageables aux échanges, au commerce.

Le confinement individuel aurait un sens pour des individus préalablement infectés parmi la collectivité. Dans le cas contraire, selon l'enquête téléphonique menée au Canada, en 2003, à la fin de l'épidémie de SARS, l'on a constaté des symptômes dépressifs, d'angoisse, d'anxiété, difficilement supportables pour 98% des personnes interrogées ; au point que ceux qui furent contaminés et confinés disent à postériori, en cas de récidive, préférer cacher leurs symptômes plutôt que de subir cette épreuve.

Malgré l'ancienneté, cette méthode d'enfermement n'a pas fait ses preuves et ce n'est en aucun cas une solution. De nos jours, vu qu'il n'existe aucun moyen préventif, ni traitement vraiment reconnu pour une épidémie telle que celle du Covid. De ce fait, les autorités rapidement dépassées par la survenue d'une pandémie réagissent sans discernement. Les dirigeants craignent aussi la surcharge de malades dans les hôpitaux publics dont ils ont restreint les moyens financiers, surtout depuis la crise financière de 2008. Se reporter à la critique avisée de sommités médicales, au chapitre précédent, 14.

Dans tous les cas le déconfinement posera de nombreux problèmes : Faudra-t-il des masques pour tous et les quantités fabriquées seront-elle suffisantes – Les protections pour le grand public, surtout pour les plus pauvres, seront-elles gratuites – Le nombre de tests fiables sera-t-il suffisant – à titre individuel, pourra-t-on savoir si l'on est immunisé – Comment savoir où se situe la recherche sur les traitements – Le traçage des populations sera-t-il compatible avec les libertés – Les enfants contribueront ils à propager la maladie – Que pourra-t-on faire si le virus perdure ou s'il se propage à nouveau ?...

Chapitre 16

La convention de l'ONU contre les armes bactériologiques

Les Conventions pour l'interdiction des armes bactériologiques – CIAB

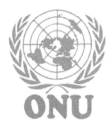

Historique, en 1925, suite au désastre de la première guerre mondiale, le protocole international de Genève interdisait l'utilisation de poisons, de gaz asphyxiants... mais il n'en interdisait ni la production, ni le stockage ; de sorte que plusieurs pays mal intentionnés les ont utilisés sans risque pénal.

Le programme bactériologique militaire des USA débuta officiellement en 1942 sous l'égide d'une agence fédérale, la War Reserve Service – WRS. Elle comprenait une unité de recherche située à Camp Detrick dans le Maryland, deux sites de tests dans le Mississipi, l'Utah et à Terre Haute dans l'Indiana. Dès 1943, des essais furent menés avec B. anthracis et Brucella suis. Essais concluants, excepté des difficultés de confinement lors de la mise au point des procédés de fabrication avec Bacillus subtillis empêchant de passer à un stade de production industrielle.

5000 bombes emplies de spores B anthracis furent produites à Camp Detrick, où les recherches continuèrent après la guerre. Sous promesse d'impunité, des biologistes japonais de l'unité 732, dont ISHII et KITANO, livrèrent leurs résultats aux militaires US. Ce programme fut relancé lors de la guerre de Corée. Une nouvelle installation de production d'agents pathogènes fut construite à Pine Bluff dans l'Arkansas, sur la base de normes sécuritaires élevées.

La production débuta en 1954 ; des essais sur des animaux furent menés à Camp Detrick, dans des zones désertiques isolées et sur des barges dans le Pacifique. Des essais de détonation de munitions bactériologiques eurent lieu à Fort Detrick dans des sphères étanches de 1000 m^3.

À partir de 1955, des essais sont faits sur des volontaires exposés à des aérosols de Francisella tularensis et de Coxiella burnetti ; sachant que la plupart des études techniques (production, stockage, aérosolisation) et les essais de systèmes d'armes ont été menés avec des agents non pathogènes (B. subtilis et Serratia marcescens).

En 1949, puis en 1968, des essais réels de dissémination ont été menés dans les villes américaines de New York et de San Francisco avec des agents non pathogènes afin de valider les aérosols. À la fin des années 1960, les États-Unis disposaient d'un arsenal bactériologique complet. Pourtant, le 25 novembre 1969, le président Nixon annonça que le pays renonçait unilatéralement aux armes bactériologiques, qu'il ne se limiterait qu'aux recherches purement défensives. Les stocks furent progressivement détruits entre mai 1971 et février 1973.

Du côté Russe, l'on inaugura le premier laboratoire de recherche sur les microorganismes en 1928. À partir des années 1950, ce fut l'étude de la militarisation d'une dizaine de pathogènes, dont la maladie du charbon, la tularémie, la brucellose, la peste, l'encéphalite équine du Venezuela, le typhus, la fièvre Q et la toxine botulique. En 1952, un polygone d'essai ultra secret, en plein air, fut inauguré sur deux îles de la mer Aral à Komsomols et Vozrozhdeniye. De nombreux systèmes d'armes – missiles, bombes, obus – furent testés avec des agents et formulations diverses.

De 1960 à 1970, des laboratoires et entreprises civiles y ont participé. En 1966, elles furent réunies et intégrées au sein d'une branche industrielle de la Direction des industries microbiologiques – Glavmikrobioprom. Le 8 août 1970, le Comité central et le Conseil des ministres de l'Union Soviétique adoptèrent un décret permettant d'accélérer le développement de l'industrie microbiologique.

Ce décret prévoyait la création de nouveaux sites de recherche sur la base du réseau de laboratoires civils de recherche qui allait constituer l'épine dorsale clandestine du programme bactériologique militaire, débouchant deux années plus tard sur la création du Conseil scientifique et technologique de Biologie moléculaire et de Génétique.

En 1973, un nouveau décret compléta ce dispositif en instituant une entité nommée Biopreparat, regroupant 40 à 50 établissements de recherche, de développement et de production, des secteurs civils et militaires.

Biopreparat était impliqué dans le programme militaire de guerre bactériologique ; sur les 9000 scientifiques de Biopreparat, près de 2000 étaient des spécialistes des agents pathogènes pour l'homme. Cette organisation financée par le ministère de la Défense assura jusqu'en 1992 la mise au point d'un arsenal impressionnant, dont des missiles balistiques intercontinentaux contenant des pathogènes.

Parmi tous les autres pays détenteurs d'armes bactériologiques, citons l'Allemagne, la France, la Grande Bretagne, le Japon... Aujourd'hui, l'une des préoccupations majeures de la communauté internationale se rapporte à la sécurisation des collections d'agents pathogènes conservés par certains instituts. Elles se composent de plus de 10.000 souches, dont 109 pour le seul virus de la variole (contre lequel il n'existe aucun traitement efficace) à l'institut Vector de Novossibirsk. À Moscou, L'institut Ivanovsky dispose d'une collection de 2700 souches virales appartenant à 600 espèces de virus pathogènes.

En 1972, 144 pays ont voté la Convention « Biological and Toxin Weapons BWC[1] », visant à limiter les recherches sur les agents biologiques à visée destructrice, interdisant la production et le stockage d'armes bactériologiques modifiées génétiquement ou non.

[1] www.unog.ch/80256EE600585943/(httpPages)/04FBBDD6315AC72 0C1257180004B1B2F?OpenDocument   mots clés : the biological weapons convention

Toutefois l'utilisation d'organismes vivants spécifiques utilisables à des fins pacifiques était autorisée. Une clause paradoxale car les connaissances, l'équipement, pour les transformer en armes bactériologiques sont les mêmes. Toute plainte relative à un mauvais usage de ces agents doit être adressée au Conseil de Sécurité des Nations Unies – ONU.

Restait à pouvoir en vérifier les applications. En 1994 une tentative de vérification d'application des directives de 1972 prenait la forme d'un protocole de contrôle. Des inspections conduites par des experts pouvaient, partout dans le monde, lever le voile, ou intervenir suite à l'apparition d'indices suspects.

Mais en novembre 2001, ces négociations furent suspendues car les États-Unis s'y opposèrent, estimant que d'autres pays trichaient et que les inspections présentaient un risque d'espionnage.

Théoriquement, par procédure de vote, les autres pays auraient pu poursuivre les négociations jusqu'à ce qu'elles puissent aboutir. Mais ils ne l'ont pas fait estimant qu'en l'absence des États-Unis, pays à la pointe du progrès en la matière, ce protocole n'avait plus de teneur.

D'où l'émergence du protocole de Cartagena,[2] très proche du BTWC, spécifiquement basé sur la production, le développement, le transfert de technologie, le stockage, l'acquisition, la dissémination, de toute arme bactériologique composée de divers organismes vivants, modifiés, nocifs ; Ainsi que sur la prévention, la réduction, des risques élargis à la biodiversité, à la santé humaine.

[2]https://www.cbd.int/doc/legal/cartagena-protocol-fr.pdf mots clés : protocoles cartagena sur la prévention des risques biotechnologiques

Depuis de nombreuses décennies, aucun chef d'État, aucun individu, si puissant soit-il, ne peut prétendre être assuré d'une quelconque garantie d'application de ce type de convention onusienne. Ces traités sont violés en permanence par les dispositifs mis en place par les organisations de l'ombre, qui opèrent à l'arrière-plan des États.

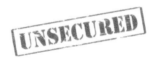

Chapitre 17

Les pulvérisations chimiques et bactériologiques venues du ciel

Ce chapitre permet de comprendre :

1- Qu'il est possible de pulvériser des pathogènes du ciel, tout en orientant les masses nuageuses dans une direction prédéterminée par des moyens très sophistiqués utilisant la force électromagnétique.

2- Que les pulvérisations d'aluminium, de produits chimiques, en grande quantité, pratiquées depuis des décennies, ont affaibli le système immunitaire et le système nerveux des populations occidentales, lesquelles devenues plus vulnérables sont particulièrement visées par des infections dirigées contre elles.

De 1961 à 1971, la guerre menée du Vietnam persistait car les américains étaient confrontés à la grande résistance des combattants Viet gongs. Ces soldats très résistants avaient une grande facilité à se cacher dans les forêts verdoyantes, à se nourrir seulement de cueillettes et de céréales procurées par les villageois. Confronté à cette phase de stagnation, d'échec, le haut commandement US décida d'écourter le conflit, non pas avec l'arme atomique, comme ce fut le cas contre le Japon, mais en utilisant l'arme chimique.

La stratégie consista à détruire le milieu végétal qui servait d'abri, de cachette, de nourriture, à l'ennemi. Monsanto, le fabricant de l'actuel glyphosate, désherbant très dangereux, fut mis à contribution pour produire un défoliant très puissant, ce fut l'agent orange, couleur des containers de ce poison, composé de dioxine. Un poison très persistant, s'accumulant dans l'environnement, dans l'organisme, en particulier dans le sol et les sédiments au fond des rivières, des lacs, des canaux. La production et l'utilisation sont interdites depuis 1987.

En 2003, l'on estima à 80 millions de litres la quantité déversée, dont 400 kg de dioxine. Jusqu'à dix pulvérisations successives, sur près de trois millions d'hectares, soit 50% des forêts de mangrove. Deux à cinq millions de vietnamiens du Sud furent contaminés.

Pour comparaison, en Italie, lors de l'accident de Seveso, un nuage d'herbicide, s'échappant de l'usine chimique ICMESA, contenant moins de 2 kg de dioxine, contamina, en vingt minutes, 1800 hectares, tua près de cent mille animaux d'élevage, et provoqua l'évacuation de la population, l'hospitalisation de nombreux enfants. En 2020, la population vit toujours dans un environnement contaminé de 358 hectares.

www.pinterest.fr/vermeulencather/chemtrails/mots clés : pilule rouge chemtrails images

Il existe de nombreuses photographies montrant en couleur l'épandage de produits chimiques et de métaux (aluminium, baryum). Certaines permettent d'observer une traînée centrale ressemblant aux couleurs irisées de l'arc-en-ciel (bleu/violet, jaune, rose), c'est l'effet irisé que produit l'aluminium partiellement vaporisé par la chaleur des réacteurs les plus proches de la carlingue.

De nos jours, en secret, les nombreuses pulvérisations, notamment d'aluminium, sont utilisées pour censément réduire le réchauffement de l'atmosphère en formant un écran réflecteur des UV solaires. Elles sont nommées chemtrails (chem de chimie, trails de traînées).

Ces traînées sont répandues par des avions militaires et surtout les gros porteurs civils de chez Boeing, équipés d'immenses réservoirs, qui sillonnent le ciel. Le contenu est préparé, élaboré, par les multinationales qui élaborent les insecticides et herbicides. Ils nomment cela « Geoingénierie » comme s'il s'agissait d'une technologie dotée d'une grande intelligence de l'environnement, de l'homme !

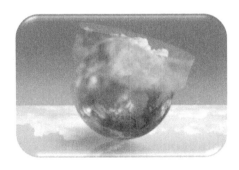

Comme on peut le voir dans toutes les villes de tous pays, le ciel est tapissé de formations nuageuses anormales, sortes de vagues ondulées, pulsées, de couleur orangée, bleutée, irisée (l'effet de l'aluminium pulvérisé par les avions).

Ces nouveaux nuages ne se déplacent pas forcément poussés par le vent, mais sous l'effet de hautes fréquences générées par un immense dispositif électromagnétique ultra puissant placé au sol, piloté par un système informatique de dernière génération ; se rappeler les propos de Gates « *l'on peut piloter les virus avec l'informatique* » il sait de quoi il parle !

Le ciel n'est plus aussi limpide, aussi bleu, qu'avant, tout le monde peut le remarquer. Sur tous les continents, au-dessus de toutes les régions, de toutes les villes, du monde, puisque 42 pays participent à ces déversements ; le territoire européen est entièrement pulvérisé.

De plus en plus de photos, vidéos, articles, révèlent ce phénomène sensé gérer le climat. Mais lorsque l'on en parle, il faut s'attendre à la même rengaine, la même réponse lourdingue « *c'est de la conspiration* ».

Après les pulvérisations, le niveau d'aluminium du sol est de 2000 à 7000 fois au-dessus de la norme. Les animaux proches du sol sont les premiers affectés, l'homme dans un deuxième temps, avec un niveau dépassant de 100 fois la normale. La pluie et la neige après ces pulvérisations contiennent un niveau toxique de 2000 à 7000 fois plus élevé que la norme la plus basse ; sans que la population ne se doute de quoi que ce soit. Une fois, en Espagne du Nord, alors que le ciel était tapissé de traînées denses en fin de journée, un paysan m'a dit naïvement c'est une réaction du soleil !

En Norvège, la contamination de l'herbe à l'aluminium est si élevée que les éleveurs de vaches sont dans l'obligation d'importer du foin. Les normes admises pour l'eau des rivières, des nappes phréatiques sont aussi largement dépassées.

Ces niveaux très élevés d'aluminium ne sont pas connus du grand public, parce que les instances gouvernementales en ont interdit la publication. Fait paradoxal, ces statistiques, très précises, proviennent des compagnies qui fabriquent ces poisons.

Mais à l'aluminium s'ajoutent des métaux radio actifs, de l'uranium appauvri, probablement du fluor, des fibres microscopiques (voir ci-dessous, au chapitre 18 la maladie des Morgellons) et du glyphosate (l'herbicide des pulvérisations agricoles sur des millions d'hectares, utilisé aussi dans les villes par les municipalités ignorantes) sachant que ce dernier, à lui seul, peut détruire tous les ensembles cellulaires de l'organisme.

Le docteur Klinghardt est une référence dans le monde médical pour ses travaux sur les nano poisons ; Il dit « *La pulvérisation de glyphosate (Roundup de Monsanto, ou équivalent), d'aluminium, ajouté aussi aux vaccins, en présence de fréquences électromagnétiques des téléphones portables, de la Wifi, des ondes de basses fréquences en phase de retour de la ionosphère*[1] – *qui désactivent les enzymes spécialisées à élimination des toxines, suffit à mettre à genoux l'humanité, à la rendre débile, sur une période de deux générations* ». Globalement, c'est exactement la situation vécue de nos jours !

[1]Mon livre « Les Technologies secrètes du Great Reset ».

Il dit aussi « *l'humain n'a plus les capacités de se désintoxiquer parce qu'un nombre incalculable de molécules toxiques ont envahi son environnement. Il est clair que les maladies chroniques, de dégénérescence, augmentent très rapidement, sans espoir de retour à la normale* ».

Au premier stade, les mitochondries sont détruites. Par analyse, l'on peut retrouver de l'aluminium dans chacun d'eux. Ils sont indispensables à la fonction de la cellule, à la base de la production d'énergie, de la respiration cellulaire.

L'aluminium pur, pulvérisé du ciel, enflamme les vaisseaux, les capillaires, du sang, le terrain est ainsi préparé à de nombreuses infections, dont la maladie de Lyme. Inflammation que l'on retrouve parmi les effets du Covid-19 ; se reporter au chapitre 4 effets sur le sang.

Les microfibres[1]microsphériques, enveloppées d'aluminium, pulvérisées du ciel, génèrent les maladies neurologiques, les troubles de l'anxiété, de la dépression, de la démence, la maladie de Parkinson, l'autisme. Le cancer du poumon augmente, alors que, dans le même temps, beaucoup de gens cessent de fumer. [1]Voir le chapitre suivant – La maladie des Morgellons.

En médecine cellulaire, le seul moyen connu de détoxification est la silice, le plus efficace, à prix accessible, c'est une spécialité élaborée en Russie, fabriquée en Allemagne, l'Enterosgel. Une cuillère à café *en plastique* dans un verre d'eau pure, trois fois par jour, entre les repas. Quand il fut avéré que ce produit pouvait enlever l'aluminium du cerveau, la vente fut aussitôt interdite aux États-Unis ! Disponible en France, Amazon par ex.

Le docteur Klinghardt a établi le lien entre ces nano poisons, la bactérie Borellia, à l'origine de la maladie de Lyme, et les malades atteints de Parkinson, d'Alzheimer, d'autisme, de sclérose en plaques, de sclérose latérale amyotrophique, dite maladie de Charcot, tous ont été infectés par la Borellia.

Dietrich Klinghardt vit aux États-Unis, il dit « *la grande majorité des américains sont des gens formidables, mais on les trompe facilement, c'est probablement la population la plus trompée au monde, nombre de sociétés font des expérimentations sur ce que consomment les gens, tandis que les politiciens sont payés pour se taire* ».

D'autres expérimentations américaines ont été conduites à l'extérieur du pays ; En équateur des politiciens ont été soudoyés pour permettre des pulvérisations de glyphosate sur de vaste zones urbaines. Des échantillons prélevés sur les populations ont prouvé que cela causait des dommages génétiques irréversibles. Dans un deuxième temps, l'essai de l'Équateur a été transformé à grande échelle aux États-Unis, sur de vastes zones urbaines pulvérisées par avion avec divers produits chimiques, dont du glyphosate, des prélèvements biochimiques le prouvent.

Les statistiques indiquent qu'il s'agit du pays ayant le taux le plus élevé au monde de maladies neurologiques. S'ajoutent d'autres pathologies : Hypertension, AVC, obésité, cancers.

En Allemagne, le glyphosate est pulvérisé au sol sur 90 % des forêts. En Amérique du Sud, cette pulvérisation est faite sur un grand nombre de cultures, pour l'homme et l'animal, par millions d'hectares.

La même technologie est utilisable pour pulvériser des virus, bactéries, microchampignons…

Voir cette vidéo, mots clés : youtube les effets des chemtrails sur la santé

Tous ces poisons déversés du ciel causent des dommages considérables aux arbres, se déposent sur les cultures, vidéo Mots clés : youtube chemtrails Alerte rouge colère noire 19 février 2017

Le témoignage officiel de ces expériences machiavéliques :

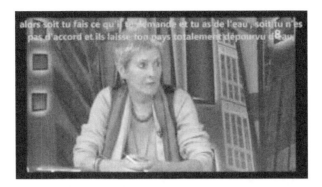

Josefina Fraile, députée espagnole au Parlement Européen "*Les conséquences de ces actions sur la santé des gens et la vie sur la planète sont incalculables*".

Vidéo, mots clés : Chemtrails SKYGUARDS 8&9 avril 2013 Josefina Fraile au Parlement Européen

Chapitre 18

La maladie diabolique des Morgellons

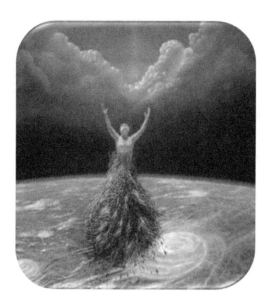

Tout d'abord ce chapitre corrobore le chapitre précédent, il permet de découvrir, de comprendre que des expériences démoniaques de nanotechnologie sont faites en secret et à grande échelle.

Elles visent l'organisme des populations occidentales, lesquelles sont à mille lieux de se douter de tout ce qui peut descendre du ciel en ces temps obscurs.

Les quelques reportages sur cette maladie ont été supprimés par les chaînes de télévision canadiennes et américaines, parce qu'ils sont terrifiants et imbibés d'activités obscures.

Cette pathologie a été répertoriée aussi en Australie, en Europe.

C'est une maladie mystérieuse de la peau, dont les symptômes semblent sortir d'un film d'horreur, qui plonge des milliers de personnes dans une vie de cauchemar. Les scientifiques lambda ne comprennent pas cette pathologie, ni ne savent comment la soigner.

Ce sont des éruptions cutanées avec démangeaisons persistantes, jusqu'à provoquer des lésions. L'individu a la sensation d'insectes ou de vers qui grouillent sous la peau. De mystérieuses fibres de couleurs différentes sortent de sa peau. Elles ont fait l'objet d'études à l'université d'Oklahoma et mystifient les médecins traditionnels qui ne parviennent pas à établir la correspondance avec les 800 fibres textiles connues et les dizaines de milliers de composés organiques connus.

Ces fibres rouges, noires, bleues, ont un aspect brillant sous la lumière, leur résistance est déconcertante, chauffées jusqu'à 600 degrés Celsius, elles ne brûlent pas.

Le Center US for disease Control a demandé à un groupe d'experts d'enquêter sur ce syndrome alarmant, car pour la médecine lambda cette maladie n'existe que dans la tête des malades !

Ces fibres tombent du ciel, sous forme de filaments, plus fins qu'un cheveu, qui s'animent sans la présence de vent. Dès qu'un être humain ou un animal les touche, comme le ferait un Alien, elles pénètrent son corps, puis en ressortent, se meuvent et se multiplient.

Hildegarde Staninger, spécialiste en toxicologie industrielle, docteur en médecine intégrative, femme très sociale, démontre que ces fibres sont des nano-robots issus de la nanotechnologie. Ils ont l'apparence de fibres textiles, mais en fait sont composés de divers matériaux et de microorganismes… ayant capacité à se mouvoir aussi bien à l'intérieur qu'à l'extérieur de l'organisme.

La personne infectée les ressent comme des insectes sous la peau et malheureusement en subit les conséquences sous forme de lésions qui ne guérissent pas. La maladie provoque de la fatigue invalidante, des troubles de la vision, un grand mal être, un désordre neurologique ; une ressemblance avec la fibromyalgie du fait des douleurs et des troubles du sommeil.

Des inventions bénéfiques perverties

Le 15 juillet 2015, à Bruxelles, le docteur Staninger fait une déclaration sous serment pour une patiente de cette maladie que l'on tentait de faire interner en hôpital psychiatrique.

Elle expose un argumentaire, incluant le brevet US 5054339 du 19 décembre 1990 et le brevet B1 du 7 janvier 2003, renvoyant à une centaine de brevets, relatant la capacité à implanter dans le corps humain une multitude de nano-cristaux, de fluides, de nano-objets...

Elle cita en particulier le brevet US 6503231 B1 décrivant un dispositif de micro-aiguilles d'un diamètre de 1 à 10 nanomètres, permettant le transport de molécules médicamenteuses, ou l'aspiration de fluides, à travers les tissus. Ces molécules sont composées de divers métaux, silicium, dioxyde de silicium, céramiques, de matériaux polymères.

Ce sont les mêmes matériaux que l'on retrouve chez les individus atteints de Morgellons. Elle démontre ainsi que ces avancées en nanotechnologie ont été perverties et utilisées pour des applications militaires à des fins manipulatrices, invalidantes, destructrices. Aux États-Unis, plus de 100.000 individus sont devenus les cobayes de ces programmes classés Top Secret ; L'expérimentation s'étend aussi à d'autres pays.

Elle dit « *Depuis 2003, je me suis spécialisée dans l'identification morphologique des effets pathologiques, toxicologiques, systémiques, provoquant des effets pathologiques, consécutivement à l'exposition aux nanomatériaux avancés (nanofluides, nanoparticules, nanobioéchafaudages, thinfilms : nanotissus, nanofils, artificiels)... du secteur de la nanotoxicologie et de la biométrie, dont l'implantation de micro-récepteur, permettant l'enregistrement télémétrique à distance de données et de surveillance* ».

En 2010, elle relate « *je reçois un échantillon provenant du docteur Michelle LEVASQUE, spécialisée en neurochirurgie, pathologiste en chef, du Los Angeles hôpital Cedar Sinaï. Elle me demande de faire une analyse chimique inexplorée (inédite) de matériaux de pointe sur un méningiome bénin (tumeur cérébrale)* ».

Le docteur Levasque dit de son côté « *ce n'était pas du tissu humain, mais du styrène, un composé de fabrication des plastiques, du polystyrène, ce matériau servait de support à une puce électronique implantée dans le cerveau de l'individu à l'aide d'une nano fléchette ; comme cela a été déclaré aux autorités judiciaires* ».

Voir le cas de cobaye – homme cyborg – de James Walbert, citoyen américain de la ville de Wichita, se reporter au chapitre 7.

En conclusion, le docteur Staninger dit « *Aux USA, l'on dénombre 60.000 personnes subissant dans leur chair les conséquences de nano fibres, nano cristaux, nano élastomères, nano-objets intracérébraux. Faute de trouver des médecins en capacité de faire un diagnostic précis, ces individus sont placés en psychiatrie* ». (1)

« *Ils sont à ce point atteints dans leur chair, dans leur esprit, qu'ils n'ont pas la force d'engager des actions en justice contre les instituts civils et militaires les ayant utilisés comme cobayes. Par ailleurs, il y a fort à parier que 99% des politiciens en charge de la santé publique ignorent totalement cette nano contamination provenant de la toute puissante industrie militaro-industrielle* ».

Source « La conspiration des élites n'est plus une théorie ».

Vidéo, mots clés : dailymotion du Dr Hildegarde Staninger morgellons www.dailymotion.com/video/x7ynss

(1) Ceci correspond aux travaux de la Quinta Columna, se reporter au chapitre 11 – au sous-titre Voulez-vous savoir à quoi correspond « l'Agenda 2030 » & le plan satanique du « Projet humain 2.0 », l'un des principaux objectifs du Cartel mondialiste ?

Chapitre 19

La convention de l'ONU sur l'interdiction de modification du climat

Incluant les pulvérisations aériennes de métaux, de produits chimiques, de virus, bactéries…

Ce chapitre n'explique qu'un échantillon des moyens et dispositifs existants !

La convention de l'ONU - ENMOD[1] 1976, sur l'interdiction d'utiliser des moyens, des armes, visant à modifier l'environnement, le climat, est actée. Cette formule législative mondiale démontre bien que ces moyens et ces armes existent, *n'en déplaise aux bêlants*. Les médias, aux ordres du système, l'ignorent, s'ils savent, ils n'informeront jamais le grand public, tenu sciemment dans l'ignorance de ces sujets cruciaux.

[1] https://ihl-databases.icrc.org/dih-traites/INTRO/460 mots clés : Convention sur l'interdiction d'utiliser des techniques de modification de l'environnement à des fins militaires ou toutes autres fins hostiles

Le parlement européen est largement informé sur la nature de ces manipulations environnementales, illicites, mais aucune action n'a été décidée, développement.[2]

[2] https://www.morpheus.fr/chemtrails-haarp-le-parlement-europeen-dument-informe/ mots clés : Morphéus chemtrails/Haarp : le parlement européen dûment informé

SKYGUARDS est une plate-forme civique internationale créée pour lutter contre les activités de modification des conditions météorologiques. Elle vise en particulier les pulvérisations aériennes clandestines de poisons, car elles constituent une menace pour la santé publique et la vie sur la planète.

Cet organisme civique favorise les rapprochements avec d'autres structures de ce type au niveau mondial.

Son statut est apolitique, sans lien religieux, mystique, paranormal, « *complotiste* ». Il s'engage uniquement à confronter les faits et les conséquences de la Geoingénierie, pour être à même d'agir à tous les niveaux possibles ; toute association, tout individu, peut y souscrire.

Son but, dévoiler la pulvérisation, aspersion, de produits chimiques, de drogues, faites pendant des décennies, sur les populations, à leur insu. Au mépris du principe de précaution le plus basique, violant ainsi les droits humains fondamentaux d'intégrité physique et psychique définis par les chartes et conventions nationales et internationales.

Le 8 et 9 avril 2013, à Bruxelles, SKYGUARDS a organisé un débat « *Au-delà des théories sur la modification climatique – La société civile contre la Geoingénierie* ». L'objectif consiste à dénoncer les pratiques de pulvérisations de produits chimiques à des fins de régulation du réchauffement climatique.

Le Dr Rosalie Bertell, chercheur, épidémiologiste, physicien nucléaire, prix Nobel alternatif de la paix en 1986, a dénoncé en 2005 les pulvérisations aériennes aux conséquences gravissimes pour la santé publique et la vie sur la planète ; Son expertise a fait l'objet d'un rapport sur la sécurité, l'environnement et la défense, présenté au Parlement européen en janvier 1999 par la députée Maj Britt Theorin.

Par la suite, d'autres députés (Breyer – Lannoye – Meijer –Higgins – Turmes – Childers – Rossi – Panayotov) ont questionné la Commission européenne au sujet de la pratique des pulvérisations aériennes clandestines liées à la Géoingénierie ; la Commission n'a pas pris en compte ces interrogations.

Nous sommes confrontés à un déni de la citoyenneté européenne commentait Josefina Fraile Martin, au cours d'un débat en 2013. En 2014, la Commission semble évoluer en acceptant de retenir la plainte de SKYGUARDS, sans pour autant vouloir fixer une date d'audition.

Josefina poursuit « *La science-fiction dans sa version obscure est devenue une réalité ; l'ionosphère est instable, ces scientifiques veulent la stabiliser afin de contrôler les communications* (nécessaire à divers dispositifs de l'US Force et de la NASA). *Ainsi que pouvoir de déplacer les masses nuageuses par la force électromagnétique pulsée, depuis des stations* terrestres, des nuages dirigés par un système informatique de 3e générations[1]. Ils peuvent aussi générer des cyclones, des tremblements de terre » – Ces applications inimaginables sont décrites précisément dans mon livre « Le Secret des Hautes Technologies – 2015.

[1]Se reporter aux chapitres 6 et 7 pour le déplacement de virus. Au chapitre 17 pour la pulvérisation ciblée d'aluminium et de produits chimiques. Au chapitre 11 pour le vaccin aux nanoparticules permettant de manipuler les gens à distance.

Un aperçu des moyens au XXe siècle

L'opération Popeye était une mission conduite par l'armée américaine de 1967 à 1972 ; l'objectif, prolonger la mousson en Asie du Sud-Est. Les précipitations incessantes ont perturbé la logistique de l'armée vietnamienne. Ce fut la première réussite de modification des conditions climatiques en temps de guerre, parrainée par le Secrétaire d'État Henry Kissinger, membre éminent et fidèle soutien du gouvernement occulte, et la CIA. Mais sans l'autorisation du secrétaire à la Défense de l'époque, Melvin Laird, qui avait catégoriquement nié devant le Congrès qu'il existait un programme de modification des conditions météorologiques comme arme tactique.

Extrait de la Convention ENMOD

Convention sur l'interdiction d'utiliser des techniques de modification de l'environnement à des fins militaires ou toutes autres fins hostiles – ENMOD – *principaux extraits :* Entrée en vigueur : 5 octobre 1978 conformément à son article IX (3). En vertu de son article VII, la Convention est conclue pour une durée illimitée.

Statut : Nombre de signatures : 48 – 16 des États signataires n'ont pas encore ratifié la convention ; États Parties [3] : 78.

[3]https://treaties.un.org/Pages/ViewDetails.aspx?src=TREATY&mtdsg_no=XXVI1&chapter=26&clang=_fr mots clés : nations unies Convention sur l'interdiction d'utiliser des techniques de modification de l'environnement à des fins militaires ou toutes autres fins hostiles

Dépositaire le secrétaire Général des Nations Unies.

Historique : La question des techniques de modification de l'environnement à des fins militaires ou toutes autres fins hostiles a été adressée à l'agenda international au début des années 70. En Juillet 1974, les États Unis et l'URSS ont décidé de lancer un débat bilatéral sur les mesures pour prévenir le danger de l'utilisation de techniques de modification de l'environnement à des fins militaires menant ainsi à trois séries de discussions en 1974 et 1975.

En Août 1975, les États Unis et l'URSS ont présenté des projets de textes identiques pour l'établissement d'une convention internationale dans le cadre de la Conférence du Comité du désarmement (CCD).

Après des négociations intensives, le texte a été modifié et un compromis a été trouvé sur quatre articles

La Convention a été approuvée par la résolution 31/72 [4] de l'Assemblée Générale des Nations Unies le 10 Décembre 1976 par 96 votes et 30 abstentions.

[4]https://www.un.org/french/documents/ga/res/31/fres31.shtml Mots clés : résolution 31/72 assemblée générale des Nations Unies 1976

Structure de l'ENMOD : La Convention se compose de 10 articles et d'une annexe se rapportant au Comité consultatif d'experts. Les accords interprétatifs relatifs aux articles I, II, III et VIII font également partie intégrante de la Convention. Ces accords ne sont pas incorporés dans la Convention mais font partie du compte rendu des négociations et sont inclus dans le rapport transmis par le Comité de la Conférence du Désarmement à l'Assemblée Générale des Nations Unies en Septembre 1976 (Rapport de la Conférence du of the Comité du Désarmement, Volume I, Assemblée Générale, documents officiels : Trente et unième session, Supplément No. 27 (A/32/27) [5], New York, United Nations, 1976, pp. 91-92).

[5]https://www.undocs.org/pdf?symbol=fr/A/32/27%5BVOL.II%5D(SUPP) mots clés Rapport de la conférence du Comité du désarmement volume II supplément n° 27 A/32/27

Champ d'application de l'ENMOD : Les États signataires s'obligent, s'engagent, à ne pas utiliser à des fins militaires ou toutes autres fins hostiles des techniques de modification de l'environnement ayant des effets étendus, durables ou graves, en tant que moyens de causer des destructions, des dommages ou des préjudices à tout État faisant partie (article I).

Il faut noter que des efforts ont été faits durant les négociations initiales ainsi qu'à la Conférence d'examen pour clarifier ou pour éliminer les clauses restrictives concernant les activités « ayant des effets étendus, durables ou graves » (comme la « Troïka ») ; néanmoins aucun consensus n'a été trouvé quant à leur suppression totale.

Technique de modification environnementale : Toute technique ayant pour objet de modifier – grâce à une manipulation délibérée de processus naturels – la dynamique, la composition ou la structure de la Terre, y compris ses biotes, sa lithosphère, son hydrosphère et son atmosphère, ou l'espace extra-atmosphérique (article II).

Contrôle de l'application de la Convention : L'article V de la Convention prévoit un mécanisme de consultation afin de régler les problèmes liés aux buts et à l'application des dispositions de la Convention ; celles-ci incluent l'établissement d'un Comité consultatif d'experts présidé par le Secrétaire Général des Nations Unies.

Processus de révision : Conformément à l'article VIII, cinq ans après l'entrée en vigueur de la Convention, une conférence des États signataires de la Convention doit être organisée par le Dépositaire à Genève, Suisse. L'article permet également, par la suite, à des intervalles non inférieurs à cinq ans, qu'une majorité des États pourra, en soumettant une proposition à cet effet au Dépositaire, obtenir la convocation d'une conférence ayant les mêmes objectifs. Si aucune conférence n'a été organisée dans les dix ans ayant suivi la fin d'une précédente conférence, le Dépositaire demandera l'avis de tous les États (constituant les) parties à la Convention au sujet de la convocation d'une telle conférence.

La première conférence d'examen de la Convention s'est tenue à Genève en Septembre 1984 avec la participation de 35 États membres. La seconde conférence d'examen a eu lieu en Septembre 1992.

Le document final de la seconde conférence d'examen a prévu que si aucune conférence d'examen n'était organisée avant 2002, le Dépositaire serait prié de demander les avis de tous les États signataires concernant la convocation d'une telle conférence, conformément à l'article III de la Convention.

Dans ce contexte, le Secrétaire Général des Nations Unies a demandé comme suit, aux États parties à la Convention leurs avis sur la convocation d'une Troisième conférence d'examen des États parties à la Convention. Étant donné que moins de dix des États partis ont répondu positivement à sa requête, le Secrétaire Général a fait circuler la suivante communication aux États parties de l'ENMOD : ...

La Convention ENMOD de 1984 n'est ni appliquée, ni respectée

Du côté Russe, voici deux exemples de violation de la Convention ENMOD

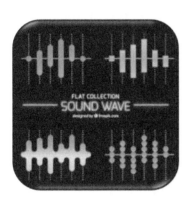

1- Une série d'explosions mystérieuses se produisirent le long de la côte atlantique américaine, au nombre de : 2 le deux décembre – 5 le quinze décembre – 2 le vingt-deux décembre 1977. Dans certains cas, l'explosion était accompagnée en direct ou en différé d'éclairs de lumière très vive.

Soucieux d'élucider la situation, le bureau fédéral américain de science & technologie et le Pentagone cherchèrent à s'enquérir auprès de l'ensemble des agences gouvernementales pour savoir si elles-mêmes étaient à l'origine du phénomène. Non seulement ce n'était pas le cas, mais aucune d'entre elles ne put livrer la moindre information.

Le Dr William Donn scientifique en acoustique à l'Université de Columbia précisa que ces explosions ne ressemblaient à rien de répertorié. Le 27 décembre 1977, le président Carter exigea un rapport complet sur le sujet pour savoir si cela avait une correspondance avec les expériences électromagnétiques (EM) russes. L'on en déduisit qu'il s'agissait d'une opération des Russes pour démoduler les ondes stationnaires de la côte atlantique.

Ce type d'explosion et d'éclair dans l'atmosphère peut être corrélé avec la théorie des tachyons, notamment la libération du potentiel énergétique, sous forme de photons, d'électrons, arrachés des molécules et de protons de l'atmosphère, de la haute atmosphère. (Mon livre Les technologies secrètes des Maîtres du monde).

Une modulation de fréquence non identifiée, puis des satellites US détruits.

Un bouleversement météorologique incita l'armée américaine à utiliser des satellites-espions pour évaluer la nature exacte des activités militaires russes. Ce qui incluait l'emplacement des sous-marins soviétiques dans tous les océans, leur repérage était rendu possible par la diffusion d'ondes de très basse fréquence émanant des propulseurs nucléaires en fonction.

Mais, pendant un laps de temps, ce type de signaux a été interrompu par une modulation de fréquence que les directeurs du Pentagone ne parvenaient pas à identifier, ni à interpréter. Jusqu'à ce qu'on les informe de l'utilisation d'ondes stationnaires EM russes.

C'était bien la source d'ondes de basse fréquence à l'origine des signaux inexplicables. À cette initiative américaine, les Russes ont répondu par l'utilisation de rayons laser ayant désorienté, puis éliminé, les satellites-espions US.

Un fait au prime abord démenti par le Ministère US de la Défense, sous prétexte de lueurs anormalement hautes et intenses issues de fuites de gaz de pipe-lines russes. Puis, le secrétaire de la défense Harold BROWN reconnut que deux satellites avaient été détruits par un moyen technologique « *à rayonnement électronique* ».

https://www.bibliotecapleyades.net/sociopolitica/esp_sociopol_firesky01.htm

Mots clés : Fire From The Sky Battle of Harvest Moon & True Story of Space Shuttles.

Voici l'une des stations Russes génératrices d'ondes électromagnétiques permettant d'élever la température de l'ionosphère afin de l'utiliser comme une immense antenne permettant en retour la réflexion d'ondes d'extrême basse fréquence – EM – en direction de l'atmosphère, de la Terre, des mers, des Océans, permettant sous les eaux la communication avec et entre sous-marins en grande profondeur.

Elle se trouve à Sira, près de la petite ville de Vasilsursk, à 100 km de Nizny Npvgorod. Elle est tout à fait similaire à l'installation américaine, et antérieure de plus de 10 ans. Sa capacité d'irradiation est de 190 mégawatts dans la gamme des 4.5 à 9.3 MHz, soit l'équivalent de la puissance d'une petite centrale nucléaire.

Traduction : Le domaine de la physique de l'espace cosmique, de l'atmosphère, de l'écorce terrestre et de la diffusion des ondes radio est basé sur l'utilisation de l'ensemble radio polyvalent СУРА SURA, installation expérimentale unique dans la Fédération de Russie.

Le projet ЦКП СУРА (CKP SURA) est dirigé par l'Institut de Recherche Radio-physique (НИРФИ) avec une large coopération des savants de l'école supérieure et des instituts de l'Académie des Sciences de la Russie. Les études scientifiques sur la base ЦКП СУРА (CKP SURA) seront réalisées en commun avec les savants de Nijni-Novgorod, Moscou, Kazan et Ioushar-Oli.

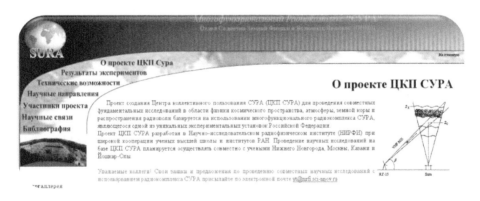

Du côté Nord-américain, l'on veut s'approprier la gestion définitive de la météorologie.

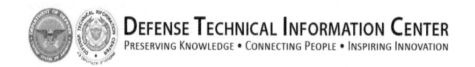

Le DTIC est le centre d'informations de recherche et d'ingénierie du Département américain de la Défense (DOD) – voici un résumé de ses objectifs : En 2025, les forces aérospatiales américaines pourront gérer la météo, c'est fait depuis plusieurs décennies, en mobilisant les technologies applicables aussi pour le combat. De tels moyens de guerre offrent des opportunités stratégiques.

Le but de ce document est de définir un futur système permettant de modifier les conditions météorologiques afin d'atteindre les objectifs fixés. La société civile y voit un dilemme semblable à l'utilisation de l'atome (l'arme atomique), il y a réticence et controverse pour les questions liées à la manipulation du climat, de la météo.

Nos objectifs visent à la modification des conditions météorologiques afin d'assurer le succès de nos missions, et pouvoir contraindre ou vaincre l'ennemi. Certains outils et moyens d'intervention existent aujourd'hui, d'autres pourraient être développés et/ou affinés à l'avenir.

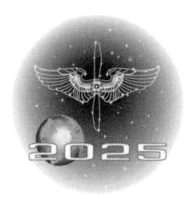

Projet législatif US : Le projet de loi 517 du Sénat américain de 2005 et le projet de loi 2995 de la Chambre des États-Unis pour la mise en œuvre d'une politique nationale de modification des conditions météorologiques. Ni l'un ni l'autre n'a été promulgué ; ça n'empêche ni son utilisation ni son perfectionnement.

Le projet de loi du Sénat américain de 2007 n° 1807 et le projet de loi du Sénat américain n° 3445 sont deux projets de loi identiques déposés le 17 juillet 2007. Ils proposent la création d'un conseil consultatif et de recherche sur l'atténuation des conditions météorologiques afin de valider le financement pour la recherche sur la modification des conditions météorologiques.

Accord entre les États-Unis et le Canada

En 1975, les États-Unis et le Canada ont conclu un accord sous les auspices des Nations Unies pour l'échange d'informations sur les activités de modification des conditions météorologiques.

Administration nationale océanique et atmosphérique des États-Unis. The National Oceanic and Atmospheric Administration– NOA* – tient les registres des projets de modification des conditions météorologiques au nom du Secrétaire au commerce, en vertu de la loi publique 92-205, 15 USC § 330B, promulguée en 1971.

[33*]https://www.noaa.gov/ mots clés : National Oceanic and Atmospheric U.S

Les Chinois reconnaissent l'importance que constitue la modification du climat, de la météo, ils sont en passe de l'utiliser pour améliorer le climat dans leur pays, sur leur territoire. À contrario, ils pensent que l'armée américaine continue d'utiliser les modifications climatiques comme une arme. *Wei, Zhou. Armes météorologiques – traduction par SCITRAN, Wright-Patterson AFB.*

L'on entre dans un domaine où rien n'est impossible. Cette folie hégémonique, arrivée à son paroxysme, laisse à penser que toutes sortes de manipulations du climat, de la météo, sont réalisables à tout moment. Ces moyens inimaginables seront très probablement utilisés pour déstabiliser l'économie mondiale, si le Covid-19 n'y parvenait pas à lui seul.

Parmi ces moyens, des phénomènes, apparemment naturels en période de bouleversement climatique, comme les ouragans, typhons, tsunami, tremblements de terre, à visée stratégique permettant d'influer au plan géostratégique, militaire, politique, commercial... Cela fait penser aux sept plaies d'Égypte de nature climatique, environnementale, grêle, ténèbres...

Ça ferait coup double 1) La déstabilisation complète du système économique et l'affolement des populations du globe. 2) Ce serait l'ultime démonstration permettant au monde entier de comprendre de l'urgence absolue de solutionner une fois pour toutes cet hyper dérèglement climatique caractérisé par ces cataclysmes en série, afin de retrouver des conditions de vie normales et durables.

Au plan viral, la manipulation contrôlée des conditions climatiques, météorologiques, permet d'assurer la propagation aérienne de pathogènes pour une possible deuxième vague de contamination sans éveiller l'attention de quiconque.

Au plan législatif, aucun chef d'État, aucun individu, si puissant soit-il, ne peut prétendre être assuré d'une quelconque garantie d'application de ce type de convention onusienne.

Ces traités sont violés en permanence par les dispositifs mis en place non seulement par les deux Superpuissances, mais aussi par les organisations de l'ombre qui opèrent à l'arrière-plan des États-nations, subtilement, sans éveiller le moindre soupçon des populations, lesquelles sont à très loin de comprendre ce qui se passe ici où là, au-dessus de leurs têtes.

Tout ceci est développé plus avant dans mon livre « *Les Technologies secrètes du Great Reset* » - série Omega.

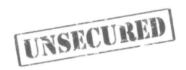

Le séisme en Turquie du Sud de février 2023, sans épicentre, l'objet de plusieurs répliques, provoquant près de 50 000 morts, a été provoqué par ce type de procédé électromagnétique ; Le président Erdogan agissant en gêneur, à un degré moindre que Poutine, pourtant suffisamment pour représenter un obstacle sur la route du Great Reset, devait être empêché politiquement, sans atteinte directe à sa vie.

Chapitre 20

La stratégie d'une pandémie planifiée

Comme évoqué dans l'introduction, depuis 2008, première crise du siècle, l'économie de terrain a pu reprendre un peu de tonus. En 2019, elle avait pu retrouver une certaine stabilité. C'est alors que brutalement surgit la crise, sans précédent, du Covid-19.

Est-ce un hasard, est-ce une fatalité ? Est-ce l'autre façon plus ruineuse de faire péricliter l'économie de terrain, d'endetter et de déstabiliser davantage les États ?

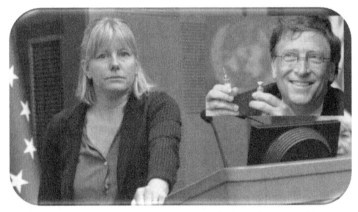

Les preuves et témoignages de la planification

Rares sont les hommes politiques ayant le courage de dénoncer cette planification faite avec le concours de haute finance. Voici le témoignage[1] audio-visuel, récent, très courageux, portant sur des accusations gravissimes décrites par la députée italienne Sara Cunial, devant le Parlement Italien.

Elle parle du groupe Bilderberg, d'État profond, dans le sens de gouvernement opérant à l'arrière-plan des États-nation – voir le schéma de l'organigramme de ce gouvernement occulte au chapitre 26, et le schéma du chapitre 11.

[1]Vidéo Témoignage de 11,48 mn :
www.youtube.com/watch?v=7ZynCYV2LE0 – mots clés : youtube Sara Cunial Parlement italien

Parmi l'élite mondialiste, la fondation Rockefeller, dès 2014, avait annoncé un plan pandémique[2] destiné à bloquer la population et à paralyser l'économie.

[2]Vidéo Témoignage https://www.youtube.com/watch?v=9sJrzDcbXFc – mots clés : youtube interview Harry Vox Elites Plan

Voici la vidéo surprenante[3], enregistrée en 2010, le Dr Paul Cottrel*, à l'époque il était probablement sympathisant, ou initié de la franc-maçonnerie (*possiblement un nom d'emprunt).

Il commente le témoignage d'une personnalité de sa connaissance ayant assisté à une réunion de la haute franc-maçonnerie anglaise, au cours de laquelle les organisateurs ont affiné leurs objectifs à l'échelle mondiale ; dont un plan incluant une pandémie, débutant par la Chine. Ce témoignage est véridique car les descriptions faites dans cette vidéo se recoupent avec celles décrites dans mon livre sur le rite maçonnique « Croyance et Sociétés secrètes des Maîtres du monde » édité en 2015.

[3]https://www.youtube.com/watch?v=dDkr8zW8PYc   mots clés : youtube Coronavirus outbreak was planned back in 2010

Les moyens mis à disposition des organisateurs de la stratégie sont largement démontrés dans le présent ouvrage, notamment aux chapitres 6 – 7 – 17.

Le risque de pandémie majeure figurait dans plusieurs documents prospectifs des services américains de renseignement et dans les livres blancs du ministère des Armées depuis 15 ans. Les détails qu'ils contiennent rappellent la situation actuelle. Le livre paru en 2008 « Le nouveau rapport de la CIA – comment sera le monde de demain » préfacé par l'historien Alexander Adler, était la traduction du rapport de prospective du NIC – National Intelligence Council – Centre de réflexion stratégique de la communauté américaine du renseignement.

En fait, ce n'était pas exactement le rapport de la CIA, mais une analyse approfondie de la situation post crise financière, faisant intervenir 2500 experts de 35 pays. L'étude portait sur les conséquences économiques de la crise financière de 2008 : le défi climatique, la montée en puissance de l'hégémonie chinoise, la perte d'influence des États-Unis et l'apparition d'une nouvelle maladie respiratoire humaine très virulente, extrêmement contagieuse, pour laquelle il n'existe pas de traitement adéquat.

Les auteurs en 2004 faisaient preuve d'une précision saisissante, ils disaient qu'à défaut d'un conflit global, jugé improbable, ils décrivaient l'autre scénario ayant capacité à stopper la mondialisation, la survenue d'une pandémie causée par des agents pathogènes de type coronavirus – SARS ; dont le foyer infectieux était situé au cœur d'une zone à forte densité de population et de grande promiscuité entre humains et animaux. Exactement comme à Wuhan où les premiers de Covid-19 ont été recensés à proximité du marché de la ville incluant la vente d'animaux vivants.

La suite du scénario évoque des voyageurs qui diffusent le pathogène sur d'autres continents, cela en dépit des restrictions sur les déplacements intercontinentaux. Page 30, les auteurs précisaient que la globalisation serait remise en cause si la contagion de la maladie paralysait les échanges commerciaux sur une période de temps suffisamment longue pour contraindre les gouvernements à dépenser des ressources considérables notamment dans le secteur de la santé.

Treize années tard, en 2017, un nouveau rapport du NIC élabore trois scénarios de crise, l'un d'eux fut baptisé Islands. Il évoque une épidémie pour 2023 réduisant fortement le trafic aérien dans l'objectif de contenir la maladie. Plus étonnant, le rapport de 2004 décrit une série de réinfections, ou vagues successives, espacées de quelques mois touchant un tiers de la population mondiale et des morts par centaines de millions, provoquant la dégradation des infrastructures et des pertes économiques considérables.

Le 18 février 2017, Bill Gates, au cours d'une conférence de presse à Munich, dit redouter dans les prochaines années, une pandémie mondiale d'origine terroriste, pour comparaison il cite l'épidémie d'Ébola qui a sévi en Afrique de l'Ouest en 2014-2015 ;

En termes alarmistes, il dit « *les épidémiologistes estiment qu'un agent pathogène transmis dans l'air, se propageant rapidement peut tuer 30 millions d'individus en moins d'un an, la perte annuelle pourrait atteindre 570 milliards* ». Il dit aussi que la propagation à vitesse galopante d'un virus pourrait être programmée depuis un ordinateur !

Il faut rapprocher l'explication technique de Bill Gates d'avec celle du chapitre 6 « *transporter bactéries et virus* » et celle du chapitre 7 « *Comment procéder à une infection virale* », lesquelles décrives le moyen électromagnétique, piloté effectivement par un système informatique de 3e génération, permettant d'influer sur les masses nuageuses et sur les vents afin de guider la pulvérisation de pathogènes. Cela démontre bien que Gates connaissait ce dispositif dans le détail, il était parfaitement au courant du plan pandémique à venir.

En 2017, la même année que la parution du dernier rapport du NIC, Bill Gates de Microsoft, qui n'est pas un agent des services secrets US, se transforme tout à coup, au choix, en ange de lumière, en prophète de malheur, pour annoncer une pandémie mondiale se propageant rapidement. Pas si surprenant, quand on sait qu'il est membre du groupe Bilderberg depuis 2010, le gouvernement de l'ombre, opérant à l'arrière-plan des États-nation.

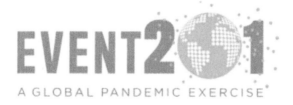

Le 18 octobre 2019, le Forum économique mondial, la vitrine du groupe Bilderberg, le véritable gouvernement mondial, avec le concours de l'université John Hopkins et celui de la Fondation Bill et Merinda Gates se sont réunis au Pierre, un hôtel de luxe de Manhattan, pour organiser une simulation de pandémie nommée « Event 201 ».

Selon l'investigation faite par le sénateur Robert Kennedy, d'autres réunions de ce type ont eu lieu en secret, en compagnie du n° 2 de la CIA. Même si les simulations de ce type sont reproduites chaque année depuis 2016, cette fois, il n'a pas été question de grippe porcine, aviaire, d'Ébola... mais de coronavirus, première coïncidence.

Bien évidemment la simulation met en scène non pas la Chine, s'était trop évident, mais l'Amérique du Sud, contaminée non par un virus qui s'échappe d'un laboratoire P4, mais à la suite d'une transmission du cochon domestique à l'homme, faisant 65 millions de morts. Conclusion de cette simulation, les gouvernements n'étaient pas préparés à cette éventualité, recevant la note de 40 sur 100.

Trente jours après cet exercice de simulation, le 17 novembre 2019, le premier cas documenté du Covid-19 apparaît en Chine. Le 11 mars, l'OMS déclare une situation de pandémie, ayant pour origine la ville chinoise de Wuhan. Cela nécessite une étude de recoupements permettant d'établir le lien entre le scénario fictif et la réalité pandémique.

Première réaction, celle de Liljian ZHAO, porte-parole du ministère chinois des affaires étrangères, qui cherchait à savoir si le Covid-19 pouvait provenir de l'armée américaine, ce que les médias occidentaux ont évité de rapporter. De son côté, le chef de la défense civile iranienne a déclaré que le coronavirus pouvait être une attaque bactériologique contre la Chine et l'Iran, l'ennemi notoire, dont l'élite gouvernementale a été particulièrement touchée par ce virus.

Par contre la presse occidentale s'est empressée de dire, sans aucun fondement, qu'il s'agissait d'une infection transmise par zoonose au sein d'un marché de fruits de mer et d'animaux sauvages de Wuhan. Même si l'institut de virologie de Wuhan a des liens étroits avec le Galverson National Laboratory de l'université du Texas, l'un des plus importants programmes de défense bactériologique du Pentagone, il n'existe aucune preuve que le gouvernement chinois soit à l'origine de l'épidémie du Covid-19, pas plus qu'il ait un passé de guerre bactériologique.

Ce qui n'est pas le cas du gouvernement US, impliqué de longue date dans la fabrication et l'utilisation d'armes bactériologiques, depuis la guerre de Corée en 1950. Lorsque la Corée du Nord et la Chine ont accusé pour la première fois les États-Unis de recourir à la guerre bactériologique – GB – et en Corée, ces accusations considérées comme un canular, furent aussitôt rejetées par Washington et par l'OMS. Au cours des décennies suivantes, les États-Unis ont maintenu leur déni alors que le débat scientifique sur ce sujet divisait les opinions.

Cependant, un rapport non censuré datant de 1952, issu d'une enquête du Conseil mondial de la paix, conduite par une commission scientifique internationale dirigée par Sir Joseph Needham, biochimiste britannique très réputé, n'a été mis au jour qu'en 2018. Elle présente de nombreuses preuves et allégations qui dénoncent le côté américain, incluant des témoins oculaires, des preuves photographiques, des aveux documentés de prisonniers de guerre américains.

L'enquête indique aussi des liens directs entre le programme américain de GB et le programme de l'unité 731, une unité clandestine de GB et d'armes chimiques du Japon impérial de la Seconde Guerre mondiale. Pendant la guerre froide, les chercheurs japonais ont été secrètement amnistiés et recrutés par les États-Unis en échange de leurs connaissances en matière d'expérimentation humaine, tout comme de nombreux scientifiques nazis, dans le cadre de l'opération Paperclip – voir aussi le chapitre 2. Les crimes de guerre bactériologique américaine ont été dénoncés par le scientifique Franck Olson, mort dans des circonstances mystérieuses en 1953.

Sur une cotation de 10 à 0, la prévision faite en 2004 qu'une pandémie puisse affecter l'humanité, au cours des quinze années à venir, sera estimée de 8 à 9. Que cette pandémie soit causée par un coronavirus de la famille du SARS, sera estimée 7 à 8. Que le foyer pandémique soit situé dans un endroit de de forte densité humaine avec un marché aux animaux vivants, caractéristique très spécifique à la Chine, sera estimé de 3 à 2.

Qu'il n'existe aucun traitement adéquat, par exemple la résurgence du virus de la variole, ou d'un autre pathogène, en vagues successives, sera cotée 3 à 2.

Que la pandémie à elle seule puisse remettre en cause le transport aérien, la globalisation, en paralysant l'économie sur une période assez longue et contraindre les gouvernements à injecter des sommes énormes, sera estimée de 1 à 2. Tous les paramètres des événements tels qu'ils se passent en 2020, comparés à ceux prévisionnés par l'Intelligence service US et ceux prophétisés par Bill Gates, sur la base des critères décrits en 2004 par le NIC :

1- La réinfection du SARS par vagues successives, espacées de quelques mois ; l'absence de traitement.

2- La déstabilisation très insuffisante de l'économie mondiale, à l'issue de la crise financière de 2008.

3- la remise en cause de la globalisation, mondialisation, consécutivement à la durée de la pandémie.

4- Le défi climatique, rejoignant par-là les mêmes prévisions consignées sur le rapport du Club de Rome de 1972 – *voir le chapitre 26.*

5- La montée en puissance de la Chine parallèlement à la perte d'influence des États-Unis.

L'addition de ces cinq macro-paramètres à eux seuls en aucun cas ne pourrait faire l'objet d'une étude sérieuse de probabilité. Il est impossible que de tels scénarios aussi complets, aussi précis, sur une période de seize années, ne se réalisent de façon aléatoire, par un hasard des plus macabres. L'hypothèse que de tels scénarios ne s'appliquent sans que les auteurs ne les aient planifiés jusque dans le moindre détail est absolument nulle. Tout était parfaitement conçu, soupesé, préparé à l'avance.

La première prédiction de pandémie mondiale virale remonte à mai 2009. Ce fut celle de Jacques Attali, Conseiller spécial du président François Mitterrand, fidèle soutien du Bilderberg Group. Il axe son présage sur la peur, disant que « *l'humanité ne peut évoluer significativement qu'à la condition d'avoir vraiment peur. Une épidémie de grande ampleur pourrait entraîner une perte de 3 trillons de dollars, soit une baisse du PIB mondial de 5 %. Pour y faire face, l'on devra mettre en place une police mondiale, un stockage mondial (probablement de matériel médical), une fiscalité mondiale, l'on en viendra à mettre en place les bases d'un véritable gouvernement mondial.* »

Les dernières preuves d'une pandémie planifiée

La Commission européenne – CE – préparait son rapport PASSPORT-Vaccins plusieurs mois avant que la Chine ne déclare les premiers cas de Covid dans la ville de Wuhan, l'objectif mettre la population sous totale surveillance d'ici 2022.

La dernière mise à jour de ce rapport de 10 pages se situe au troisième trimestre 2019, aussitôt suivie d'un sommet mondial sur la vaccination, organisé conjointement par la CE et l'OMS, intitulé « 10 actions en faveur de la vaccination pour tous ».

Le compte rendu de ce sommet souligne que malgré la disponibilité de vaccins sûrs, efficaces, la désinformation, la perte de confiance, la méfiance du public, en la valeur de la vaccination, nuisent au taux vaccinal mondial. L'on peut lire en filigrane, « *perte de bénéfice pour l'industrie pharmaceutique* ».

Le marché de la vaccination représente 27 milliards $, l'objectif est de 100 milliards d'ici à 2025, le vaccin du Covid-19 mis en perspective vaudra son pesant d'or pour les affairistes sans scrupules !

Source mots clés : 2022 a Vaccination Passport. The EU Keeps Quiet Over Suspicious Documents

Préparation au suivi des populations six mois à l'avance

En août 2019, la Fondation Bill et Melinda Gates a participé aux négociations pour déterminer qui obtiendrait un contrat de 100 milliards de dollars soutenu par le gouvernement américain pour le traçage des contacts ; six mois avant que la « pandémie » n'arrive aux États-Unis et quatre mois avant qu'elle ne se propage en Chine. Ces révélations ont été dévoilées sur le podcast de Thomas Paine and the Moore Paine Show sur Patreon par les deux enquêteurs ayant dénoncé la fraude fiscale massive de la Fondation Clinton lors d'une audition du Congrès en 2018. *Restait à organiser le grippage de l'économie réelle et angoisser les populations afin de les soumettre facilement au dispositif de traçage nécessaire au passage à l'ère du transhumanisme.*

Désormais l'ordre du monde est bouleversé, l'Europe est en grand danger

Pourquoi le chef de la sécurité de l'État d'Iran s'est-il plaint d'une attaque bactériologique visant son pays et la Chine ? C'est parce que les services secrets anglo-saxons savaient qu'un accord stratégique commercial et militaire était en passe d'aboutir entre la Chine, la République islamique d'Iran et la Russie.

Qu'il fallait trouver le moyen approprié de rompre, à tout du moins différer cet accord du siècle, discrètement, indirectement, subtilement, sans acte de sabotage, ni d'assassinat, ni d'empoisonnement, de leaders politiques ennemis, facilement traçables, à défaut d'actes militaires impossibles à mettre en œuvre en temps de paix.

Dans la panoplie de moyens ne restait plus que l'arme bactériologique pour casser le rythme de l'économie mondiale, déstabiliser tous les États du monde, apeurer les populations…

Toutefois, même si le monde entier continue à faire les frais de la crise du siècle, la volonté d'unification de ce puissant trio n'a pas fléchi pour autant. Tout au contraire la crise du Covid a renforcé la détermination de ces trois puissances d'unir leurs forces au plan économique et militaire sur la base d'un plan stratégique visant le court et le long terme.

Cet accord d'une portée considérable, d'une période de 25 ans, a bien été conclu en juin 2020. Il porte sur des investissements colossaux : 280 milliards $ dans le secteur pétrolier, gazier et pétrochimique et 120 milliards $ dans le domaine des transports et infrastructures, notamment pour la construction d'un gazoduc sur le parcours de la route de la soie, de la Chine jusqu'à Téhéran.

L'empire du milieu sera privilégié surtout au niveau du projet pétrolier. La crise du Covid en ralentissant brutalement l'économie mondiale a fortement réduit la consommation et le prix du pétrole, mais sans nuire vraiment à cet accord.

C'est l'inauguration historique d'une totale coopération militaire, incluant le développement de nouvelles armes, regroupant les forces navales, aériennes des trois puissances. L'Iran donne ainsi le contrôle du moyen orient et de sa rente pétrolière et gazière à ses nouveaux associés. Israël ne peut plus compter sur un appui stable des États-Unis, se retrouve donc en première ligne.

L'Europe déjà très affaiblie et très divisée, le sera d'autant plus que le gouvernement Trump annonce le possible retrait de 12.000 soldats américains d'Allemagne, ce qui ouvrirait la porte à l'envahisseur russe. Côté diplomatie, en cherchant à amadouer l'ours russe, les chefs d'État européens, en particulier Macron, se trompent lourdement.

Ce petit monde diplomatique n'a pas du tout compris que le président russe est un habile manœuvrier[1], sous son apparence pacifique, il cache habilement des sentiments très hostiles pour l'occident. L'Europe est la cible à portée immédiate des forces expéditionnaires russes.

Cette zone géographique sera annexée en quelques semaines seulement, sans aucun ménagement, avec férocité et grande brutalité.

L'on assiste au bouleversement de l'ordre mondial établi, tenu de main de fer par les États-Unis, depuis 1945. Vidéo sur cette page. i24L'"accord stratégique" entre la Chine et l'Iran semble avoir été conclu (New York Times).

[1]*En témoigne un rapport britannique de juillet 2020, rédigé par la commission parlementaire du renseignement et de la sécurité (ISC), démontrant l'ingérence, l'influence, la désinformation, côté russe, afin de favoriser le Brexit et provoquer un schisme en Europe.*

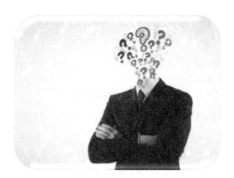

Semer le trouble et impacter fortement l'économie mondialisée,
Saborder le système socioéconomique originel

Pour le gouvernement de l'ombre, l'État – *profond* – ou gouvernement opérant à l'arrière-plan des États-nation, dont parle la députée italienne Sara Cunial, il est évident qu'il s'agissait de parvenir, cette fois, à désorienter durablement les États-nation, tout en semant le trouble, la peur, parmi les populations.

L'objectif premier, impacter fortement l'économie mondiale en quelques semaines seulement, afin de paralyser l'activité économique de tous les pays interdépendants, enserrés dans l'étau de la mondialisation.

C'est la deuxième vague de cette crise, plus grande, plus puissante, que la première consécutive aux effets sanitaires inattendus ; dont les conséquences sont plus percutantes, plus profondes, plus marquantes, que celles provoquées par la crise de 2008.

Il est évident que le niveau de gravité de la récession économique en cours, sera proportionnel à la durée des confinements successifs, impactant, chaque fois davantage, l'économie de terrain (chapitres 9 – 14).
À l'issue de chaque nouveau confinement, les conséquences néfastes pour l'économie seront exponentielles, comparables à l'énergie destructrice des vagues les plus puissantes d'un tsunami, détruisant le littoral, jusqu'aux infrastructures à l'intérieur des terres.

La propagande de la reprise économique bat son plein Par campagne télévisuelle interposée, ils ne cessent de rassurer les populations, « *l'économie va repartir, d'ici quelques mois seulement tout reviendra à la normale, comme auparavant !* » Les rouages de l'économie déjà ovalisés par la première crise de 2008 ne seront pas à même de redonner l'impulsion nécessaire à une reprise complète et durable. Toutefois, les grands théoriciens à la tête des gouvernements ne cherchent qu'à minimiser les conséquences de la crise du siècle.

Ne croyez pas un seul instant qu'une fois l'épidémie terminée, l'on connaîtra une reprise en V. Le monde se positionne seulement dans la zone que l'on nomme l'œil du cyclone, car les événements à venir vont redoubler d'intensité et seront plus redoutables que jamais.

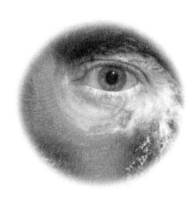

Ne pas oublier que les statistiques, les chiffres, sont maquillés, que l'on a affaire à des faussaires, des tricheurs, des menteurs invétérés. Il n'y aura pas reprise en forme de V, ni en forme de U, ou de bâton de hockey, car il n'y aura pas de reprise du tout. Un déclin extrêmement rapide de l'économie mondiale vient de commencer et sera dévastateur notamment dans les 6 à 12 prochains mois, à partir d'octobre 2020 ;

Que l'épidémie se termine bientôt ou non, la plus grande Dépression de tous les temps vient de commencer.

Pour conclure utilement ce chapitre, voir le témoignage éclairé de divers intervenants ; cette vidéo du 18/9/22 illustrera aussi très utilement le contenu de ce livre. Entrer les mots clés « *The Big Reset - Le documentaire non censuré sur la vérité de la pandémie, en VF* » sur le site crowdbunker.com – durée 2 heures 15 min.

La transition vers une autre pseudo gestion du monde

Le fil directeur du déroulement de cette crise nous permet de comprendre que l'économie est désormais durement dégradée, affaiblie, que le temps presse de repenser totalement le système économique planétaire, de refondre et d'unifier la finance mondiale. Pour l'élite du véritable gouvernement, les circonstances économiques et sociales sont donc propices à la mise en œuvre de nouvelles bases économiques.

Tout d'abord la mise en place d'une monnaie mondiale unique, garantie, sous forme de droit de tirage spécial du FMI – DTS ; mieux, adossée à un actif tangible, l'or par exemple (*l'immense trésor des religions se reporter au chapitre 28*) ; ou un mixte des deux formules, afin de tenter d'unifier l'économie mondiale.

Deuxième temps, permettre aux Chefs d'État de se décharger de leurs lourds fardeaux économiques et sociaux, devenus insurmontables, insupportables, mais sans faire de réel compromis pour conserver leur souveraineté. Les conditions du moment seront si difficiles, qu'ils accepteront volontiers la tutelle, la vassalisation, d'une nouvelle gouvernance du monde ; le fameux nouvel ordre mondial tant sollicité par les chefs d'État – voir les citations et vidéos au chapitre 29.

Ce sujet crucial est développé dans mon livre the Great Reset, le monde va basculer ».

Dissension chez les dirigeants politiques

Au sein des gouvernements de pays en plus grande difficulté, en Europe du Sud, France, Italie, Espagne, Portugal ; ainsi que Brésil, Inde, Afrique du Sud...

L'absence de solution à la crise, à cause de la succession de faillites d'entreprise, de la montée insupportable du chômage, de l'endettement ingérable des États, provoque parmi les dirigeants et les partis politiques de grands remous et de la dissension. La tension monte chaque jour d'autant plus que les populations se rebellent, se révoltent, exigent des solutions immédiates. La situation ne sera pas tenable bien longtemps

Tension accrue entre les États-Unis et la Chine

L'origine de cette pandémie est totalement inconnue pour une majorité de chefs d'État. Ce n'est pas le cas du président Donald Trump, en toute sincérité, ou de manière plus orientée du fait de son intention d'être réélu, il met à nouveau en cause la Chine dans la responsabilité de la crise.

Il menaçait de rompre toute relation avec cet empire, mais à l'avantage de l'Amérique qui y gagnerait 500 milliards de dollars par an, bon argument pour la population. Les sénateurs républicains ont présenté une proposition de loi permettant au président d'imposer des sanctions à la Chine si elle ne voulait pas contribuer, en toute transparence, à faire la lumière sur l'origine de la maladie.

Cette situation aggravée fait le jeu à plein du gouvernement occulte

Cette pandémie non seulement bouleverse et désorganise complètement les États du monde entier, mais de surcroît est en passe de mettre la zizanie et de faire monter dangereusement la tension entre les deux superpuissances. Cette conjoncture d'abaissement des nations, de tension géopolitique, fait le jeu du gouvernement de l'ombre, lui permettant de se positionner prochainement en sauveur du monde. À cette fin, tout est organisé pour que toutes les nations adhèrent de bon gré à une charte dont le fondement garantit d'assurer durablement la Paix et la sécurité[1].

Une condition tant nécessaire à l'instauration et à l'essor d'un nouveau système mondial. En janvier 2021, sans que les gens ne s'en réellement compte, lors d'une vidéo conférence, the Great Reset a été avalisé par tous les chefs d'État du monde, incluant la Chine et la Russie ; ne reste plus qu'à le ratifier officiellement.

[1]Se reporter au chapitre 30.

Si le niveau de gravité de cette crise était insuffisant

Alors soyez assurés que d'autres moyens seront déployés, au cours de la crise sanitaire, pour que la situation mondiale devienne intenable au point de céder bon gré mal gré à l'instauration d'un nouvel Ordre du monde.

Première option, une réinfection virale continue par pulvérisation aérienne, soit avec le même type de virus, soit avec un autre plus virulent, dans ce cas l'on dira qu'il s'agit d'une mutation du Covid-19.

Autre possibilité un virus porteur d'une autre maladie, ayant au niveau du génome une similitude avec le Covid-19. La possibilité de risque de réinfection, de multiples vagues virales, est intégrée à l'étude générale de la virologie. Donc rien d'anormal si elle se produisait plusieurs fois.

Deuxième option, si les conséquences économiques et sociales de la crise financière de 2008 et de l'actuelle n'y suffisaient pas, attendons-nous à l'inattendu : des ouragans, typhons, tsunamis, en série ; des pluies incessantes, de longues périodes de sécheresse, de grêle, détruisant les cultures.

Dans le contexte de l'aggravation du dérèglement climatique, tout le monde en subira les répercussions, mais personne ne saura faire le lien, le rapprochement. Des cataclysmes ciblés dévastant des zones géostratégiques déterminantes pour le commerce mondial ; Les moyens de les produire existent, preuves à l'appui[1].

Troisième option, une simulation holographique plus vraie que nature de l'envahissement de la terre par une flotte de vaisseaux spatiaux, ayant à son bord une horde d'extra-terrestres déchaînés contre les humains destructeurs des écosystèmes terrestres et de l'ionosphère, mettant aussi en péril la haute atmosphère qui les entoure. Par ce stratagème, ils somment les chefs d'État de faire cesser ce saccage, séance tenante, en se pliant aux impératifs d'une Constitution universelle de protection de l'univers et de tous ses administrés, sous peine de destruction.

Les moyens de produire cette simulation existent, preuves à l'appui[2].

[1] et [2] Tous ces moyens et les technologies associées sont expliqués précisément dans le livre « *Toutes les Technologies secrètes des Maîtres du monde* » première édition rédigée en 2013, éditée en 2015.

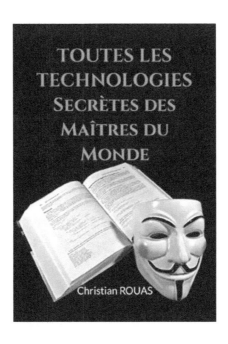

Organigramme des auteurs de la planification

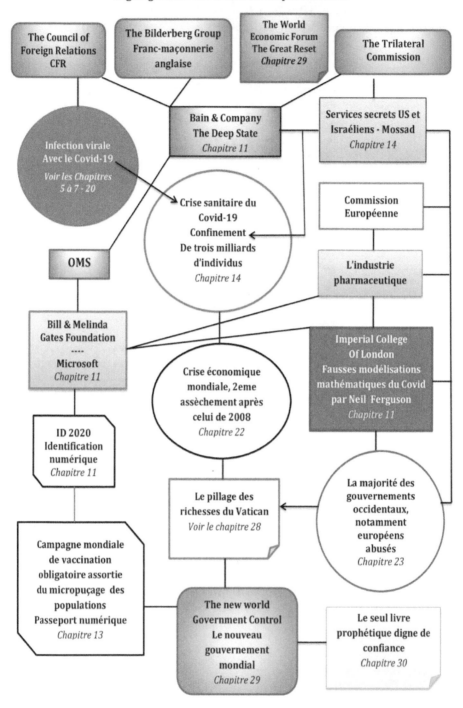

Chapitre 21

Les réactions systématiques des stupides disant c'est la théorie du complot !

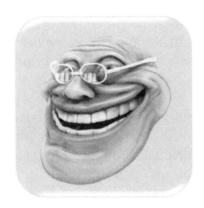

Super Plaidoyer pour défendre le complotiste !

C'est désormais officiel, puisque ce terme a fait son entrée dans le petit Larousse en 2012 !

Dès que l'on essaie d'expliquer l'anormalité des divers événements qui ont marqué le vingtième siècle, qui défigurent le vingt et unième, aussitôt l'on est qualifié de *complotiste*. Mais conspirer contre quoi, contre qui, puisque tout le monde peut constater, sans effort, que le système dans son ensemble se trouve dans une situation lamentable, sans aucun retour possible à la normale.

Qu'il s'agisse de gestion de l'économie des États, des banques privées, des banques centrales, ça ne tient qu'à un fil, tant c'est mal géré, tant c'est instable. Le plein emploi n'existe pas, trouver un travail ou le conserver relève du défi. La pauvreté ne cesse de croître, un immense désarroi se manifeste dans les rues, les bidonvilles, les maisons de vieillards sans ressources ; tandis que des gens, en petit nombre, ne savent pas quoi faire de leur immense fortune.

La santé des populations de pays riches ne cesse de se dégrader, le nombre de cancers ne cesse de croître, sans réelle solution médicale, alors qu'il existe des thérapies efficaces qui seraient accessibles à tous.

Mais « attention », si l'on en parle, si on explique qu'il existe de bonnes solutions thérapeutiques, l'on passe aussitôt pout un conspirationniste qui s'attaque au système de santé.

La qualité de l'air ne cesse de se dégrader dans les grandes villes. Bien avant le Covid, la population était dans l'obligation de porter des masques surtout au Japon, en Chine, pour essayer de se préserver des particules qui pénètrent au fond des poumons ; les gens sont incapables de voir ce qui se passe au fond d'une rue, tant la pollution est dense, envahissante.

L'on parle sans cesse d'écologie, de protection des écosystèmes, de protection des espèces animales, végétales, menacées, tout en passant sous silence l'extinction de dizaines de milliers d'entre elles. L'on cherche la paix, la concorde, entre les peuples, les nations, les gouvernements, via l'ONU, les ONG… sans y parvenir de façon juste et durable.

L'on établit des protocoles, Kyoto, Paris, ce sont des accords universels sur le climat et le réchauffement climatique, des mesures visant à protéger la planète. Cependant les pays signataires ont un mal fou à les faire appliquer, tandis que les États-Unis, autorisant l'exploitation du pétrole de schiste, favorisant la consommation de charbon, les transgressent sans le moindre état d'âme, le Brésil laisse la déforestation se poursuive en Amazonie.

Une infime partie de la richesse de quelques-uns suffirait à faire disparaître l'extrême misère de milliards d'autres. Mais il ne faut pas en parler, ni leur faire payer une juste proportion d'impôt, sinon ils n'investiront pas leur argent dans l'économie, ou le placeront dans un autre pays.

Si l'on ne positionnait sur le point de vue très étroit d'une majorité de gens pro système, ayant le profil non-complotiste, non conspirationniste, quel espace intellectuel resterait-il pour le questionniste ? Celui désireux de comprendre, de trouver la source, l'origine des immenses problèmes, insolubles enserrant l'humanité.

Il existe des aveugles nés qui donneraient beaucoup pour recouvrer la vue et profiter de beaux paysages colorés… Il existe aussi une autre forme de cécité, celle de ceux n'ayant aucune intention d'ouvrir leur esprit, pour mesurer objectivement une situation, fut-elle la plus élémentaire, à défaut d'être la plus crainte ! Tenter de discuter avec eux, de démontrer réellement les faits tels qu'ils sont, ne débouche sur rien de constructif.

En quoi consiste « *la théorie dite du complot* » ? C'est aussi l'expression type utilisée à chaque fois que l'on essaie de parler de l'existence, de l'activité, de réseaux occultes à l'origine des causes profondes de l'actuelle crise du siècle. Les individus de ce parti pris l'utilisent systématiquement pour mettre fin à toute discussion portant sur la thématique de l'origine réelle du mal.

En réalité, c'est un terme passe partout que l'on isole de son contexte, sans même savoir qu'il existe. Cette formule fut mentionnée pour la première fois en 1967 par la CIA afin d'attaquer tout individu ou tout groupement qui contestait à l'époque « *Le récit officiel* ».

Chronologiquement, l'expression « *Théorie du complot* » fut énoncée six ans après la déclaration officielle du président KENNEDY qui dès les années 1960 dénonçait ouvertement, courageusement, l'activité séditieuse des sociétés secrètes opérant dans les coulisses, à l'arrière-plan des États.

Avant censure, voir la vidéo témoignage d'un chercheur en épidémiologie à l'INSERM ; mots clés : le Dr Toubiana balance une bombe sur CNews « Cette épidémie est très banale » !

Voir la vidéo de J.F Kennedy - mots clés : youtube discours de J.F. Kennedy : Les sociétés secrètes.

De ce fait, aujourd'hui, cette conjecture n'a plus le moindre sens, sauf pour les froussards, les aveugles mentaux, qui l'utilisent en échappatoire pour esquiver ce sujet capital. Des individus dont l'esprit obtus s'est émoussé, faisant obstruction et dénigrant toute investigation qui pourrait être utile au plus grand nombre. Des résultats d'enquête sur la base de preuves, de vérités de premier plan, mais que l'on cherche automatiquement à dénigrer, à cacher.

Vidéo témoignage d'un homme politique et historien expérimenté

https://www.youtube.com/watch?v=BywKi8jAIag   mots clés : youtube François Fillon à Philippe de Villiers "*Les Bilderberg, c'est eux qui nous gouvernent*" – 21 novembre 2016.

Notez bien l'expression rapportée de François Fillon, ex Premier ministre de Nicolas Sarkozy « *Qu'est-ce que tu veux que je te dise : ce sont eux qui nous gouvernent* ». Sachant que Fillon est membre du Bilderberg group, the shadow government, depuis 2013, très probablement au niveau du troisième cercle, non décisionnaire, de ce groupe.

Notez aussi l'analyse de Jacques Attali, ancien ministre de François Mitterrand, fidèle soutien du groupe Bilderberg, il dit **«** *Le président de la République n'a plus de pouvoir* **»**. En fait, le complotisme, ce n'est que de la rumeur et du fantasme, surtout de l'obstruction systématique.

Concernant les livres de la série *L'Emprise du mondialisme* et de la série *Omega* tout est expliqué, recoupé faits et preuves à l'appui, n'en déplaise aux stupides !

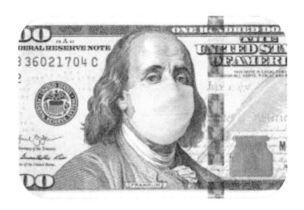

Chapitre 22

L'impact de la crise sur l'économie mondiale

« *Nous sommes au bord d'une transformation globale. Tout ce dont nous avons besoin, c'est d'une crise majeure et les nations accepteront le Nouvel Ordre Mondial* ». David Rockefeller, membre éminent du Bilderberg Group, le véritable gouvernement mondial, le 23 septembre 1994.

La crise financière de 2008, n'ayant pas suffi à faire plier les gouvernements mondiaux, celle du Covid, très probablement suivie d'autres répliques virales et/ou d'autres événements de nature environnementale, climatique, les fera se soumettre aux directives imparables d'un nouvel Ordre du monde, sans qu'ils sachent d'où proviennent ces fléaux, sans qu'ils ne se doutent de quoi que ce soit !

Dans une économie interconnectée, et mondialisée, confrontée à une récession, la perte d'un emploi en entraîne forcément deux à trois autres dans un intervalle de 3 à 12 mois ; Idem pour les faillites.

Pour la crise du siècle l'on assiste à la fermeture de d'un très grand nombre d'usines, magasins, commerces, bars, restaurants, hôtels, garages, lieux de sports, centres de loisirs... Sans espoir de réouverture.

La montée du chômage est vertigineuse pour les employés, les ouvriers, dans une moindre mesure pour les cadres ;

Les indépendants du commerce de proximité subissent l'inactivité partielle ou totale, les faillites se font en série...

Les reports de paiement, d'emprunts, de loyers, de taxes, d'impôts, pour des millions d'employés, ouvriers, d'entreprises, impactant les banques, les caisses des États surendettés et exsangues depuis la crise financière de 2008.

Contrairement aux effets d'annonce, le milieu bancaire européen, très fragilisé par la crise financière de 2008, ne disposait pas de fonds propres suffisants[1] pour faire face à cette nouvelle crise, surtout parce que les banques trichent [2].

[1] Mots clés : les banques s'épuisent course aux milliards fonds propres

[2] Mots clés : Fonds propres : les banques accusées de tricher

Depuis mars 2020, les banques européennes, dont les comptes en fonds propres étaient déjà falsifiés, se préparent à une année très difficile. Toutes sont dans l'obligation de faire des réserves de capital supplémentaires en vue de parer aux défauts de paiement de leurs clients ; ce coût du risque ampute lourdement leurs bénéfices, ou entraîne des pertes, à l'exemple de celles de la banque italienne Unicrédit plombée par 1,2 milliard € de provisions-risque.

Désormais l'économie réelle est sapée. Après le déconfinement, dans tous les pays du monde, toutes les composantes de terrain, entreprises, petits commerces, artisanat... ne fonctionnent plus comme auparavant, le rythme des affaires n'est plus le même, les recettes ne suffisent plus à garantir la rentabilité. Par exemple, les restaurants, les bars, les salons de thé, les coiffeurs, les Drug stores, les fleuristes, les librairies, de façon générale les petites et moyennes entreprises... ont ré ouvert, elles reçoivent à nouveau de la clientèle, mais en moyenne aux deux tiers seulement du rendement normal.

Le tiers de chiffre d'affaires manquant

Le tiers manquant fait toute la différence de rentabilité, il fait défaut pour dégager la marge bénéficiaire absolument nécessaire à la pérennité de chaque petite et moyenne entreprise. Comme si une partie du commerce mondial devenait du sable, glissant entre les doigts des mains. C'est de cette manière qu'au plan mondial, l'économie de terrain s'affaiblit, se déstructure, se délite de jour en jour, à un rythme sans précédent.

Évaluation générale de l'impact au plan mondial, au 9 avril

Le FMI, qui, avant 2008, n'était jamais intervenu pour aider les pays développés, annonce les effets :
- Ce sont les pires conséquences économiques depuis la grande Dépression de 1929.

- Il faut s'attendre à une récession prononcée dans le monde pour 2020.

- Il y aura une contraction du revenu par habitant attendue pour 170 pays.

- Une reprise est possible pour 2021, mais elle sera partielle car les pays seront confrontés à une incertitude extraordinaire sur la durée de la crise.

 - Les pays et les travailleurs pauvres sont durement touchés. Aux États-Unis, fin mars, 10 millions de personnes ont été inscrites au chômage, 11 inscriptions à la seconde ; fin avril 16,5 millions ont perdu leur emploi, au total plus de 49 millions de chômeurs. Ce pays, comme les autres, falsifie les données du chômage, mais à cause de l'afflux il devient plus difficile de maquiller données.

- Dans les pays émergents d'Afrique, d'Amérique latine, d'Asie, les sorties de capitaux se sont élevées à 100 milliards de dollars, le triple, à période équivalente, par rapport à la crise financière de 2008. *Après que tous ces rats auront quitté le navire, les économies de ces pays vont en souffrir cruellement* !

- Il faut protéger les consommateurs et les entreprises. Éviter que la pression sur les liquidités n'évolue en problème de solvabilité, ce qui laisserait une cicatrice sur l'économie mondiale et serait un obstacle insurmontable à un semblant de croissance.

- Il faudra que les gouvernements agissent rapidement pour dynamiser la demande par une action budgétaire coordonnée.

- Le FMI a comptabilisé les mesures d'aide économiques faites par les États, d'un montant de 8000 milliards $. De son côté, le Fonds dispose de 1000 milliards $ de capacité de prêts, bien en deçà des besoins réels de financement.

En théorie, selon la Banque asiatique de développement (ADB), l'impact de cette crise est estimé à 4100 milliards $. Mais sans tenir compte de crises sociales et financières, d'effets supplémentaires à moyen terme sur les systèmes de santé. C'est aussi en deçà des besoins réels de financement.

Personne ne peut prédire l'ampleur de la propagation de la pandémie, ni sa durée, ni une crise financière, souligne Yasuyuki Sawada de l'ADB. L'épidémie a provoqué un choc au niveau de la demande puisque les gens ont été confinés ; ainsi qu'un choc de l'offre car les entreprises ont souffert de pénuries de main-d'œuvre et de matières premières ; les chaînes d'approvisionnement se sont effondrées.

La mondialisation a positionné la Chine au cœur de chaînes logistiques extrêmement complexes. Les entreprises du monde entier en sont tributaires pour s'approvisionner. Le constructeur automobile Sud-coréen Hyundai a stoppé sa production, en cause une pénurie de pièces. En Europe, aux États-Unis, même scénario.

La Chine est le premier exportateur de composants électroniques, l'interruption de l'exportation provoque des blocages de production pour les entreprises utilisatrices dans le monde entier. Par exemple, en 2019, le Japon a importé 45 milliards $ de composants électriques et électroniques chinois. Le ralentissement chinois à lui seul a impacté le marché mondial du cuivre très utilisé dans l'industrie chinoise de l'automobile, de l'électronique, des appareils ménagers…

La diminution des transactions dans différents secteurs a entraîné le report ou l'annulation de nombreux marchés préalablement établis entre la Chine et les pays de tous les continents. De tous c'est la Chine qui porte la grande part de ce ralentissement, au second plan le reste de l'Asie

(Japon, Corée du Sud) l'Australie, l'Europe ; dans une moindre mesure l'Amérique du Nord.

Tout pourrait basculer en quelques semaines seulement si les principaux pays du monde étaient confrontés à une deuxième, troisième, vague de contamination (se reporter au chapitre 9). Et nous y sommes.

D'une façon ou d'une autre la situation va empirer

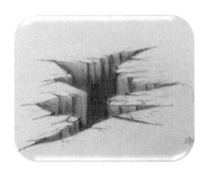

Le système très fragilisé avant cette crise, se trouve désormais en pré faillite. Si cela n'y suffisait pas d'autres événements planifiés, provoqués, se produiront. Soit une résurgence de l'actuelle pandémie, soit une autre similaire, soit des dérèglements climatiques intenses, apparemment naturels, désorganisant l'économie mondiale, détruisant les cultures dans certaines zones du monde, soit des simulations d'attaques extra-terrestres... Afin que le système dans son ensemble se retrouve au bord du gouffre.

C'est dans un tel contexte économique et social largement fissuré, qu'idéalement peut se présenter un dénouement inespéré. Une solution universelle bien échafaudée donnant aux chefs de gouvernement désorientés et aux populations éprouvées un regain d'espoir en un avenir paraissant durablement meilleur pour toutes les composantes de la société humaine.

Toutefois, en réalité, le pillage des richesses du Vatican et des autres religions sera le début de problèmes insurmontables. Se reporter au chapitre 28.

Chapitre 23

Les gouvernements empêtrés dans la gestion de crise

Voici le classement Top des 10 pays ayant géré au mieux la crise sanitaire, l'on peut ajouter le Portugal, en 11e position de cette liste.

TOP-10			
#1 ISRAEL	#11 SWITZERLAND	#21 THAILAND	#31 ESTONIA
#2 GERMANY	#12 AUSTRIA	#22 FINLAND	#32 MALAYSIA
#3 SOUTH KOREA	#13 CANADA	#23 LUXEMBOURG	#33 POLAND
#4 AUSTRALIA	#14 HUNGARY	#24 KUWAIT	#34 IRELAND
#5 CHINA	#15 DENMARK	#25 CZECHIA	#35 CROATIA
#6 NEW ZEALAND	#16 NETHERLANDS	#26 MONACO	#36 TURKEY
#7 TAIWAN	#17 NORWAY	#27 QATAR	#37 OMAN
#8 SINGAPORE	#18 UAE	#28 LIECHTENSTEIN	#38 SLOVAKIA
#9 JAPAN	#19 BELGIUM	#29 CYPRUS	#39 LATVIA
#10 HONG KONG	#20 VIETNAM	#30 GREECE	#40 SLOVENIA

C'est le Deep Knowledge Group de Londres – DKG – est un groupe de réflexion à but non lucratif, basé à Londres et Hong Kong, dont la mission principale consiste à l'analyse de données, particulièrement dans le domaine scientifique. Ce groupe a établi, à mi-avril, un classement des pays les plus sûrs face à la crise sanitaire causée par le Covid.

Ce classement se base sur 72 paramètres et critères, parmi eux la période de confinement, le respect des règles imposées, les mesures de soutien économique, la situation des soins de santé, la disponibilité des tests de dépistage et l'équipement médical ; le faible niveau de mortalité.

Ces données utilisées par le DKG proviennent de l'OMS, de l'université Johns Hopkins, du Centre pour le contrôle et la prévention des maladies – CDC et du Worldometers.

Pour l'après crise sanitaire, il faut bien noter que les données collectées par le DKG seront exploitées par le monde de l'économie et de la finance. Sur la base d'un tel classement, les entrepreneurs sauront quels sont les pays les plus sûrs pour investir à court ou long terme.

- Israël dénombre, au 25 avril, 200 décès pour 8,8 millions d'habitants ; La méthode du pays, est axée sur de nouvelles technologies de pointe, sur la gestion à poigne du Premier ministre. En comparaison, la Belgique a enregistré 6679 morts pour une population de 10 millions. Mais en juillet le pays procède à un reconfinement total de la population.

Un premier succès obtenu sur la base des 2 C : Commande et Contrôle, selon le conseil d'Alexander Kekulé, virologue allemand.

Le Premier ministre était à la télévision tous les soirs aux heures de grande écoute. Sans perte de temps, il a multiplié les initiatives. Les autorités ont rapidement fermé les frontières, refusant les avions en provenance d'Europe. Au préalable, les quarantaines de passagers arrivés de l'étranger ont été systématiques. Les services sanitaires ont imposé un confinement précoce doublé d'un traçage numérique de la population, permettant de savoir, via l'application gratuite « *Le bouclier HaMagen* », si l'utilisateur a croisé un porteur du virus.

- L'Allemagne – 83 millions d'habitants, a opté pour un confinement souple et le dépistage massif, plus de 100.000 tests par jour. A mi-janvier, alors que l'épidémie ne touchait que la Chine, les virologues avaient développé précocement, sur la base d'une détection du virus circulant en chine, un test de dépistage. Ce test transmis à l'OMS, aussitôt a été mis en ligne en partage gratuit avec le monde entier, afin que tous les pays puissent à leur tour lancer une campagne de dépistage massif.

En février, les laboratoires avaient déjà constitué un stock de tests, permettant au pays de prendre en charge très tôt l'épidémie, deux à trois semaines en avance sur les autres. Fin mars, un demi-million de tests de type PCR étaient effectués chaque semaine, permettant de placer tous les cas en quarantaine afin d'éviter toute propagation. Mi-avril, le déconfinement progressif débute, c'est probablement une erreur selon le Dr Christian Drosten, l'organisateur en chef de la gestion de crise. La suite dira qu'il ne fallait pas lui faire confiance.

Le gouvernement adopte un plan de soutien global jusqu'à 750 milliards € ; s'il le faut, sans limite, quoi qu'il en coûte au pays à court terme. Immédiatement 150 milliards € pour soutenir les emplois et les entreprises, 100 milliards € pour un fonds de stabilité économique afin de prendre des participations dans les entreprises.

Ce fonds apportera aussi 400 milliards en garantie de prêts en soutien des créances d'entreprises menacées de défaut de paiement ; et 100 milliards € pour des prêts en direction de sociétés en difficulté.

- L'Autriche – 8,6 millions d'habitants, a mis sa population sous cloche dès la mi-mars ; a fermé ses frontières ; le pays a fait procéder au dépistage systématique en cas de symptômes. Après un mois de confinement, les gestes du quotidien, acheter des fleurs ou un livre, sont à nouveau permis depuis le 14 avril ; mais les déplacements ont été limités à l'essentiel jusqu'à fin avril, les rassemblements de plus de 10 personnes sont interdits, les voyages à l'étranger sont déconseillés.

- Corée du Sud – 51,5 millions d'habitants, aucun confinement, aucune sanction, dépistage systématique de la population – Se reporter à l'interview de la Ministre des affaires étrangères au chapitre 14.

- L'Australie – 25,8 millions d'habitants et Nouvelle Zélande – 4,6 millions d'habitants, ont organisé une vaste campagne de dépistage, sur la base de *COVIDSafe*, une technologie Bluetooth gratuite, similaire à celle d'Israël, permettant de localiser les personnes ayant approché à moins de 1,5 mètre un porteur du virus. Les autorités sanitaires ont expliqué que cette application permettra de lever rapidement la plupart des restrictions.

En janvier 2020, l'Institut Doherty annonce la création d'un nouveau coronavirus à partir d'un échantillon obtenu d'un patient infecté, hors de Chine, afin de pouvoir vérifier et valider tous les tests, notamment de créer des anticorps tests, permettant de détecter le virus sur les individus avant même qu'ils ne présentent de symptômes.

La Chine a imposé le confinement strict, le port de masque obligatoire. Tout comme l'Australie, le pays avait, lui aussi, eu l'idée de séquencer le génome de ce nouveau coronavirus ; Le gouvernement offrait l'accueil sur le territoire chinois à tous les experts internationaux afin qu'ils puissent collaborer sur place avec leurs homologues chinois, en avance sur le sujet ; Mais la majorité des pays n'ont pas envoyé d'expert et se sont retrouvés largement pénalisés à cause de leur mauvaise gestion de crise.

- Taiwan – île de 23 millions d'habitants, aucune restriction, aucun confinement, dans les rues de la capitale toujours la même affluence, les marchés, les restaurants, les établissements scolaires, ouverts. Le pays a réussi à endiguer le virus sans mettre sa population totalement à l'arrêt ; Il a tout misé sur la prévention et beaucoup de précautions (distance et contrôle de température avec caméra thermique dans les écoles…). Toute la population se plie au port du masque obligatoire dans les lieux et transports publics, 10 millions en sont produits chaque jour, 9 masques par personne pour deux semaines. Surveillance obligatoire par géolocalisation pour tous les taiwanais. Interdiction des vols en provenance de la Chine ; pour tous les autres passagers, tests et quarantaine stricte.

- Singapour – 5,8 millions d'habitants, pays ayant une forte densité de la population, comme la plupart des pays voisins, n'a pas imposé de confinement, la crise est gérée dans le calme. Le gouvernement a émis des recommandations : éviter les voyages dans les pays à risque – se laver les mains souvent – utiliser proprement les toilettes publiques – prendre sa température – respecter la distance de sécurité, sous peine de sanction, jusqu'à 7000 $ – ne pas souffler la fumée d'une cigarette vers l'autre – en cas de symptômes respiratoires, porter un masque et téléphoner à son médecin pour connaître la procédure à suivre. Toutefois, en avril de nouveaux cas sont apparus dans les immenses complexes qui hébergent des travailleurs étrangers, d'où la mise en quarantaine de dizaines de milliers d'entre eux et fermeture des lieux de travail.

- Japon – 126,5 millions d'habitants, pays de forte densité humaine, 334 au km^2, rien de comparable avec les pays Européen, aucun confinement imposé. Les gouverneurs des régions pourront demander aux habitants de rester chez eux et aux commerces non essentiels de suspendre leurs activités ; aussi réquisitionner des bâtiments à des fins médicales.

Toutefois les autorités japonaises n'ont pas le droit de forcer la population au confinement, ni les commerces à fermer, ni à les sanctionner s'ils ne respectaient pas les consignes, tout repose sur le civisme. Le point faible est l'absence de tests généralisés et la pénurie de masques, ce qui peut augurer d'une aggravation des infections.

- Hong Gong – 7,5 millions d'habitants, fermeture des crèches et des écoles, télétravail pour les fonctionnaires, gestes barrières. Des centres de vacances sont transformés en zone de quarantaine, interdiction de réunions, de fêtes. Prise de température et dépistage massif par traçage des cas contacts, idem à Israël et à l'Australie. Ce dispositif de technologie Bluetooth (*communication entre Smartphones à proximité*) permet à chaque utilisateur de prévenir les autres utilisateurs qu'il a croisés sur les deux dernières semaines, lorsqu'il découvre sa contamination au Covid-19 ; dès lors chacun peut prendre les mesures de précaution, l'auto confinement, la demande de test…

Les trois tigres asiatiques, Singapour, Taïwan, Corée du Sud, sont ceux qui ont réagi le mieux à cette pandémie, cela ne signifie pas que l'épidémie est endiguée ; c'est l'avis de Pascal Rey-Herme et Olivier Lo, directeurs de la société International SOS, comprenant 1400 médecins répartis dans 93 pays.

- Portugal –10,2 millions d'habitants, a déclenché l'état d'alerte mi-mars avec des mesures moins strictes, confinement mais sans aucune sanction ; fermeture des écoles, bars, restaurants, régularisation des migrants… alors que le pays connaissait une embellie touristique sans précédent. Les Portugais ont fait preuve d'un grand civisme, d'une grande solidarité, à commencer par le Président de la République auto-confiné dès le 8 mars. Il s'agissait aussi de préserver la capacité d'accueil des hôpitaux, secteur sous-financé cette dernière décennie, tout comme la plupart des pays européens du Sud.

Si le pays a bénéficié d'un peu plus de temps (10 jours) que l'Espagne voisine pour se préparer, les autorités ont aussitôt impliqué les médecins généralistes, sachant que 80 % des malades n'ont pas besoin d'être hospitalisés. L'industrie textile a si bien collaboré qu'elle a songé à exporter sa production de masques. Bilan 40 fois moins de victimes que l'Espagne.

- Parmi les pays n'ayant au préalable jamais imposé la vaccination, ni le confinement total, citons les Pays-Bas, 17 millions d'habitants ; En Suède, les 10 millions d'habitants n'ont pas été suffisamment disciplinés pour respecter les conditions d'espacement et d'hygiène, se déplaçant librement dans les écoles, boutiques, bars, restaurants. Ils ont tout misé sur l'immunité collective. Malgré le niveau élevé de mortalité pour la Suède, ces deux pays restent des exemples. Ils ne veulent ni changer d'avis, ni subir la récession économique.

Les principaux pays d'Europe sont exclus du Top 40

- France – comme à l'accoutumée, le gouvernement est très réactif pour pénaliser la population par toutes sortes de sanctions. Par contre il a fait preuve de lenteur, de mauvaise gestion du financement nécessaire aux hôpitaux publics et de grande incompétence pour traiter cette crise. Tout et son contraire ! Des ordres contradictoires – insuffisance de respirateurs – un dépistage tardif et insuffisant…

Destruction du stock de masques provisionnés par le précédent ministre de la Santé, d'où l'annonce stupéfiante de l'inutilité du port de masques pour le personnel médical et hospitalier et pour le grand public. Le journal le monde révèle « *Le gouvernement affirme qu'il ne sert à rien de porter un masque, il décide de détruire le stock existant, au total 600 millions ont été détruits au cours du confinement* » démontrant une fois de plus l'hyper crétinerie du gouvernement Macron !

Le professeur Christian Perronne chef du service des maladies infectieuses à l'hôpital de Garches, professeur de maladies infectieuses et tropicales à l'Université de Versailles-Saint-Quentin, membre de l'OMS, confirme et accentue très fort l'incompétence absolue du gouvernement et de sa clique de grattes papier inopérants. Il trouve ahurissant la façon dont l'opération Covid a été mené et comment les autorités ont pu être manipulées à ce point par l'industrie pharmaceutique, étroitement liée à l'OMS, à la fondation Gates, Rockefeller… au gouvernement de l'ombre.

Le professeur Perronne est stupéfait de l'interdiction de la chloroquine (hydroxychloroquine) largement conseillée et utilisée dans les services de son homologue et ami le professeur Raoult, largement prescrite aux États-Unis ; mais opposée en France sous de faux prétextes par les suppôts de l'industrie pharmaceutique.

Il accuse le gouvernement français de mensonge d'État au sujet de l'inutilité de porter un masque, du non recours aux tests, de gestion catastrophique, de communication désastreuse. 20 à 25.000 morts sur les 30.000 enregistrés auraient pu être évités seulement lui en utilisant la chloroquine. Il dénonce une énorme histoire de corruption. *Il s'agit d'une bande de criminel au service de l'industrie pharmaceutique ; J'ai honte de mon pays, dit-il.*

Vidéo de son interview mots clés : youtube Pr Perronne ceux qui critiquent le protocole Raoult, malgré les preuves, sont achetés par les labos (16 juin 2020).

Son livre sorti en juin « *Y-a-t-il une erreur qu'ils n'ont pas commise ?*" chez Albin Michel, vendu à 100.000 exemplaires.

En ni une ni deux, le Conseil de l'ordre des médecins sous prétexte « *de propos controversés mettant en cause d'autres médecins* » ouvre un dossier à son encontre.

Ça rappelle le procès, aussi sous de faux prétextes, fait en 2016 au professeur Philippe Even, radié aussitôt après la parution de son livre « 4000 médicaments utiles, inutiles, dangereux » ; Un des rares médecins ayant bien compris à qui, à quoi, il avait à faire, ne craignant pas de dire tout haut que l'industrie pharmaceutique est la plus amorale, la plus corruptrice, la pire au monde ; le reflet d'un système général pourri à la racine.

Au plan budgétaire, pour commencer, le gouvernement prévoit 30 milliards € pour les services de santé et 110 milliards € pour l'économie ; avec possibilité de prêts pour les entreprises jusqu'à 300 milliards € et report de charges.

Philippe Varin, président de France Industrie dit « *On ne pourra pas durablement avoir la moitié des salariés du secteur privé payés par l'État* ». Mais ce budget n'est qu'un effet d'annonce pour apaiser les craintes, les tensions, les engagements ne pourront, se seront, pas tenus.

- Italie – La fédération médicale italienne critique l'État pour l'absence de données, de précisions, sur la propagation de l'épidémie – fausse comptabilisation des décès – gestion confuse en maisons de retraite, d'où une forte propagation de l'infection – Incapacité à fournir les protections individuelles aux personnels de santé – absence de traçage des individus ayant été en contact avec des porteurs du virus – mauvaise gestion des structures hospitalières et pénurie d'accueil des malades…

Pour commencer, le gouvernement prévoit 50 millions € pour la production de fournitures médicales ; Passant de 3,6 milliards € à 25 milliards €, pour l'aide aux familles, pour le secteur privé, des prêts jusqu'à 800.000 € par entreprise. Des mesures qui vont s'avérer bien vite insuffisante.

- Espagne – L'on note surtout la mésentente, la cacophonie, entre le gouvernement et les autorités régionales aux couleurs politiques dissemblables, en particulier la Catalogne sécessionniste. Le 3 avril, la représentante du syndicat de médecins CESM disait « *L'épidémie n'a pas la même ampleur partout, les capacités hospitalières sont inégales sur le territoire ; l'État centralise tout, le matériel ne nous parvient pas...* ». Sur fond de services de santé sous-équipés et surchargés, le gouvernement fait preuve de lenteur en tous points – tests tardifs et insuffisants – absence de traçage des individus ayant été en contact avec des porteurs du virus…

Le plan d'aide au chômage partiel, aux entreprises, est de 200 milliards €, dont la moitié sous forme de prêts, report de charges. Le versement d'une allocation de 421 € par mois aux chômeurs en fin de droit, pour une période de 11 mois. C'est le type de revenu universel que les socialistes espagnols préparent aux plus de 10 millions de pauvres parmi les 45 millions d'habitants. Des mesures qui ne feront pas échapper le pays d'une déconfiture économique et sociale ; comme le disait de son côté le chef du gouvernement « *Le pire reste à venir, en Juillet l'on annonce d'ici la fin de l'année 7 millions de chômeurs…* ».

La Grande Bretagne – Gertjan Vlieghe, membre du Comité de politique monétaire de la Banque d'Angleterre dit « *Le Royaume-Uni pourrait connaître une récession plus rapide et plus profonde que tout ce à quoi nous avons assisté au siècle précédent, voire depuis plusieurs siècles. Il est important de ne pas considérer la crise actuelle comme un simple choc d'offre, dans le sens d'une contraction temporaire.* »

- États-Unis – en 70ᵉ position, confinement variable selon les États, mise en place tardive du dépistage. Accord gouvernemental pour un déblocage de 1300 milliards $, le plus grand plan d'État depuis le New Deal de Roosevelt des années 1930 ; dont 100 milliards $ pour améliorer l'indemnisation du chômage.

Puisque l'utilisation de la planche à billets (quantitative Easing) s'avère un échec total, sur le conseil d'un ancien collaborateur d'Obama l'administration Trump envisagerait de distribuer à tous les citoyens, dont le revenu annuel est inférieur à 75000 $, du cash en direct. 1200 dollars par personne + 500 $ par enfant, afin qu'ils puissent faire face aux factures, loyers...

L'assurance-chômage sera allongée et étendue aux salariés indépendants. Des prêts gouvernementaux seront accordés aux petites entreprises en détresse. L'objectif consiste à tenir l'économie de terrain à flot, mais pour combien de temps ?

Pour Andrew Cuomo, gouverneur de New York, ce plan chômage n'est qu'une goutte d'eau, d'autant que le nombre de chômeurs va très probablement augmenter rapidement. James Bullard, président de la Réserve fédérale de Saint-Louis, l'une des 12 banques régionales supervisées par la FED dit *« 46 millions de personnes pourraient se retrouver sans emploi à court terme aux États-Unis. Il s'agit de personnes dont le métier implique des interactions avec le public, exactement ce que nos autorités sanitaires déconseillent de faire »*. Certains économistes s'attendent à une contraction du produit intérieur brut allant jusqu'à 15 % au deuxième trimestre 2020.

Cette idée d'hélicoptère[1] distribution de cash directement au grand public, n'est pas nouvelle, dès 2002, Ben Bernanke, futur président de la Banque centrale américaine – FED – l'avait aussi envisagée.

[1] Mots clés : wikipedia Helicopter money

Le tsunami d'expulsions, 28 millions d'américains n'auront plus de quoi se loger à la fin de l'été 2020. En juillet, 32 % des gens n'ont pas pu payer l'intégralité du loyer ou le remboursement de crédit. Les jeunes locataires, les gens à faible revenu, les familles noires et latino-américaines, courent le plus grand risque d'expulsion.

Europe, vu la chute rapide du quotient économique, la banque centrale européenne - BCE- en tandem avec la Commission européenne pourrait prendre l'initiative de distribuer du cash directement au public avant les USA.

Mais que feront les bénéficiaires de ce cash le mois suivant s'ils ne peuvent pas retrouver travail et rémunération ! Cela pourrait conduire à la mise en place d'un revenu universel,[2] l'Espagne pourrait être le premier pays à l'appliquer très chichement, car les caisses de l'État sont vides.

[2]Sujet anticipé sur mon blog https://crisemajeure.jimdofree.com/le-revenu-universel-prospective/ mots clés : crisemajeure.jimdo.com revenu universel

Le revenu universel, au rabais pour un grand nombre de gens aura pour conséquences une perte du pouvoir d'achat, une baisse de la consommation, de l'investissement, d'où la spirale conduisant à une récession qui cette fois sera chronique.

Cinq pays du Top 10 n'ont pas imposé de confinement aux populations saines.

Il serait intéressant de voir leur évolution économique à l'issue de la crise sanitaire, même si l'on sait par avance que tous les États, quelle que soit la manière, bonne ou mauvaise, de gérer la crise sanitaire, vont subir les effets de la récession mondiale, puisque toutes les activités marchandes sont interconnectées.

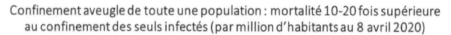
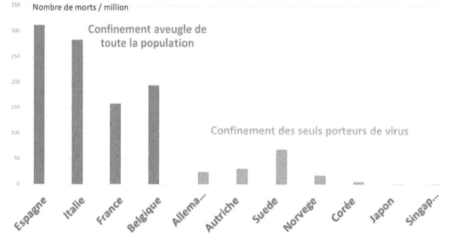

Les 5 erreurs magistrales des pays classés hors du Top 10

1- Se référer à l'étude de modélisation mathématique de l'Imperial College de Londres, incitant à confiner la population saine, modèle extravagant réalisé par l'épidémiologiste Neil Ferguson, placé sous l'influence de l'OMS, de Bain & Company, du shadow government et de la Fondation Gates – voir les deux schémas du chapitre 11.

2 Confiner inutilement les populations saines, paralysant ainsi l'économie et surendettant les comptes publics des États. Excluant d'emblée les avis pleins de bon sens d'experts virologues, infectiologues, nationaux ; par exemple en France, celui du professeur Raoult.

3 - Ne pas avoir pris en compte la proposition faite par la Chine de partager la connaissance du génome de ce nouveau virus. Le gouvernement offrait l'accueil sur le territoire chinois à tous les experts internationaux afin qu'ils puissent collaborer avec leurs homologues chinois.

4- Ne pas avoir pris en considération le test de dépistage précoce élaboré par les virologues Allemands, transmis à l'OMS, aussitôt mis en ligne en partage avec le monde entier, afin que tous les pays puissent à leur tour, sans tarder, lancer une campagne de dépistage massif.

5- Avoir réduit les moyens et le budget nécessaires aux hôpitaux publics au cours des dix années antérieures au Covid.

Avec un peu de bon sens, il suffisait de mettre en confinement seulement les individus atteints d'une pathologie respiratoire et cardiaque (bronches – poumons – voies nasales) pneumonie, bronchite, asthme, broncho-pneumopathie... surtout les plus âgés et les plus fragiles parmi les plus de 60 ans, retraités pour la plupart et laisser tous les autres circuler en liberté.

Mais, seulement sous condition de respecter le port de masque, de gants, la distance entre individus dans les lieux publics... En faisant ainsi, la crise économique, avec tous les effets pervers, déstructurants, n'aurait pas frappé si injustement les travailleurs, les petites entreprises.

Chapitre 24

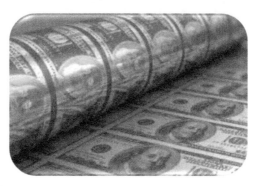

Conséquences économiques et sociales

Ça repart pour l'hyper endettement !

L'événement du Covid n'est pas la cause première de la crise économique qui ébranle le monde. Depuis la crise financière de 2008, l'économie réelle était très improductive, asséchée, le Covid n'a fait qu'amplifier la situation, en paralysant les échanges commerciaux.

Il faut bien comprendre que si cela n'y suffisait pas, d'autres événements surviendront, soit une réinfection continue, généralisée, du Covid, ou par un autre pathogène, soit de nature environnementale, sécheresse, inondations, grêle, ouragans, tsunami… car le système tout entier doit plier pour accepter les lois, apparemment bienfaisantes, d'une toute nouvelle gouvernance du monde.

- L'Union Européenne, propose d'emprunter en commun 750 milliards €, sous forme d'une dette mutualisée ; C'est sans compter avec l'opposition formelle de l'Allemagne et d'autres pays du Nord, en excédent budgétaire avant cette crise. Ces derniers refusent d'assister les pays du Sud en déficit systématique, dans l'incapacité chronique de gérer les comptes publics. La négociation a pu aboutir, désormais les pays du Sud, France – Italie – Espagne – Portugal… dont l'économie est exsangue auront à supporter une charge d'endettement insupportable, le risque de scission est extrême.

- Le FMI dit pouvoir mobiliser 1000 milliards €, si besoin.
- Le G20 va injecter plus de 5000 milliards $ dans l'économie mondiale.

- Les banques centrales se mobilisent aussi ; la Réserve fédérale américaine –FED - injecte 1500 milliards $ - La Banque centrale européenne – BCE – débloque 750 milliards €, un mois plus tard, elle augmente la mise à 1350 milliards € !

Elles auront à nouveau recours au Quantitative Easing (QE) à satiété, *des liquidités tirées du vide*, la politique de dernier recours permettant d'augmenter la masse monétaire en choisissant d'accroître leurs propres réserves, mais sans création de richesse correspondante.

La BCE va à nouveau prêter 1350 milliards € aux banques privées, deux fois et demi plus qu'en 2012, mais à condition que les banques privées bénéficiant de cette manne la réinjectent dans l'économie, les entreprises, les particuliers, en difficulté à cause de la crise. Cette fois, la BCE joue la vertu, elle n'accordera aux banques des taux d'emprunts négatifs, jusqu'à moins un pour cent, c'est inédit, qu'à la condition d'ouvrir très large l'accès au crédit, sachant qu'à 75 % c'est le mode de financement le plus utilisé en Europe.

Sur la première année de remboursement des 1350 milliards, le grand gagnant serait le milieu bancaire, son bénéfice pourrait s'élevé à 6,5 milliards €, la première année. Ce milieu en grande difficulté financière a tout à y gagner. Mais les banques seront partagées à cause de la nécessité de reconstituer leurs fonds propres mis à mal par la crise, condition inappropriée jusque-là pour ouvrir l'accès aux crédits en direction de l'économie de terrain.

Il est probable qu'elles jouent sur les deux tableaux, ramasser la manne qui tombe du ciel à point nommé sur le sol d'une économie désertifiée, la redistribuer, sans trop y regarder, aux acteurs de l'économie réelle, qu'ils soient, ou pas, en grande difficulté, qu'ils puissent, ou pas, rembourser leurs emprunts, afin de profiter au premier rang des intérêts proposés en retour par la BCE, lesquels permettront au milieu bancaire de reconstituer ses fonds propres.

Dans tous les cas, les banques pourront en tirer profit, mais sans pouvoir booster l'économie dont les rouages sont ovalisés depuis la crise financière de 2008. Procéder à une hyper lubrification de ce chariot déglingué ne le fera pas avancer plus vite !

En temps normal, pour pouvoir créer de la monnaie, la banque centrale d'un pays doit disposer de compensations à l'actif de son bilan, en l'occurrence de l'or, des réserves de changes et des titres (obligations d'État...).

A l'instar de la Banque du Japon qui utilise le QE, la planche à billets, depuis plus de vingt ans, la BCE se retrouve à son tour prisonnière dans le tonneau des Danaïdes. Dans la mythologie grecque, les Danaïdes sont les cinquante filles du roi Danaos. Après avoir épousé leurs cousins, elles les tuent le soir des noces, puis sont condamnées aux enfers où elles devront remplir éternellement des jarres percées.

De la même façon, depuis 2008, la BCE, la FED et la BOJ (Japon) n'ont cessé de déverser profusion de liquidité, par centaines de milliards mensuels, en direction des marchés financiers et des banques privées. Au final, pour de bien piètres résultats puisque la croissance n'a pas suivi. Ceci au prix d'une planche à billets, d'une monnaie de singe, extrêmement coûteuse, dont on ne mesure pas encore toutes les conséquences négatives sur le long terme.

Cette profusion de liquidités n'a profité qu'aux marchés financiers, l'on 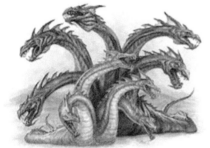 dit qu'ils rebondissent après une chute, après une sévère correction. En fait, les puissances de l'argent semblent indestructibles. Elles sont comparables aux têtes de l'hydre de Lerne ayant capacité à se régénérer aussitôt après avoir été tranchées.

Ces marchés financiers, en constante expansion au cours des dernières décennies, ont pris un essor gigantesque, Voir mon blog, mots clés : crisemajeure.jimdo.com pourquoi la baisse des titres est-elle interdite en bourse ?

Les obligations perpétuelles ! L'ultime recours !

L'on apprend le 30 avril 2020 qu'une nouvelle tête de l'hydre, bien plus grosse et portant un masque pour passer inaperçue, incognito au carnaval de la finance, pourrait bientôt pousser sans qu'aucune des autres n'aient à souffrir de la guillotine ! Oui, c'est complètement inédit !

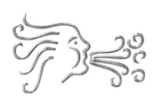
Le milliardaire George Soros, fidèle soutien du Gouvernement de l'ombre, a soufflé l'idée à la Commission européenne d'émettre des obligations perpétuelles à hauteur de 1000 à 1500 milliards € pour lutter contre les conséquences de la crise sanitaire.

- Premier avantage, aucune obligation de remboursement !

- Le deuxième, l'UE n'aura pas à les refinancer en effectuant des paiements pour les amortir, ni même à thésauriser (exemple avec un fonds d'amortissement) pour les rembourser !

- Le troisième, l'UE devra seulement verser des intérêts avec un coupon de 0,5 % (un Super Bonus) pour un coût annuel de 5 milliards (moins de 3% du budget de l'UE pour 2020).

- Le quatrième, puisque le marché financier (les bourses) ne pourra probablement pas absorber 1000 milliards € d'un coup (même avec sa gueule monstrueuse) le jeu des obligations perpétuelles permettra d'augmenter ce montant par tranches, sans nécessité de créer un nouveau tirage d'obligations à chaque fois !

- Le cinquième, ce serait un actif très attrayant pour les programmes d'achat - rachat de la BCE, désormais hyper spécialisée dans le rachat de titres toxiques. Puisque l'échéance d'une obligation perpétuelle est

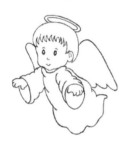
toujours la même (immuable, normal pour une perpétuelle, *c'est presque angélique* !), la BCE ne serait pas tenue de rééquilibrer son bilan comptable, *comme c'est bien arrangeant* ! Toutefois son actif est désormais mortifère puisqu'il est composé majoritairement de créances douteuses ou toxiques, rachetées aux pays et banques privées en pré faillite.

Au final ce type d'obligations échappera à toute comptabilité de par sa nature « *céleste, angélique* ». Une procédure hors du temps, invisible, au point que personne ne pourra ni les introduire, ni les faire apparaître, dans le bilan moribond de la BCE !

C'est aussi le moyen de limiter l'endettement massif, écrasant, que supportent les pays européens du Sud, depuis la crise de 2008. Ainsi que, par ailleurs, chaque américain qui dès sa naissance doit supporter une dette de 80.000$ à rembourser au nom de l'État.

Du côté de la Banque centrale américaine – FED –

Vu la fuite en avant de la planche à billets, le temps est venu de se demander si le remède de la FED de s'être engagée si profondément dans le rachat d'obligations du secteur privé est pire que la maladie d'insatiabilité qui caractérise les marchés financiers. A la suite des rachats d'obligations –Bons du Trésor US – de l'État fédéral, la FED porte désormais à bout de bras l'essentiel du secteur privé Nord-américain.

Les membres de cette banque centrale qui décident de la politique monétaire pour le monde, ne sont pas de simples fonctionnaires, ils sont tous multimillionnaires : The chair, Jay POWELL, 67 ans, de 20 à 55 millions $, le président le plus riche de l'histoire de cette banque – Randal QUARLES, 62 ans, de 25 à 125 millions $ – Richard H. CLARIDA, 63 ans, de 9 à 39 millions $ – Michelle Bowman, 49 ans, de 2 à 11 millions $ – Lael Brainaird, 58 ans, de 3 à 11 millions $; source https://mattstoller.substack.com/p/every-federal-reserve-board-member

Pourtant les richissimes dirigeants de la FED, avec leurs trillons $ de monnaie de singe, à défaut de soutenir l'économie US, ne pourront pas soutenir continuellement les marchés financiers, comme ils ont su le faire jusque-là.

Par l'usage de la planche à billets, ils ne pourront pas non plus compenser la production industrielle qui doit faire face en 2021 à une pénurie de matières premières, bois, fer, cuivre, composés électroniques… Ainsi qu'à une pénurie de main d'œuvre dans tous les pays occidentaux.

Dans la courte période à venir, notamment après le pillage des richesses de l'Église catholique (se reporter au chapitre 28), ils n'auront plus le pouvoir de tenir à bout de bras la haute finance.

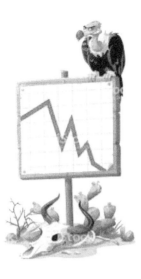
Contrairement à Moïse qui pouvait mobiliser la force de Dieu, les bras levés, pour retenir les murailles d'eau de la mer rouge, avant qu'elles ne s'abattent sur l'armée de Rames II. Dans le contexte de futur chaos post pillage, plus moyen de s'appuyer sur la puissance des banques centrales pour sauver le monde de la finance.

La seule entité, le seul Héraut, qui pourrait lui venir en aide, avant que ne se produise l'écroulement du système, est le programme de refonte complète du système monétaire et financier ; projet élaboré par l'élite, immensément riche, du nouvel Ordre mondial, positionnée aussi à la tête de la FED.

Dans tous les cas, l'aide financière promise par les États et les banques ne tiendra pas

Les pays ayant avancé des sommes considérables pour sauver l'économie nationale, dont les caisses sont vides, ne pourront pas tenir leurs engagements d'aide financière aux petites entreprises, ni d'indemnisation des chômeurs de longue durée, car ils sont surendettés depuis la crise financière de 2008.

L'aide des banques centrales ne sera d'aucun secours puisque les rouages de l'économie sont ovalisés. Pousser une charrette lourdement chargée dont les roues sont déformées ne la fera pas avancer d'un iota !

En 2020, banques privées sont en pré-faillite, mais elles continuent de jouer en bourse des sommes colossales, souvent en perdant plus qu'elles ne gagnent ; Il en résulte une accumulation d'obligations d'État, de titres divers (CDS – CDO – LBO...) ce sont les fameux actifs toxiques qui plombent la comptabilité des banques.

Lesquels ont été rachetés massivement par les banques centrales afin d'éviter leur faillite et la panique qui s'en suivrait parmi les clients qui se précipiteraient aux distributeurs de billets, aussitôt vidés de leur contenu, « the Bank-Run ».

Depuis la crise des Subprimes en 2008, la BCE chiffre officiellement le rachat d'actifs toxiques à 2600 milliards, ce chiffrage est faux. Le 6 juin 2012, le communiqué de Presse[1] de Michel Barnier, Commissaire au Marché Intérieur, précise que la Commission européenne a reconnu les aides accordées aux établissements financiers à hauteur de 4500 milliards €, soit 37 % du PIB de l'UE.

De toute l'histoire, c'est le plus grand transfert de dettes privées vers la dette publique, au détriment des contribuables.

A la crise de l'Euro s'ajoute celle des banques. Le plan du Bilderberg de sabotage de l'économie de terrain via les Marchés financiers a bien fonctionné, même s'il s'est avéré insuffisant en 2020, raison de la survenue du Covid et de la crise que l'on connaît.

[1] https://ec.europa.eu/commission/presscorner/detail/fr/IP_12_570

Depuis 2012, les rachats successifs d'actifs pourris, irrécouvrables, des banques, des assurances et courtiers de tous poils, par la BCE, est de l'ordre de 17.000 milliards €. Soit 21 % de plus que les 14.000 milliards € de production de richesses de l'Europe (PIB) ; mais sans que le montant de cette aide ne soit divulgué aux citoyens européens.

Les gouvernements de chaque pays européen du Sud, France, Italie, Espagne, Portugal, ont puisé des milliards d'euros dans les caisses de leur Banque centrale pour aider les banques et les sociétés d'assurance.

La France, sur ses fonds propres, a soutenu ce milieu à hauteur de 800 milliards. En 2004, avant de faire face à la crise des Subprimes, Sarkozy, ministre des finances, n'a pas trouvé mieux que de vendre 500 tonnes d'or, 20 % du stock de la Banque de France, pour alléger la dette du pays et aider les banques privées, totalement à contre-courant des cours de l'or qui explosaient à la hausse !

Les banques privées prêtent beaucoup plus d'argent qu'elles n'en ont en fonds propres ; pour y parvenir pleinement, elles empruntent massivement sur les marchés financiers à taux très faible, actuellement proche de zéro, pour prêter à un taux de 3 à 7 fois plus aux entreprises. Toutefois, malgré ce rendement élevé, plombées par la crise du Covid, elles n'accorderont pas aux entreprises en difficulté les crédits promis, soi-disant garantis par les États de l'UE. Elles couvriront, prioritairement, autant que faire se peut, leurs besoins en fonds propres, avant d'accorder du crédit aux entreprises en difficulté.

Dans tous les cas, pour respecter la norme, une banque qui prête 100 doit avoir 10 en fonds propres ; mais ce ratio prudentiel n'est pas appliqué surtout par les banques européennes, qui trichent par le moyen de logiciel truqué, dont le ratio moyen est de l'ordre de 50 ; Elles prêtent 50 fois plus que ne peut le permettre le niveau de leurs fonds propres. C'est le fameux effet de levier dont abuse dangereusement la majorité des banques européennes.

Dans ces conditions de vulnérabilité, de pré-faillite, il ne faut rien attendre des banques privées, elles n'accorderont pas les dossiers de demande de crédit qui permettraient de sauver de la faillite les millions de petites entreprises en grande difficulté à cause du Covid, même si les États leur donnent l'ordre de le faire. Le système financier comparable à un mort vivant, tombera définitivement sur le prochain obstacle, si les conséquences de la crise actuelle n'y suffisaient pas.

Fragilisée depuis la crise financière de 2008, la zone euro ne tient plus qu'à un fil

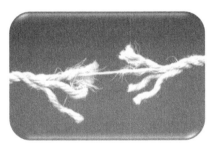

La banque centrale allemande, la Bundesbank, a transféré à la Banque centrale européenne – BCE Ses pouvoirs, mais sous certaines conditions :

- L'article 125 stipule qu'en aucun cas la BCE ne se portera au secours d'un pays défaillant, proche de la faillite (No bail out). Principe de base qui n'a jamais été respecté.

- L'article 123 précise que la BCE ne doit pas financer les pays en achetant, en transférant, directement, leur dette nationale (No monetization of budget deficits by the ECB. Principe de base qui n'a jamais été respecté.

- L'article 88 de la Constitution Allemande interdit à la Bundesbank de participer à une émission d'obligations commune des pays de l'UE (emprunt commun auprès des marchés financiers, comme le fait la Commission européenne, à cause de la crise du Covid).

Car le contribuable allemand ne doit pas assumer le remboursement d'une dette conjointe, décidée par les autres États d'Europe. Principe qui ne sera probablement pas respecté.

Relent de nationalisme et coup de tonnerre historique pour la BCE et le SME

La CCA - Cour Constitutionnelle Allemande – forte de l'article 88, sur la base de la primauté du droit national sur le droit européen, le 5 mai 2020, pose un ultimatum historique à la BCE. Si l'émission de Corona bonds devenait effective la Bundesbank sortira du SME – Système Monétaire Européen. La CCA donne trois mois à la Bundesbank pour s'impliquer au respect du droit allemand, à défaut de quoi, la CCA aura toute légitimité pour décider du maintien ou de la sortie de la Banque centrale allemande du SME ; Dans ce cas peu probable, ce serait la mise en bière immédiate de l'Euro, *sans le passage en chambre froide* !

La CCA ne pourrait pas appliquer cette décision seulement si la Constitution allemande, notamment l'article 88, était modifiée, ce qui requiert une majorité de votes des 2/3 au Parlement allemand, le Bundestag, un vote très improbable.

La Commission européenne et Cour de justice de l'UE bafouent la démocratie. La prééminence des principes de démocratie et de souveraineté sont les piliers d'un État de droit.

Rien, ni personne, ne peut autoriser à violer la Constitution, par la même ignorer le principe fondamental de démocratie, si bafoué par la Commission européenne et par la Cour de justice de l'UE, qui, sans tenir compte du contenu du contenu des Constitutions de chacun des pays de l'UE, décide de ce qui est conforme ou pas aux textes de droit de l'UE, lesquels sont largement prééminents sur les droits distincts des pays membres.

C'est à cause de cet abus de pouvoir, dénonçable par la Constitution anglaise, que le peuple britannique a pu se détacher de l'Europe, en votant le Brexit, ce fut le premier coup dur pour l'UE. Les décisions ce cette Cour ont conduit à une extension sans limite des pouvoirs des institutions européennes, au mépris de la démocratie et des traités. À chaque fois qu'une administration de l'UE violait les traités européens, ou contraignait les peuples à accepter ses décisions, la Commission européenne, autorité supranationale, se réfugiait derrière la Cour de justice de Luxembourg qui la justifiait à chaque fois.

Par exemple, le rejet populaire du traité de Maastricht en 1992 et de Lisbonne en 2007, exprimé par le vote démocratique, n'a pas été respecté par les instances européennes qui ont passé outre.

Lesquelles ont interdit aux États de se financer eux-mêmes par le moyen de leur Banque centrale. Conduisant ainsi la plupart des pays dans le piège de l'hyper endettement, créé de toutes pièces et entretenu par la succession ininterrompue de Quantitative Easing de la BCE, depuis 2015, (planche à billets pour le rachat de la dette publique des États). Ceci malgré l'opposition initiale de l'Allemagne, formalisée par l'arrêt historique pris par la CCA le 5 mai 2020.

L'ultimatum lancé par la CCA débouterait l'initiative récente, mai 2020, de Macron, sous couleurs franco-allemandes, de demander à la Commission européenne d'emprunter sur les marchés financiers 500 milliard €, sous forme mutualisée de Corona bonds, puis de les redistribuer aux régions et secteurs les plus affectés par la crise.

Ce qui démontre bien l'habitude prise par les pays du Sud d'avoir recours systématiquement, en toutes circonstances, à l'emprunt, à la dette. L'arrêt brutal de l'argent dette, sous forme de monnaie de singe, leur serait fatal.

La probabilité que l'emprunt Macron puisse aboutir semblerait quasi nulle. Ce serait une leçon de plus pour les Grands Incompétents que sont les gouvernements européens du Sud, les plus endettés. Lesquels, de longue date, n'ont pas su gérer les comptes publics en laissant filer la dette ; Toutes choses étant égales par ailleurs, ils n'ont pas été capables de simple bons sens pour faire face intelligemment à la crise sanitaire – voir le Top 10 des pays ayant su gérer la crise sanitaire au chapitre 23.

Toutefois, malgré ce relent de démocratie, le 6 juin 2020, forte de l'appui de la Cour de justice de l'UE, la BCE répond à l'ultimatum de la CCA en rajoutant aux 750 milliards initiaux du PEPP – Programme d'achats d'urgence pandémique – une tranche d'emprunt supplémentaire de 600 milliards, à un taux de 0,25 %.

Cependant, ces sommes colossales, une fois de plus, ne profiteront pas à l'économie de terrain, elles seront happées au passage par le milieu financier. En effet, il est beaucoup plus facile de faire des transactions de bourse, sous forme d'opérations numériques achetées le matin, revendues l'après-midi, en empochant une plus-value dans l'intervalle, que d'investir dans l'économie réelle. Ce qui obligerait les investisseurs à s'exposer à toutes sortes d'aléas d'une mauvaise conjoncture post crise financière de 2008.

En cela, le plan d'assèchement de l'économie de terrain du Bilderberg a parfaitement fonctionné, toutes les liquidités issues du néant, les milliers de milliards $ de monnaie de singe des Quantitative Easing issus de toutes les Banques centrales du monde ont été systématiquement avalés, à 75 %, par le milieu financier.

Vidéo, mots clés : youtube BCE : le coup d'état rampant – Philippe Béchade

La chute de l'industrie, des banques italiennes, pourrait entraîner celle des autres pays de l'Europe du Sud, avant que ne s'applique la refonte de l'économie mondiale

Depuis la mise en service de la monnaie unique en 2000, l'industrie italienne très productive jusque-là a perdu 41% de son appareil industriel, de son côté, dans le même temps, de 1975 à 2000, l'industrie allemande a progressé de 11%. En cause l'euro, monnaie fixe, ne permettant plus aux États de dévaluer leur monnaie pour assurer leur niveau de compétitivité.

Avant la mise en place de l'Euro, l'Italie du Nord très concurrencée par l'Allemagne dans le domaine de la production industrielle (machines-outils, automobiles, électro-ménager...) pouvait être compétitive, simplement en ajustant le taux de change de sa monnaie sur la monnaie allemande, car la qualité de sa production égalait celle de ses voisins nordiques. 60 Lires pour 1 Deutsch mark en 1975 – 990 lires pour 1 Deutsch mark en 2000.

Interviewé par le journal les Échos en 2016, Joseph Stiglitz, prix Nobel d'économie, déconsidéré par l'élite du FMI, de la Banque mondiale, organisations directement reliées au gouvernement de l'ombre, disait à nouveau « *le principal problème de stagnation en Europe c'est l'Euro.*

Il y a plusieurs moyens de répondre à une crise : baisse des taux de change, des taux d'intérêt, la fiscalité ; différents pays peuvent ainsi agir de façon la plus adaptée, mais ce n'est pas possible puisque tous les instruments d'ajustement ont été supprimés, sous couvert de limiter l'inflation et les déficits publics à 3% du PIB ».

Cette richesse produite était relativement bien répartie, via l'État et les collectivités territoriales, entre le Nord et le Sud de l'Italie beaucoup plus pauvre et dénué de tissu industriel. Par contre, depuis l'an 2000, l'Italie, n'ayant plus aucune marge de manœuvre commerciale, subit une dégringolade économique sans précédent. Les chiffres démontrent de 2008 à 2012 une perte de 25% du tissu industriel en quelque mois seulement consécutivement à l'endettement des entrepreneurs.

La deuxième lame vient de se produire à cause de la perte du chiffre d'affaires, de trésorerie et de marge bénéficiaire. Les conséquences se feront sentir après l'été 2020, sur l'emploi, les rentrées fiscales, la vie culturelle, les liens familiaux, sur la dette italienne qui atteindra jusqu'à 180% du PIB. Le même type de désescalade se profile pour la France et l'Espagne, exactement dans la même situation, ce n'est qu'une question de temps.

En juin 2020, la BCE, spoliant les traités de limitation d'achat de la dette des pays de l'UE, achète 100 % des nouveaux emprunts de l'État italien d'avril et mai pour 51 milliards €. Beaucoup plus que ne le permet 1) la règle de répartition calculée selon le poids économique de ce pays 2) le pourcentage de rachat limité à 33 %, ou minorité de blocage.

Désormais l'Italie lui appartient, le gouvernement entièrement vassaliser ne sera plus libre de ses choix politiques ! C'est aussi une provocation de plus, un affront, à la Cour Constitutionnelle Allemande, lui ayant posé un ultimatum le 5 mai pour limiter ce type de rachat.

Pourquoi les banques italiennes sont-elles au bord du gouffre ?

Selon la réglementation bancaire européenne les obligations souveraines, celles émises par les États européens (*les emprunts incessants des pays du Sud auprès des marchés financiers, ne permettant de rembourser que les intérêts de la dette*), sont une classe d'actifs très risquée. Contre toute attente et tout entendement, ces obligations sont considérées sans risque grâce à la « pseudo » garantie des États. Sur la base de cette fausse garantie, les banques ne sont pas tenues de disposer de fonds propres permettant de se prémunir contre toute perte éventuelle.

Le milieu bancaire européen est lourdement détenteur d'obligations souveraines, le record absolu revient aux banques italiennes, rapporté à la taille de leur bilan. Ceci dans un contexte de crise des dettes souveraines, sur fond de grande imprécision au sujet du budget de l'UE, de la continuité, ou de l'impossibilité, de poursuivre la planche à billets ; sur fond d'opposition de la CCA à mutualiser un emprunt européen pour tenter de sortir de la crise actuelle – *voir ci-dessus l'ultimatum de la Cour Constitutionnelle Allemande lancé à la BCE*. Tandis que le gouvernement italien, en totale dérive budgétaire, serait dans l'incapacité totale de financer à nouveau le milieu bancaire.

Exemple, valeur de cotation de la première et de la troisième plus grande banque, UniCredit : 749 € en 2007 contre 7 € en 2020 ; Monte dei Paschi : 90 € en 2007 contre 1 € en 2020 !

Pour comparaison, les trois plus grandes banques ont mis en réserve près de 28 milliards $ pour faire face à une série quasi illimitée d'impayés et de faillites.

Pour revenir aux autres problèmes du quotidien, s'ajoute la crise de l'offre – celle de la pénurie des matières premières, bois, fer, composés électroniques... – celle de l'hyper inflation.

Face à cette crise, les États et les banques centrales mettent en place des moyens similaires à ceux appliqués en 2008, sans prendre en compte l'actuelle crise de l'offre laquelle n'est pas intégrée au processus de sauvetage de l'économie mondiale.

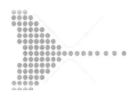 En 2020, c'est le choc pour le secteur de la production de biens de consommation car il confronté aux baisses de production, à un goulot d'étranglement, à la pénurie. Alors qu'en 2008 les injections de liquidités faites par les banques centrales ont pu rétablir les flux financiers, préférentiellement et massivement en direction des milieux financiers censés les rediriger en direction de l'économie de terrain, ce qu'ils n'ont pas fait normalement, suffisamment, ce qui a provoqué son assèchement.

Aujourd'hui, Il faut faire face à des ruptures d'approvisionnement en Europe, surtout à celles en provenance d'Asie. Avant que ne débute cette pandémie, la Chine était confrontée à une chute de sa consommation interne, à une baisse massive des exportations, situation aujourd'hui exacerbée par cette crise sanitaire.

L'aide massive de l'État chinois en direction du milieu industriel et commercial, recourant lui aussi à la planche à billets, par centaines de milliards, n'a pas eu l'effet escompté ; L'État chinois cache les chiffres de ses interventions massives, tous secteurs confondus.

L'indice du fret mondial (transport de marchandises par la mer) le Baltic Dry Index[1] prouve la chute des échanges commerciaux dans le monde, notamment ceux de la Chine, à leur plus bas niveau depuis 2016.

[1]Mots clés : le monde coronavirus fret a fond de cale

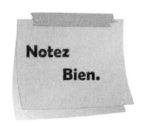 Note pour comprendre plus facilement pourquoi le système économique mondial ne s'est pas écroulé jusque là

L'analyse classique de l'économie faite par divers économistes, purement cyclique, ne tient pas. Car elle se base sur les cycles de croissance, puis de récession, de stagflation, d'entrée en crise économique majeure par exemple la crise financière de 2008… puis de sortie de crise pour un retour progressif à la croissance…

Les décennies passent et l'analyse en boucle, à quelques variations près, perdure exactement de la même manière.

Cette façon de scruter l'économie mondiale interconnectée ne permet pas d'en sortir pour voir, comprendre, ce qui est à l'origine de ces variations.

Cette façon de voir, d'appréhender la situation, en circuit fermé, ne permet pas aux économistes, même aux meilleurs d'entre eux, de comprendre comment le cartel manipule les acteurs de l'économie afin d'arriver à ses fins, en valorisant au plus haut point les bienfaits de la Grande Réinitialisation.

Quels sont les challenges du Bilderberg ?

- Le premier challenge du Bilderberg consiste tout d'abord à soutenir financièrement, par le moyen des planches à billets successives de la FED, les États-Unis afin qu'ils puissent jouer prochainement leur rôle de sauveur du monde en substitution de l'ONU qui n'a pas su jouer ce rôle de façon aussi complète que prévue.

- Le deuxième challenge quasi identique au premier consiste à soutenir les États européens. Lesquels ont été au préalable délibérément 1- enfermés dans la camisole du fédéralisme et de la mondialisation 2- obligés de céder leur souveraineté 3- placés dans une situation d'hyper endettement 4- rendus totalement dépendants de l'aide de la BCE par le moyen incessant de la planche à billets. Tout ceci s'avère être la résultante de la stratégie multi étagée du Bilderberg.

À noter que ce deuxième challenge, incluant la planification de la crise financière de 2008 puis celle du Covid en 2020, semblerait totalement contradictoire pour l'économiste lambda et pour le profane.

- Le troisième challenge consistait à tenir les États, le système financier, les banques et les marchés financiers, juste la tête hors de l'eau, par le moyen de la série incessante de planches à billets produite par les principales banques centrales FED et BCE – Quantitative Easing ; série accompagnée de taux d'intérêt négatifs.

Puisque la grande part de la monnaie de singe produite par les banques centrales est avalée non par les chevaux qui tirent le carrosse, mais par le milieu de la haute finance.

Puisque le moteur de l'économie keynésienne n'a plus le rendement d'origine, que les roues se sont ovalisées provoquant une grande inertie au carrosse, devenu charrette en mauvais état.

Ce chariot, après avoir subi les crises économiques, comme s'il s'agissait de franchir un grand fleuve en crue, s'est déglingué, a perdu ses roues, les unes après les autres, ressemblant désormais au radeau de la méduse réussissant tout de même à résister aux turpitudes du fleuve.

Le courant du fleuve ne permettra pas bien longtemps à cette piètre embarcation de surnager. Néanmoins, le cartel fait en sorte que cette pièce de bois puisse tenir bon encore un peu, juste le temps nécessaire pour que la transition puisse se faire entre le vieux système et le nouveau, le fameux Great Reset.

C'est donc au niveau du timing que le cartel joue son va-tout car ce qui reste de la charrette se déstructure rapidement, les clous rouillés se défont, les planches de bois restantes ont tendance à se disloquer, le contenu risque d'un moment à l'autre de chavirer et de tomber au fond de l'eau. La charrette devenue radeau est dans un état lamentable, mais il faut qu'elle surnage, qu'elle tienne encore un peu, le temps nécessaire jusqu'à ce que les négociations du Great Reset puissent aboutir.

Ce qui avait été anticipé en 2013, se réalise, non pas sous les yeux, car les gens ne comprennent rien à ce qui se passe. Toutefois le processus de renouveau mondial est engagé et acquis officieusement avec l'ONU, le FMI, la Banque mondiale, les banques centrales ; avec la Chine, les États-Unis de Biden, la France de Macron, l'Italie de Draghi, l'Espagne de Sanchez...

L'année 2021 sera décisive pour officialiser ce Traité avec l'adhésion quasi unanime de tous les peuples de la Terre tout autant bernés que leurs dirigeants, avant que le monde n'entre dans un total chaos économique et social.

Le contexte d'une situation sociale extrême caractérisée par des heurts, des manifestations de masse, serait tout à fait inapproprié au climat relativement serein nécessaire pour concrétiser l'adhésion de tous au plan inédit d'un total renouveau. Voilà pourquoi le système mal mené par la crise du Covid tient encore à flot.

Une renaissance qui prendra la forme d'une annonce hyper médiatisée pour l'instauration quasi instantanée d'un nouveau gouvernement mondial, ayant capacité de réunir de bon gré le consentement unanime cette fois de toutes les populations du monde. L'objectif final consistait donc à canaliser tous les États occidentaux pour qu'ils entrent par le couloir qui les conduira inexorablement à se ranger aux côtés du leadership américain afin d'accepter toutes les clauses apparemment mirifiques du Great Reset.

C'est chose faite puisqu'en janvier 2021 tous les chefs d'État du monde ont avalisé tous les objectifs universalistes de la Grande Réinitialisation lors d'une vidéo conférence émise depuis le siège du World Economic Forum, à Davos en Suisse. Il ne leur reste plus qu'à entériner officiellement ce traité de la dernière chance.

À elle seule, cette note spéciale et ce schéma permettent de comprendre comment et pourquoi toute l'économie mondiale tient encore dans un équilibre précaire. En intégrant ce point clé, le lecteur aura tout compris de l'actuelle situation économique globale. Ça n'est pas plus compliqué que cela, même si tout est fait pour brouiller les pistes et embrouiller les esprits par d'interminables explications, débats et d'incessantes controverses.

Ci-dessous, le schéma du challenge du Bilderberg pour instaurer le nouvel Ordre mondial, avant que ne se déclenche le chaos social et financier

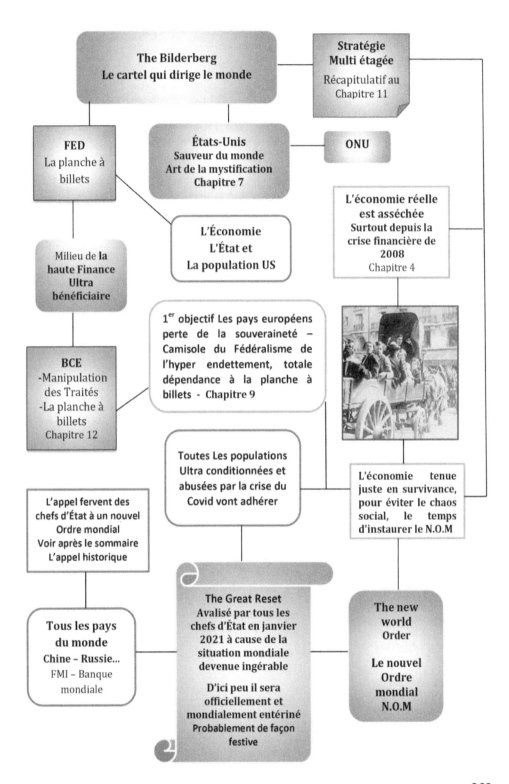

Le repli aux frontières nationales, un nationalisme ravivé

L'actuelle crise sanitaire provoque le réflexe de repli aux frontières nationales, de relocalisations aux États-Unis, d'où l'incidence d'inflation sur le prix des produits de grande consommation. Une montée de l'inflation qu'il serait possible d'enrayer si toutes les banques centrales remontaient les taux d'intérêt.

Mais le système financier et les États sont addictés aux liquidités à profusion, par milliards $, à taux zéro. Si cette initiative était prise, ce serait une levée de bouclier générale. Les dirigeants des banques centrales le savent d'autant mieux que depuis 2008, ils sont à l'origine de la planche à billets et des taux zéro, sous prétexte de sauver l'économie de terrain, alors que cette manne ne bénéficie qu'aux marchés boursiers.

S'ajoute la hausse brutale de l'inflation

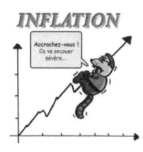

Jusqu'à présent les échanges commerciaux régis par la mise en concurrence d'une économie mondialisée ont eu pour effet d'écraser les prix à la consommation. Mais la crise vient rompre ce relatif équilibre, l'on est entré en phase d'hyper inflation durable.

La baisse de la consommation, simultanément à l'hyper inflation

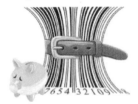

Au problème de l'offre, de l'inflation, s'ajoute simultanément la baisse de la consommation générale en période de crise sanitaire, de confinement, de perte de revenus, à terme cette baisse pourrait bien persister à cause à la montée du chômage, des faillites, du revenu de subsistance, de la grande précarité et pauvreté.

Une solution provisoire à l'hyper inflation serait le blocage des prix de produits de première nécessité – alimentation, énergie... par une décision de décret d'urgence que prendraient les gouvernements occidentaux.

S'ils ne le font pas, l'on pourrait en déduire qu'ils sont entièrement complices de la désescalade économique, l'un des préalables à l'instauration du Great Reset.

Recul historique du PIB - Produit intérieur brut

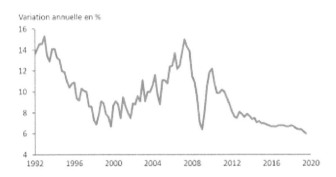

Après dix années de croissance ininterrompue, les États-Unis ont annoncé récemment un recul de leur PIB de 5 % en rythme annuel pour le premier trimestre de l'année 2020, selon une estimation préliminaire du département du Commerce. En fait, ces chiffres sont faux, depuis 2008, l'économie américaine a tourné au ralenti à cause du grand nombre de chômeurs, de la grande précarité des emplois de services, restauration rapide, bars, livraison...

À cause du Covid, 26 millions de personnes se sont inscrites au chômage de mars à mi-avril 2020, du jamais vu. C'est la baisse du PIB, la récession, la plus importante depuis le dernier trimestre 2008 lorsque les États-Unis s'enfonçaient dans la crise financière.

Les autres pays en récession

Mi-avril, 70 pays sont en récession – source Coface :

L'Europe et l'Asie centrale, chute de 12 %. Les estimations pour les autres régions du monde sont assez proches, toutes sont à moins 10 %. *Mais, ces données sont largement sous estimées.*

Le gouvernement allemand s'attend à la pire récession depuis 1970 avec une baisse du PIB de 7 % pour 2020, a annoncé mercredi le ministre de l'Économie, Peter ALTMAIER « *Nous allons vivre la pire récession de l'histoire de la République allemande* », a-t-il prévenu.

En France, le deuxième projet de loi de finances rectificative (PLFR) prévoit une contraction de 8% du PIB et un déficit public de 9% en 2020. Du jamais vu depuis 1945 ; *C'est aussi sous-estimé.*

Italie, la récession pourra atteindre plus de 10 % d'ici à la fin de l'année ; *C'est aussi sous-estimé, à la nuance près que le travail informel (non déclaré) est une pratique courante tolérée par l'État, donc le niveau réel de récession est difficile à chiffrer, seulement par des approximations.*

La Banque d'Espagne annonce une baisse sans précédent du PIB jusqu'à 14 %. Une hausse du chômage jusqu'à 21%. Le nombre de chômeurs passera de 3,3 à 7 millions d'ici au premier trimestre 2021. Ce pays se situe au pire niveau de la zone euro, juste après la Grèce, va subir de graves perturbations.

Fermetures d'entreprises et risque de faillites

À moins d'être complètement insensible, tout un chacun peut remarquer autour de lui l'incessant cortège de fermetures de petites entreprises de toutes sortes, à commencer par les bars, restaurants...

1 emploi entraînera la perte de 2 à 3 autres emplois sur une période de 3 à 12 mois. La faillite d'une entreprise en causera deux à trois autres, sur la même période. C'est une conséquence inéluctable d'une économie interconnectée, mise à mal par la crise du siècle. Ceci se vérifiera sur les statistiques de fin d'année 2020, si elles ne sont pas truquées, tout comme les chiffres du chômage systématiquement falsifiés.

Monde : 500 millions d'entreprises dans les secteurs de l'Hôtellerie, restauration, transport, industrie manufacturière, immobilier, sont exposées à ce risque. Le nombre de défaillances devrait bondir de 25 à 30 % dans le monde en 2020. Un tiers des constructeurs d'automobiles sont menacés de faillite – source OIT et Coface.

France : 55 % des PME craignent la faillite – source – CGPME. Le gouvernement Macron se garde bien d'annoncer les vraies données sur les fermetures et sur le chômage correspondant ; toutefois il ne peut cacher la stagnation évidente de fleurons comme Airbus et Renault…

États-Unis : les défaillances sont deux fois plus fortes comparativement aux principales économies d'Europe de l'Ouest – source Coface. Depuis mars, les entreprises et les petits commerces ferment à un rythme jamais vu auparavant dans l'histoire du pays, 400 fermetures de succursales pour Starbucks, 450 pour Dunkin Donuts, 200 pour Bed Bath & Beyond, la liste est très longue…. Si la situation économique est censée revenir à la normale, ce n'est qu'un effet d'annonce.

L'inutilité des coûts publicitaires en période de récession

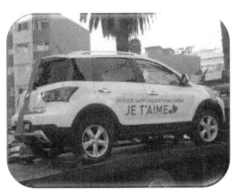

À quoi bon saturer les écrans de publicité pour donner envie aux gens sans travail, ou risquant de le perdre, d'acheter un véhicule, s'agissant d'un gros investissement, s'ils n'ont pas les moyens, ni l'accession au crédit, permettant de le faire ! C'est une forme de provocation totalement stupide !

Au cours du confinement, la plupart des spots publicitaires ont été réduits ou suspendus. À la sortie du confinement, ils reprennent comme si de rien n'était. Notamment pour l'automobile, dont les chaînes de fabrication subissent les premiers effets de pénurie de pièces, surtout de composés électroniques.

Or, il s'agit d'un secteur en difficulté depuis la crise financière de 2008 ; en très grande difficulté en 2020, avec un risque de faillite pour un tiers des constructeurs et des pertes d'emplois par centaines de mille. La construction automobile et la consommation des ménages représentent environ 50 % du PIB, selon les pays.

Les décideurs des différentes marques automobiles n'ont pas plus de bons sens que les chefs d'État ayant imposé le confinement et le blocage de l'économie.

Depuis 2008, ils ne cessent de dépenser des milliards en publicité télévisuelle, assurés que cela boostera les ventes, alors qu'il n'en est rien, les ventes et la production régressent. Douze années se sont écoulées sans qu'aucune initiative cohérente ne soit prise.

Il suffirait de 1) réduire fortement le budget télévisuel 2) de répercuter le gain sur le prix de vente des modèles les plus accessibles, les plus populaires 3) d'organiser la publicité au niveau des concessionnaires 4) de proposer un crédit au taux le plus faible, rendu possible par le taux à 0% des banques centrales. Ce qui n'est pas le cas, surtout en Espagne où le taux du crédit est digne des usuriers du moyen âge. 5) le bouche à oreille aurait beaucoup plus d'impact que toute cette publicité non adaptée à une époque de récession. Cette stratégie toute simple permettrait de satisfaire la demande et de conserver les d'emplois en usine et parmi le personnel de la sous-traitance.

Coût des vacances d'été 2020 pris en charge par les gouvernements

Le Japon a lancé le plan « Go to Travel » pour 1,35 trillion de yen, cette opération de l'État vise à relancer le secteur du tourisme durement touché par la crise. À partir de fin juillet, chaque Japonais pourra recevoir 170 € par jour s'il voyage eu sein de son pays, via des agences de voyages japonaises.

La Sicile pour stimuler le tourisme, va subventionner les vacances sur l'île pour les visiteurs nationaux et internationaux à hauteur de 75 millions €, s'agissant d'offrir une nuit d'hôtel sur trois.

La France veut doubler le nombre de bénéficiaires des chèques vacances pour passer de 4 à 8 millions. Vu l'importance économique de la saison touristique d'été, Il se pourrait que d'autres pays suivent cette piste, notamment l'Espagne, où les prix d'accueil sont au plus bas depuis 2008, même si ces pays probables n'en ont pas les moyens financiers de le faire, à cause de leur hyper endettement, de leur état de faillite avancé.

 Les gouvernements fixent le prix des masques, pas celui de l'alimentation de base dont les prix sont devenus prohibitifs !

Les gouvernements des pays développés, en particulier la France, sont très chevronnés pour prendre toutes sortes de sanctions relatives au non-respect du confinement ; mais, sous prétexte de libre fixation des prix, ils ne prennent aucune mesure pour bloquer les prix des produits alimentaires de base, céréales, fruits, légumes, viandes...

Les prix abusifs pratiqués surtout sur les produits agricoles, à cause des intermédiaires, ne sont pas un problème nouveau. L'administration fiscale préfère sanctionner les distributeurs, surtout les grandes surfaces, qui vendent à perte pour attirer la clientèle, que sévir contre ceux qui pratiquent des marges bénéficiaires abusives à longueur d'année !

Cette inflation brutale des prix pénalise fortement les plus modestes, les plus pauvres. C'est une des nombreuses conséquences de la mise en quarantaine absurde des populations saines.

Paradoxe, que faire des excédents de la crise, des milliers de tonnes de pommes de terre, de beurre, de lait, des millions de litres de bière, de vin, des milliers d'hectares de légumes, de fruits, qui pourrissent sur pied ; sur fond de choc social, de crise alimentaire, de montée de la pauvreté !

Toutes ces denrées n'ont pas été redirigées vers les magasins alimentaires, malgré le stockage des particuliers angoissés par un risque de pénurie.

La plupart des gouvernements ne savent même pas organiser la distribution de ces aliments en direction des centres caritatifs débordés par la demande. Soyez réalistes, il ne faudra pas compter sur eux lorsque la crise va s'amplifier.

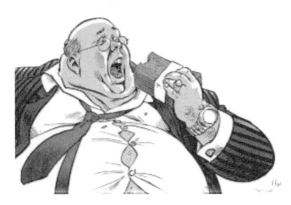

L'essor des monopoles

La chute économique du secteur de l'artisanat, des petites entreprises, du monde paysan, ne sera qu'au profit de multinationales visant à s'enrichir davantage.

Les monopoles tous secteurs d'activité imposeront leur loi du marché ; mais pour peu de temps lorsque l'on sait ce qui se prépare.

Que la vie sera triste sans la compagnie de nos amis commerçants, agriculteurs, maraîchers, artisans...

Boycotter tout produit alimentaire ou non alimentaire trop cher, ou de mauvaise qualité, mais les populations ne savent pas utiliser ce puissant moyen pour faire plier les monopoles et tous les profiteurs petits ou grands qui profitent de la crise pour sur augmenter les marges de profit.

C'est une méthode très courante aux États-Unis. Les consommateurs le font à titre individuel, surtout collectivement par associations de consommateurs interposées. Les prix abusifs et la mauvaise qualité, ne sont pas les seuls objectifs.

Le milieu associatif US dispose de beaucoup plus de moyens financiers, comparativement à la majorité des pays européens. Il procède à divers tests de qualité sur toutes sortes de produits. Ils vont même jusqu'à se rapprocher d'une entreprise désireuse de mettre en vente un nouveau produit. Si les critères ne sont pas remplis, la nouveauté sera boycottée à la source, le produit sera mort-né.

Puisque dans la plupart des pays ce dispositif n'existe pas, ou reste symbolique, il est très utile de boycotter, à titre personnel, un produit dont le prix n'est pas justifié, ou parce qu'il est mauvais. Tout en expliquant au commerçant, et/ou à sa direction s'il s'agit d'une succursale, oralement, par email, le motif de ce boycott.

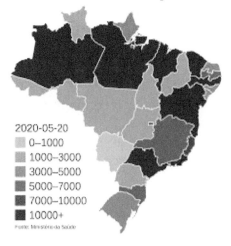

L'ONU annonce des famines aux proportions bibliques à cause de la crise du Covid. Le directeur du Programme alimentaire mondial, David BEASLEY, lance une alerte car les effets économiques de la pandémie démultiplient les risques de famines dans des pays fragiles comme le Yémen, la Syrie et de nombreuses nations d'Afrique.

Mardi 21 avril 2020, présent au Conseil de sécurité des Nations unies, David BEASLEY a rappelé une première dimension du drame, 821 millions de personnes souffrent de malnutrition dans le monde entier. Une analyse récente du Programme Alimentaire Mondial prédit une montée en puissance de cette catastrophe humaine, 130 millions de personnes vont s'ajouter ; soit près d'un milliard d'humains seront d'ici la fin de l'année 2020 en situation de famine.

Pendant que la France brade sa production de blé, la Russie en interdit l'exportation et se prépare à des pénuries alimentaires. C'est une version d'une cigale tricolore très fugace, par là même très éloignée de la fourmi rouge !

La dette insupportable des pays pauvres

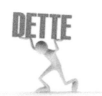

Le Sénégal plaide pour l'annulation de la dette du continent africain. Pour la énième fois la Banque mondiale et le FMI demandent au G20 d'alléger la dette des pays les plus pauvres. Lesquels veulent désespérément s'affranchir du joug de la dette dont le taux de remboursement a été injustement majoré, sous de faux prétextes, par les États-Unis ; Un fardeau écrasant qu'ils supportent depuis des décennies.

Le retour à l'austérité

Confrontés à cette nouvelle crise, les États européens du Sud, France, Italie, Espagne, Portugal, dont les caisses sont vides depuis plus de dix ans, vont devoir s'acquitter d'une nouvelle série d'emprunts par milliers de milliards auprès des marchés financiers, ou par l'emprunt mutualisé via la Banque centrale européenne, afin de faire survivre l'économie de leurs pays respectifs, surtout alimenter les banques privées au bord de la ruine. Puisque ces incompétents n'ont pas su faire prospérer leur pays avant la crise du Covid, avant celle de l'assèchement des liquidités de 2008, ils ne s'avent plus rien faire d'autre que le recours à l'hyper endettement.

Vu la rapidité de la chute, ils sont placés devant le dilemme, taxer davantage les petites entreprises et la population la plus modeste, où ne pas taxer, au risque vider les caisses au point de non-retour, jusqu'à la faillite totale, mais inavouable ?

La France, pays le plus taxé au monde, lance le bal « *On achève bien les chevaux* » par un nouvel impôt Covid. Il s'agit sournoisement de prolonger le prélèvement salarial de la CRDS jusqu'en 2033, alors qu'il devait s'achever en 2024. Attendons de voir ce que feront les autres ganaches, Espagne, Italie…

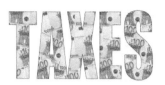

Les effets seront immédiats : ralentissement prononcé de la consommation des ménages, de l'investissement, fixation de la récession. Ceci, jusqu'à la faillite totale du système, à moins qu'au préalable ils n'adhèrent aux conditions salvatrices d'un nouvel Ordre du monde.

Pendant et après le déconfinement

Chômage massif, faillites nombreuses, perte de revenu, austérité, précarité, pauvreté extrême, conduisent à l'insécurité, vols, vandalisme, dégradations, à la révolte populaire qui à son tour génère de la violence, endiguée par la répression policière, jusqu'à l'état de chaos sociétal

Chômage massif, faillites nombreuses, perte de revenu, austérité, précarité, pauvreté extrême, conduisent à l'insécurité, vols, vandalisme, dégradations… à la révolte populaire qui à son tour génère de la violence, endiguée par la répression policière, jusqu'à l'état de chaos sociétal.

Note de l'auteur : *Tous les points clés de ce livre ont été anticipés et mis par écrit dès le 16 mars 2020, en témoigne mon blog www.crisemajeure.com ; toutefois certains faits d'actualité et d'histoire liés à cette crise se déroulent plus rapidement que ne le permettent la finalisation de ce livre ; Parmi ces événements, la réinfection dans certaines régions, pays, la récession rapide… La rébellion des peuples… Les pénuries…*

Au fur et à mesure de l'aggravation de la Crise du Siècle, les hommes politiques placés dans une extrême tension à cause de leur incompétence et d'un contexte toujours plus aggravé vont en venir aux mains, ils vont se foutre sur la 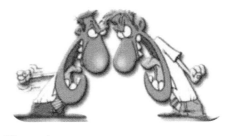 gueule, plus méchamment que l'on ne l'imagine.

Les chefs de gouvernement des pays qui n'ont pas su gérer la crise, Italie, France, Espagne, États-Unis, Brésil, Chine, Russie... en imposant, sans discernement, le confinement des populations saines, en paralysant l'économie ; provoquant ainsi de nombreuses faillites et pertes d'emploi par dizaines de millions... sont très préoccupés, très inquiets, de la tournure que prendra la situation à la sortie du confinement, très probablement marquée par de vives rébellions contre ces incompétents.

R E B E L L I O N

France, L'extrême gauche prépare la révolte du jour d'après. Les services de renseignements disent que la rentrée sociale de septembre sera plus compliquée que jamais. Depuis la mi-avril plusieurs quartiers populaires de la banlieue parisienne se sont embrasés, ailleurs la révolte gronde suite à des vidéos qui dénoncent des violences policières. Après le déconfinement, il faut s'attendre à de l'agitation sociale, de la révolte populaire de toutes les classes sociales. Ne Nombre de personnes âgées font fi de l'interdiction de sortir de chez elles et critiquent ouvertement le gouvernement.

Espagne, à un mois des élections législatives, Une grande manifestation « *Révolte de l'Espagne que l'on vide* » a eu lieu à Madrid le dimanche 31 mars, la situation ne fera qu'empirer après l'été 2020. Malgré le confinement, les espagnols entretiennent les liens familiaux et amicaux par voie électronique, ils ont un certain sens du collectif. Ils plaisantent beaucoup pour garder le moral, font suivre des vidéos hilarantes. Toutefois, après le déconfinement, en prenant conscience des conséquences bien sombres qui les attendent, ne se fiant plus du tout aux médias, au gouvernement, ce peuple se réveillera brutalement de son cocon pour entrer en révolte.

Italie, les services secrets craignent une révolte spontanée, ou organisée, en particulier dans le sud du pays, où règne l'économie souterraine, ou s'exerce la mainmise du crime organisé. Pourrait s'en suivre la sortie de la zone euro, par la même la fin de l'Union européenne.

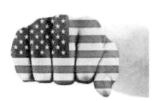

États-Unis, Le président Trump voulait libérer les Américains, il appelle lui-même à la révolte les populations des États qui imposent le confinement. À la mi-avril, des manifestants sont entrés armés dans le capitole du Michigan, d'autres au Minnesota, en Virginie… Les gens enfreignent l'ordre de rester à domicile, enjoignant les gouverneurs de rouvrir l'économie ; Plus percutant, le président leur dit aussi de sauver le « *formidable* » deuxième amendement donnant droit aux Américains de porter des armes !

Victoire partielle pour les opposants au confinement, la Cour suprême du Wisconsin, saisie par les Républicains, a décidé d'annuler la prolongation du confinement décrétée par l'administration du gouverneur démocrate de cet État.

Stress, anxiété, dépression nerveuse

L'être humain ne supporte pas l'enfermement, ni les animaux d'ailleurs. Jeunes et vieux ont subi des pics d'anxiété lors des confinements, s'ajoutent la peur d'être infecté par le virus, la peur de sortir avec ou sans masque, la crainte de parler aux autres et de s'en approcher… Le pire sera l'angoisse à venir pour des centaines de millions de gens qui ont perdu leur emploi, leur entreprise, ne sachant pas quoi faire pour retrouver une vie normale.

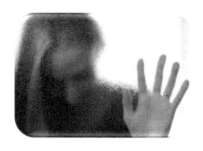

Chapitre 25

Les vrais chiffres sur le chômage mondial

La perte d'un emploi en entraîne au moins trois autres sur une période de 3 à 12 mois

Le travail et l'équité pour tous, sur tous les continents, donnant droit à la sécurité sociale, à une pension de retraite… est une illusion ! Dans le monde, plus de 6 travailleurs sur 10 et 4 entreprises sur 5 opèrent dans l'économie informelle, un flux d'activités économiques qui échappe à la régulation, au contrôle et au rôle redistributif des services de l'État.

On peut trouver l'origine du foisonnement de ce secteur du fait de l'incapacité de certains États à répondre aux besoins fondamentaux de la population. Toutefois, ce pan de l'économie permet la création d'emplois, lesquelles ont des répercussions importantes sur le marché des biens de consommation et des services. Contrairement aux prévisions antérieures, le travail informel n'a pas diminué dans le temps, mais il augmente dans de nombreux pays pauvres et riches.

Les dernières données de l'Organisation Internationale du Travail – OIT – relatives à l'impact de la pandémie COVID-19 sur le marché du travail révèlent ses effets dévastateurs sur les travailleurs de l'économie informelle et sur des centaines de millions d'entreprises dans le monde. Alors que les pertes d'emploi augmentent, près de la moitié de la main-d'œuvre mondiale risque de perdre ses moyens de subsistance. Des conséquences en cascade, jusqu'à altérer la santé mentale des individus.

Sur le premier mois, les effets de la crise ont entraîné une baisse de 60% du revenu des travailleurs informels dans le monde. La chute est de 81% en Afrique et dans les Amériques, 21,6% en Asie et Pacifique et 70% en Europe et en Asie centrale.

Aux États-Unis, des millions de gens ont perdu leur emploi en quelques semaines, payés à la semaine et sans économies en banque, la majorité des américains ne dispose pas de 1000 $ en banque, ils demandent de l'aide alimentaire, le New York Times rapporte le débordement des organisations caritatives complètement débordées car elles ne sont pas destinées à gérer une crise nationale.

La pauvreté touche sévèrement les pays d'Asie et du pacifique. Alors que la croissance s'effondre, entre 11 et 24 millions de personnes se positionnent brusquement sous le seuil de pauvreté, avec moins de 5,50 dollars par jour. Sans pouvoir trouver une autre source de revenus, ces travailleurs et leurs familles n'auront plus de moyens de subsistance, alerte la Banque mondiale.

Puisque la crise du Covid-19 a provoqué simultanément le confinement des populations et l'arrêt, la faillite, de secteurs entiers de l'économie, le retentissement porte en premier lieu sur la baisse continue du nombre d'heures travaillées.

Cela concerne près de la moitié de la main-d'œuvre mondiale, la plus vulnérable. Sur un total de 2 milliards de travailleurs de l'économie informelle, 1,6 milliard, sont désormais placés devant le drame de ne plus disposer de moyens de subsistance. Ce niveau effarant pour le premier trimestre 2020 n'est absolument pas surestimé, il devrait même atteindre un palier supérieur au deuxième trimestre.

La montée en flèche de la pauvreté

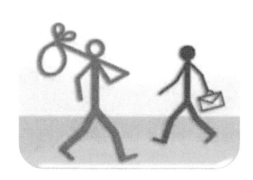

L'on retiendra que sur le total mondial des 3,3 milliards de travailleurs, quatre sur cinq sont affectés par la fermeture partielle ou totale des lieux de travail. Sur les 2 milliards de travailleurs du secteur de l'économie informelle, 1,6 milliard sont en danger de grande pauvreté car ils n'ont plus de travail. *Notez bien que de telles études, de tels chiffres, ne seront jamais relayés par les gouvernements, par les chaînes de télévision* – source l'Observatoire de l'OIT – organisme rattaché à l'ONU.

Le directeur général de l'OIT, Guy RYDER dit « *Il faut s'attendre à un impact énorme en matière de pauvreté.*

Des millions d'entreprises à travers le monde ont du mal à tenir la tête hors de l'eau. Elles n'ont pas d'épargne ou pas d'accès au crédit. Voilà pourtant le vrai visage du monde du travail. Si nous ne leur venons pas en aide dès à présent, elles vont périr, tout simplement ».

Pour l'économie formelle (celle encadrée par les services des États), par comparaison aux niveaux d'avant la crise (au 4e trimestre 2019) la baisse sera de l'ordre de 10,5 %, soit l'équivalent de 305 millions d'emplois à temps plein (base 48 heures hebdomadaires). L'estimation précédente portait sur une chute de 6,7 %, soit l'équivalent de 195 millions de travailleurs à temps plein ; la différence tient à la prolongation du confinement dans les pays objet de ce chiffrage. Au niveau mondial, près de 500 millions d'entreprises subissent de grandes perturbations.

Les secteurs les plus affectés sont le transport, les services de l'hébergement (hôtellerie – milieu locatif – centres de vacances – camping, restauration…) ; l'industrie manufacturière, le secteur de l'automobile, l'immobilier ; Le commerce de gros et de détail ; l'activité commerciale au sens large. 1,25 milliard de travailleurs sont exposés à des pertes d'activité et de revenus dans ces secteurs.

C'est une crise inédite depuis l'après deuxième Guerre mondiale

« Du jamais vu ! Le choc est immédiat, ponctue Stefano Scarpetta, directeur de la division emploi et affaires sociales de l'OCDE. Pendant la crise de 2008, l'augmentation du chômage, aussi très importante, s'était étalée dans le temps ».

Aux États-Unis, en 2008, le chômage avait atteint un pic de 800.000 inscrits ; en 2020 les chiffres sont effrayants, 10 millions de nouvelles inscriptions en deux semaines, s'ajoute 1,3 million d'inscrits seulement pour la première semaine de juillet, au total près de 12 millions inscriptions. En 2009, le pic hebdomadaire le plus élevé était de 665.000. Le nombre de demandes d'assurance-chômage fédérale est de 32,92 millions, le niveau le plus élevé, le plus déconcertant de tous les temps, rapporte le Département du Travail américain.

Dans le même temps, au Canada 2,5 millions inscriptions. En Grande Bretagne, 985.000 de nouvelles demandes juste sur la dernière quinzaine de mars, dix fois plus que la normale.

Pour le secteur agricole, Donald Trump lance un programme d'aide de 19 milliards $, dont 3 milliards pour acheter des produits alimentaires en direction des plus démunis approvisionnés par les associations caritatives. Le secteur agricole subit les effets du confinement, écoles, universités, restaurants, cantines, bars, fermés ; s'en suit la baisse de la consommation de lait, de viande, fruits et légumes… et la spirale de la hausse des prix. Antérieurement, les agriculteurs avaient été confrontés au manque à gagner consécutif à la guerre commerciale avec la Chine, bénéficiant alors d'un dédommagement de 28 milliards $ pour leur permettre de compenser la perte du marché chinois.

En Europe, en mars, l'Allemagne a enregistré 370.000 demandeurs d'emploi supplémentaires, portant le chômage à 6 %. 500.000 entreprises ont fait une demande de crédit à l'État, vingt fois plus qu'après la crise financière de 2008, sur un seul mois.

La France compte un salarié sur deux du secteur privé en chômage partiel, soit plus de 10 millions de travailleurs une hausse de 2 millions en une semaine. Malgré le déconfinement annoncé pour le 11 mai 2020, tous les analystes prévoient de nombreuses faillites et une hausse vertigineuse du chômage.

L'Italie, troisième économie d'Europe, lourdement touchée voit son économie ramenée à son niveau de 1999. La crise sanitaire est devenue une crise sociale, chômage partiel, perte de petits boulots, une partie de la population plongée dans la misère. Pour venir en aide aux familles en difficulté, les associations se sont transformées en banques alimentaires. Tout dépendra de la solidarité européenne, faute de quoi le pays pourrait quitter la zone euro.

L'Espagne a perdu 1 million d'emplois, le pays compte désormais plus de 5 millions de chômeurs. Le gouvernement a décidé le 27 mars d'interdire tout licenciement pendant la pandémie, mais après ce sera la porte ouverte au chômage de masse. Un bilan qui dépasse celui de la crise financière de 2008.

L'on compte 10,5 millions de ménages pauvres, plus de la moitié sont financièrement vulnérables ou très vulnérables du fait de la crise. 3,1 millions d'entre eux n'ont pas pu survivre pendant un mois avec leurs ressources. 1,1 million de familles, dont tous les membres sont au chômage, n'ont pas assez de moyens d'existence, 600.000 d'entre elles ne reçoivent aucune sorte de revenu.

Cette misère oblige le gouvernement socialiste à introduire un prétendu revenu universel, pour 1 million de famille, le temps que la crise s'estompe, probablement le temps d'un trimestre ? Mais l'aide ne portera que sur 400.000 familles non sur 1 million puisque 600.000 d'entre elles étaient sans revenu avant l'application de cette mesure. Manifestement, les politiques cherchent l'effet d'annonce.

Les gouvernements des pays du Sud, Portugal, Italie, France, n'ont aucune marge de manœuvre, les fonds publics étaient à zéro avant la crise financière de 2008, ils ne tiendront pas plus de quelques mois, c'est pourquoi ils appellent à l'aide l'Union européenne afin d'instaurer un revenu de base pour toute l'Europe.

C'est plutôt un revenu minimal de subsistance pour essayer de soutenir la consommation, et tenter de garder une relative paix sociale, en évitant que ces gens ne manifestent, ou ne se révoltent.

En Espagne, il se monte à 462€ par mois pour une personne seule ; 700 € pour un adulte et un enfant ; de 1015€ pour deux adultes et trois enfants ; 738 € pour trois adultes ; alors que le seuil de pauvreté est de 750 € par personne.

L'idée du revenu universel gagne tous les pays, mais la pression exercée sur les États eux-mêmes par les marchés financiers, par les organisations financières internationales, par la Commission européenne, à cause de leur hyper endettement, les en dissuade.

Par contre ce pourrait être une solution de garantie universelle à vie intégrée à la charte des droits de la nouvelle gouvernance mondiale, dont le niveau serait beaucoup plus digne de l'ordre de 1200 $ mensuels pour une personne seule, en faveur de toutes les populations du monde riches ou pauvres. Le revenu universel a été évoqué sur mon blog www.crisemajeure.jimdo.com – en janvier 2016.

Selon l'étude du Cabinet McKinsey, 60 millions d'emplois seraient menacés en Europe à cause de la récession brutale provoquée par le confinement.

L'étude intègre a) une reprise d'activité économique quasi normale b) une économie qui reste à l'arrêt ; dans les deux cas, le niveau de chômage monte. Les salariés de petites entreprises de moins de 10 salariés sont les plus en danger c) le plan de soutien à l'économie annoncé par les gouvernements ne suffira pas ; et les engagements ne seront pas tenus.

Selon l'OIT, parmi les pays occidentaux, 25 millions de travailleurs risquent de perdre leur emploi à court terme, allant grossir les rangs mondiaux des chômeurs estimés à 200 millions. *Nous redoutons une aggravation dans les pays en développement.*

Une étude de l'union africaine chiffre à 20 millions les emplois supprimés sur ce continent et une hausse de l'endettement. L'inquiétude est d'autant plus forte, insiste l'OIT, que dans ces pays, une grande part de la main-d'œuvre travaille dans l'économie informelle ; jusqu'à 90 % en Inde. Or, ces travailleurs sans statut n'ont quasiment pas de protection sociale, pas d'allocation chômage, peu d'accès aux structures de santé.

Conséquences sur la santé mentale

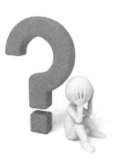

La pandémie et la récession ont une très grande incidence sur la santé mentale des groupes vulnérables et défavorisés, en particulier les chômeurs et les handicapés. Beaucoup de gens sont angoissés car ils n'ont aucune assurance de garder leur emploi et le même niveau de rémunération, ni de savoir si l'entreprise qui les emploie pourra résister financièrement à la crise. Nombre d'entre eux pourraient décrocher et perdre une bonne part de leur motivation à travailler.

Les absences de personnels peuvent se multiplier en raison du stress, de la frustration, de l'isolement, de la précarité. Nombre de gens craindront de retourner au travail redoutant un risque accru d'infection. Une majorité aura la crainte obsessionnelle de la perte de revenu, de ne plus pouvoir s'acquitter des crédits en cours...

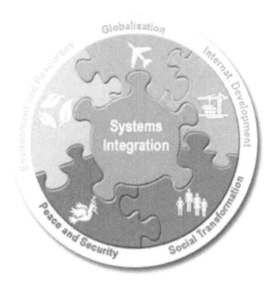

Chapitre 26

Les prédictions du Club de Rome - L'Apocalypse 1.0

En 1972, Le Club de Rome est un groupe de réflexion réunissant des scientifiques, des économistes, des fonctionnaires nationaux, internationaux, des industriels, de 53 pays, tous disaient que l'humanité faisait fausse route. Tous étaient préoccupés par la dégradation de la Terre.

Avec le concours du Massachussetts Institute of Technology – MIT – le Club édite l'étude néo-malthusienne la plus célèbre de tous les temps, sous forme d'un rapport *The Limits to Growth* (Halte à la croissance) distribué à plus de 4 millions d'exemplaires, qui concluait à une baisse soudaine et irrésistible de la population, de la capacité industrielle...

Leur idéologie mettait au second plan les questions se rapportant au conflit Nord/Sud, au capitalisme/communisme, à tout affrontement idéologique. L'ennemi n'était plus l'étranger, l'autre classe, l'autre doctrine, mais les limites de la technologie, la cause première de la disparition des ressources non renouvelables. Le seul moyen d'éviter la catastrophe sera d'utiliser sélectivement les progrès de la technologie et d'agir sur les niveaux de population et ceux du capital ;

Ils disaient que la croissance allait s'avérer la pire des solutions envisagées à l'époque, car, contre toute attente, cette fixation sur le rythme économique conduirait l'humanité à la catastrophe écologique, à la pénurie.

En 1974, Le Club édita un deuxième rapport « Stratégie pour demain » basé sur l'étude de dix grandes régions du monde dont les niveaux et les problèmes de développement étaient différents les uns des autres.

Les élites du Club de Rome prenaient le monde à total contre-pied car cet appel d'urgence au changement se situait à l'apogée de la période la plus faste dite des « Trente Glorieuses ».

Une période de croissance sans précédent, au cours de laquelle l'on pouvait croire que ce tracé ascendant n'avait aucune limite imaginable.

Au XXe siècle, beaucoup de gens acceptaient l'idée de prendre en compte les problèmes environnementaux, par contre une majorité d'entre eux n'accepteraient pas la remise à plat du système à cause du catastrophisme exposé par le Club.

Il s'agissait de l'Apocalypse au stade 1.0 si le système continuait à ce rythme, sans contrôler la croissance de la population mondiale de 3,8 milliards d'individus à l'époque. Prédictivement, le monde sera confronté à une gigantesque catastrophe économique, écologique, sociétale. Les terres cultivables viendront à manquer, les ressources naturelles seront rapidement épuisées, sur fond de pollution qui rendra toute vie sur terre quasi impossible.

Les estimations des membres du Club, basées sur la modélisation du MIT, comportaient quelques erreurs techniques. Toutefois sur le fond, ils ont vu juste, notamment au sujet de la dégradation de la planète. En 2012, les membres du Club tout en célébrant le quarantième anniversaire de leur célèbre rapport, ils en éditent un nouveau plus précis, et dans la continuité du précédent *A Global Forecast for the Next Forty Years – Prévision globale pour les quarante prochaines années.*

Le point essentiel qui a échappé à tous les gouvernements, à tous les médias, est que ce nouveau rapport confirme celui de 1972 qui donnait 60 ans au système économique mondial avant que ne se produise l'effondrement économique, accompagné d'une baisse massive de la population. Prévision confirmée ultérieurement par la formule « *The world is on track for disaster* » – tout se déroule comme prévu pour que survienne le désastre.

Le désastre prédit est tout proche, l'effondrement pourrait bien se produire avant 2030 ; d'autant que l'année 2020 est une considérée par d'autres experts comme l'année probable du renversement. L'analyse précise aussi que tous les projets envisagés pour le moyen terme, à 10 ans, seraient impactés, ou rendus inopérants. Toutefois, si des mesures radicales étaient prises pour réformer le Système, la date buttoir pourrait être repoussée.

Le grand réalisme du Club, crée et financé par le clan Rockefeller

Nous devons, pour notre part, considérer, y compris au sujet de nos projets internes « *qu'aucune des mesures radicales que nous proposons ne sera prise. Selon nous, le système économique et politique tel qu'il est structuré ne peut se réformer de lui-même. Gouvernements, monde de l'entreprise, médias, tous agissent en donnant des directives à contre sens des nôtres. Ils sont unanimes pour continuer, comme précédemment – business as usual – jusqu'à aboutir au désastre* » – C'est l'Apocalypse au stade 2.0.

Pour nous l'essentiel de l'essentiel c'est de pouvoir éviter le saccage catastrophique de l'environnement, synonyme de destruction du monde. Cela impose une décroissance radicale, à commencer par les pays riches, les plus grands consommateurs de ressources naturelles et les plus destructeurs.

Cependant, tout se passe à contre-courant de notre volonté, puisque l'on relance la recherche et le forage de gaz et pétrole de schistes, l'on cherche à entreprendre des forages profonds en Méditerranée, des projets plus dévastateurs se préparent en Arctique…

En pratique, pour les membres du Club, ce nouveau rapport ne suscite pas d'espoir. Ils constatent la façon dont ce sujet crucial est écarté des médias, des élections politiques. Sans une pédagogie appropriée, le grand public ne pourra pas en valoriser le contenu, notamment les objectifs bénéfiques pour l'écosystème, pour toutes les espèces vivantes.

Ce n'est pas le cas de certains décideurs discrets, très influents, qui prêtent la plus grande attention à ces prévisions de premier ordre. Ces derniers feront tout pour protéger leurs acquis, une fois qu'ils seront confrontés à la révolte de milliards d'humains pris dans la tourmente de ce prochain effondrement.

Les rapports du Club de Rome peuvent être lus de deux façons, la première donnerait l'impression au lecteur sensible à l'écologie, la majorité des gens, d'une vue sur l'évolution du système dans le futur ; fruit de l'analyse, de la réflexion, de sages ayant une vision prospective très exacte et 50 ans d'avance sur la réalité d'aujourd'hui.

Encore faudrait-il que les gens connaissent ce rapport ! Toutefois, depuis les années 1990, bien d'autres publications, informations, émissions Tv, film (Une vérité qui dérange d'Al Gore, prix Nobel de la paix, membre du CFR), débats du GIEC, dans la pratique, en ont pris le relais, sciemment ou non ; Au final, les gens sont largement informés sur les dégâts causés aux écosystèmes, aux espèces végétales, animales...

La deuxième lecture est celle d'un petit nombre de personnalités, occupant de hautes fonctions dans le système, qui étudient le mondialisme, la globalisation, avec la vision et les objectifs millénaristes spécifiques au gouvernement mondial de l'ombre. Sur la base de leurs croyances très particulières, il ressort que cette élite, d'un abord social tout à fait normal et naturel, parmi elle des personnalités charismatiques, philanthropes, mais qui avant toutes choses, sont entièrement dévouées à Gaïa la Terre-Mère.

Dans ce cadre mental, l'homme n'est pas considéré comme l'ultime création de Dieu, mais seulement comme un avatar, une mésaventure assez funeste pour Gaïa, qui aujourd'hui lui cause d'affreux dommages, proches de l'irréparable. Finalement, d'ici peu, qu'il le veuille ou non, l'humain sera tenu de se plier aux exigences des lois naturelles de Gaïa, ou devra trépasser, sans pitié, par centaines de millions ; la Terre-Mère qui les engloutira, ne s'en portera que mieux.

La valeur que la plupart des gens accordent à leur nation, *par exemple, je suis américain de cœur, l'étendard aux 50 étoiles flotte sur le toit de ma maison depuis toujours, je défendrai mon pays contre tout ennemi, même au prix de ma vie...* ne correspond pas du tout aux convictions, aux intérêts premiers, de cette élite, y compris pour ceux natifs de la grande Amérique.

Sans cette explication, il serait impossible de comprendre que l'actuelle pandémie d'origine Nord-américaine, puisse toucher aussi durement les États-Unis d'Amérique tout autant, sinon plus, que les autres nations du globe. Ce point clé est développé dans mon livre « Initiation et Société secrètes – 2015 ».

Cette élite supporte les agissements du système, dont ils tirent eux aussi des avantages matériels, tant, qu'il n'entre pas en conflit avec les éco systèmes, avec les lois naturelles et parfaites de Gaïa, ce qui désormais le cas extrême. Cette élite sait à l'avance que la sagesse de ces propositions de vie en harmonie avec le milieu naturel ne seront pas prises en compte par les dirigeants politiques, par la population du système.

Dans ce contexte négatif, ils ont décidé de désorganiser le monde à un point de non-retour, afin qu'il se plie enfin à l'ordre établi par Gaïa. La crise de 2008, celle du Covi-19, font partie intégrante de cette stratégie – se reporter au chapitre 13, la stratégie du choc.

Cette vidéo[1] témoignage décrit une réunion de la Commission Trilatérale, branche Europe, dont l'ordre du jour, en 2007, incluait :
- Le sauvetage de la Terre, exactement le même objectif que celui du Club de Rome.

- La solution au problème majeur du réchauffement climatique, afin de sauver la planète.

- A l'introduction de cette vidéo, Charles Gave, économiste français, connaissant personnellement l'élite américaine, dit clairement que la crise de 2008 a été organisée, créée de toutes pièces.

- Disloquer l'homogénéité des nations, pour contrôler le marché mondial, ça veut dire aussi...

 - Disjoindre leur souveraineté, pour introduire une gouvernance mondiale ayant les pleins pouvoirs.

Philippe de Villiers, homme politique et historien très expérimenté, témoin de cette réunion, cite aussi les pouvoirs du groupe Bilderberg, et de la Franc maçonnerie anglaise, à la tête de ce gouvernement occulte.

Avec tout son bon sens, il dit « *mais pourquoi tous ces gens se cachent-ils, on n'allume pas une lampe pour la mettre sous le boisseau, mais on la met sur le chandelier et ainsi elle éclaire tous ceux qui sont dans la maison* » faisant référence à l'évangile, livre de Matthieu 5:15. Se reporter aussi au chapitre 30 – le sous-titre « La contrefaçon du Royaume de Dieu ».

Il dit la Trilatérale et le Bilderberg, ça existe, quand on en parle, la réaction des gens est aussitôt de dire c'est « *le Complot* » il répond à cela « *Non, il n'y a aucun complot puisque ces gens ont le pouvoir* ». Se reporter au chapitre 21 « *La réaction des stupides* ».

[1] Mots clés : youtube Le Groupe Bilderberg contrôle-t-il le Président Macron ? https://www.youtube.com/watch?v=uawqrBAl26Q

Pour vous permettre d'avoir juste un aperçu de la structure de cette gouvernance mondiale, du positionnement du Club de Rome et de la Commission Trilatérale, voir ci-dessous le schéma tiré du livre « The Great Reset – le monde va basculer ». Cet ouvrage donne tous les éléments de compréhension sur la crise majeure qui mettra fin à ce système.

Pour être en mesure de bien comprendre les croyances de cette élite, se référer à « *Croyance et Sociétés secrètes des Maîtres du monde* – Ces deux livres se complètent très utilement pour avoir une compréhension complète de ces sujets essentiels.

Les Principales Organisations des Maîtres du monde

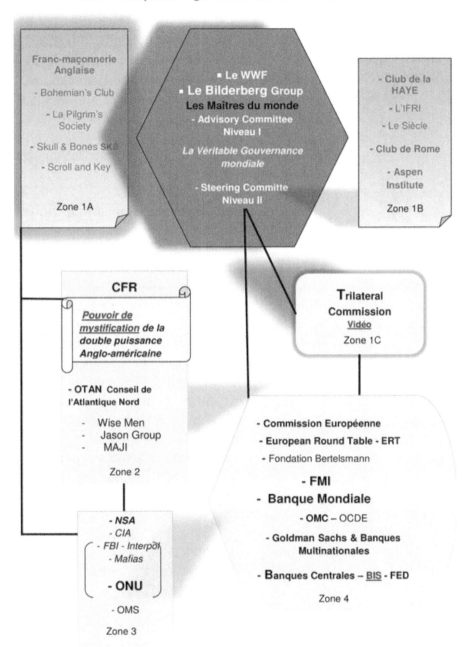

Chapitre 27

Une sortie de crise intégrée à une solution climatique

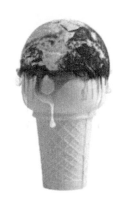

Sur tous les continents, en avril 2020, les températures s'élèvent à un niveau record, cette situation de chaleur est enregistrée en Europe occidentale, en Afrique centrale et du nord-ouest, en Australie occidentale, au Mexique. Aux Antilles la distribution d'eau potable est sous restriction.

En Sibérie, au Groenland, en Antarctique, les calottes glaciaires fondent à vue d'œil. En 2020, ce n'est plus un avertissement dont il s'agit, même si le réchauffement climatique s'arrêtait miraculeusement, la fonte des glaciers du Groenland continuerait, la situation est devenue irréversible – *Copernicus Climate Change Service – Nature Communications Earth and Environment*. Au cours des trente dernières années, le réchauffement s'est avéré trois fois plus rapide au pôle Sud que partout ailleurs dans le monde.

L'être humain a tendance à oublier que nous avons les mêmes besoins et conditions physiques que les ours, les oiseaux, les abeilles, dans une niche de température favorable à la vie. Mais en moins d'un siècle cet équilibre est remis en question. Une étude alarmante de la revue *Proceeding of National Academy of Sciences* indique qu'avec cette augmentation, un tiers de la population mondiale subira des températures au double de la normale. L'un des auteurs de l'étude Martin Scheffer de l'université de Wageningen aux Pays-Bas dit pour chaque augmentation de 1,8 degrés, environ 1 milliard d'humains se retrouveront dans des zones beaucoup trop chaudes pour être habitables.

Les climatologues nous alertent depuis des années disant « *Les températures augmentent dangereusement, nous courons à la catastrophe* ». De 1900 à 1980, par période de treize ans, l'on enregistrait un nouveau record de chaleur ; depuis 1981 la période est ramenée à trois ans.

Les alertes se succèdent, les voyants sont au rouge vif, la machine climatique s'emballe, les actions faites jusque-là sont insuffisantes et anticiper les risques fait largement défaut.

Voir sans faute ce film documentaire récent « Notre planète a ses limites : L'alerte de la science » en streaming, par exemple sur https://filmsrip.club, ou sur Netflix.

Covid-19 révélateur des fragilités du monde

Ce qui s'annonce sous peu n'est pas seulement un changement climatique, une blessure grave faite à l'environnement, c'est un ensemble de bouleversements, d'événement majeurs d'ordre sanitaire, économique, social, humanitaire, géopolitique. À lui seul, le Covid-19 a mis l'économie mondiale à plat, a placé les populations dans l'obligation d'obéir à des mesures coercitives de restriction de liberté, souvent cohérentes ; a provoqué la mort sociale pour des milliards d'individus.

Nicolas Hulot dit « *Le temps est venu ; le dérèglement climatique, l'effondrement de la biodiversité, les inégalités croissantes sont des risques qui nous menacent tout autant que le Covid-19. Ils nécessitent des réponses d'ampleur dans les plus brefs délais, alors que le retour aux vieilles habitudes se profile. Si nous ne tirons pas les enseignements de cette crise, si nous ne décidons pas de regarder dans la même direction, transition écologique, justice sociale et prospérité économique ne resteront que des vœux pieux* ».

Cette crise virale, surtout les répercussions économiques, sont révélatrices de la nécessité absolue d'intervenir pour solutionner aussi le changement climatique. En voici les points communs a) le coût de l'inaction entraîne des pertes humaines et la mobilisation de moyens très importants et très coûteux b) la croissance des deux phénomènes est exponentielle c) la destruction du milieu naturel est une des causes d'épidémies et de détérioration rapide du climat d) dans les deux cas, la solution implique une modification radicale du mode de vie et de l'économie.

Ce dernier point porte souci, les rencontres internationales liées au climat ont été différées car les États déstabilisés sont confrontés aux pertes économiques causées par la crise, au désordre social, à l'incertitude, d'où la remise en question, tout ou partie, des accords de Paris de 2015.

L'Union européenne subit des pressions pour mettre un terme aux initiatives climatiques cruciales. La Pologne demande que le programme permettant d'échanger des droits d'émission de carbone soit suspendu. La République tchèque appelle à l'abandon du projet capital de loi climat de l'UE. Les compagnies aériennes font pression pour modifier la réglementation de réduction d'émissions nocives.

La Chine demande aussi ce type d'ajournement afin d'allonger les délais accordés aux entreprises pour se conformer aux nouvelles normes ; le pays reporte un appel d'offres pour la construction de plusieurs centrales solaires géantes.

Aux États-Unis, faisant suite à la demande du lobby pétrolier d'assouplir l'application des réglementations, l'Agence pour la protection de l'environnement assure qu'elle ne pénalisera pas les entreprises qui du fait de la pandémie ne parviennent pas à respecter les exigences fédérales. Récemment, l'Agence a annoncé un recul sur les règles en matière d'émissions automobiles, lesquelles sont pourtant au cœur des efforts de réduction de gaz à effet de serre.

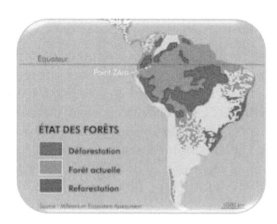

L'Agence fédérale environnementale brésilienne a annoncé qu'elle réduisait la teneur et l'application des lois consistant à protéger l'Amazonie de la déforestation accélérée au risque d'entraîner la libération de quantités massives de gaz à effet de serre d'un des puits de carbone les plus importants au monde.

L'on notera que le président brésilien Jair Bolsonaro avec le concours de Trump s'oppose vivement aux efforts mondiaux de lutte contre le changement climatique ; en cela ils deviennent de vifs opposants pour les élites du Club de Rome, par extension pour le gouvernement occulte, the shadow Governent.

À cause de la crise du Covid, les États peuvent évoquer des raisons d'assouplir les règles environnementales afin de pouvoir se mobiliser et sauver leur économie. Cependant, ces mesures de relâchement pourraient causer un surplus de dommages irréversibles. La question est de savoir à quoi les gouvernements veulent que leurs économies ressemblent à l'issue de la crise.

Le 6 juin 2020, au cours de la journée mondiale de l'environnement, le secrétaire général de l'ONU a demandé à la communauté internationale de changer de cap, afin de prendre davantage en compte l'environnement après l'épidémie, pour une planète plus verte.

Covid-19, point de ralliement pour une nouvelle gouvernance mondiale

Face aux dangers collectifs, placés dans une situation de grande fragilité, vulnérabilité, les États et les populations ont su s'affranchir des barrières politiques pour agir au mieux contre l'adversité soudaine provoquée par cette pandémie. Cette crise a ouvert une fenêtre en changeant l'état d'esprit d'une majorité de gens, faisant entrevoir un horizon commun, un autre paradigme possible, fiable, sécure, pour l'humanité.

Voici le monde placé à la croisée des chemins, beaucoup pensent que le sillon tracé par la crise peut être une opportunité d'accélérer la transition énergétique vers des alternatives énergétiques vertes, plus particulièrement vers d'autres moyens de production d'énergie non polluante, aptes à satisfaire durablement le grand public.

C'est exactement à ce carrefour-là que les attendent les élites du véritable gouvernement mondial.

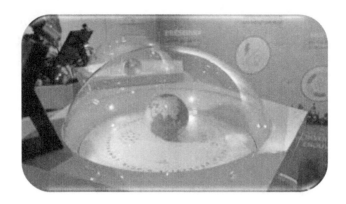

Ils se sont approprié diverses technologies extraordinaires permettant de produire de l'énergie de façon illimitée, quasi gratuitement, sans la moindre émission polluante.

Ils ont prévu de les mettre en valeur au moyen de démonstrations télévisuelles, étonnantes, époustouflantes, de quoi stupéfaire et enchanter le plus blasé des individus, retiré dans sa lointaine maison de campagne.

Le parfait artifice permettant l'adhésion unanime au pacte global, que les populations compareront alors à l'écrin magnifique d'un joyau rutilant serti de toutes garanties certifiées tant économiques, sociales, qu'environnementales, permettant d'entrer dans l'ère du monde d'après.

Les mensonges sur les restrictions d'énergie

L'explication magistrale ci-après, si elle n'est pas retirée d'ici là par youtube, permet de comprendre que l'on peut facilement produire de l'énergie, du gaz, du pétrole... à partir des ressources naturelles des mers et des océans. Ceci démontre que les médias conditionnent sciemment les populations en leur faisant croire que l'énergie va manquer.

Cette vidéo de premier plan permet de bien discerner comment le cartel mondialiste est parvenu à enfermer l'esprit des populations dans le labyrinthe de sa propagande multi-étagée, en particulier celle de la pénurie d'énergie. Youtube « La France pourrait produire autant de gaz que la Russie Idriss Aberkane ». 20 oct.2022.

Chapitre 28

Le trésor des religions est à portée de main des pays exsangues

L'origine du catholicisme

L'église catholique prétend avoir été fondée en l'an 30 après J-C, dès après la résurrection de Jésus Christ. Elle se considère comme l'Église fondée par les apôtres, pour laquelle le Christ est mort.

La papauté et nombre de ses fidèles disent que l'apôtre Pierre, est allé à Rome, qu'il fut le premier pape et le fondateur de l'église au sens large. Prouvant ainsi que Rome occupe une position centrale au sein de la chrétienté.

Bien que Pierre ait joué un rôle important dans l'enseignement chrétien à l'attention des juifs de Jérusalem et des Gentils (non juifs) représentés par Corneille, soldat romain, et sa famille, à Césarée, ville située à quatre-vingt kilomètres de Jérusalem, pour autant, il n'est jamais allé à Rome ; c'est une légende toute trouvée. En fait selon le livre des Actes 9 :15 – 22 :17-21, c'est Paul qui fut l'apôtre des nations allant dans l'Ouest, en Orient, jusqu'à Rome où il écrivit à la congrégation de cette ville, non pas en latin, mais en grec, langue internationale de l'époque.

Au IIIe siècle, pour asseoir son autorité, l'évêque de Rome a compilé la liste des successeurs de Pierre sur son territoire, mais cette liste est fausse parce que l'existence d'une partie de ces personnages est invérifiable et parce que son point de départ est erroné.

Une lecture superficielle des Écritures grecques chrétiennes – *Nouveau Testament* – suffit pour constater que cette église ne tire pas ses origines des enseignements de Jésus ou de ses apôtres. Dans les écrits saints l'on ne trouve aucune mention de papauté – de vénération de Marie – de sa virginité perpétuelle – de son statut de Co rédemptrice, médiatrice entre Dieu, les saints et les hommes – ni de la succession apostolique – ni des sacrements de l'église – ni du baptême des enfants – ni de la confession des péchés à un prêtre – ni du purgatoire – ni des indulgences... Quelle est la véritable origine de cette Église ?

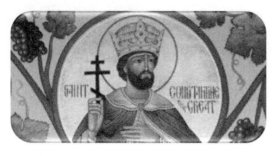 Jusqu'aux années 280 après J-C, les chrétiens étaient terriblement persécutés par Rome jusqu'à la conversion de l'Empereur romain Constantin ayant imposé la tolérance par l'Édit de Milan en 313 autorisant la foi chrétienne.

Plus tard, en 325, Constantin a convoqué le Concile de Nicée afin d'unifier le christianisme, qu'il percevait comme une religion capable d'unir l'Empire romain confronté à une division interne. Toutefois Constantin n'a pas mis lui-même en pratique les principes chrétiens, il a conservé un grand nombre de croyances et pratiques qu'il a su par la suite intégrer à cette nouvelle église.

Conscient que l'Empire romain était trop vaste, avec des cultures religieuses disparates, ayant pour objectif de faciliter la croyance en un christianisme ayant capacité de plaire au plus grand nombre, il eut l'idée de convertir les pratiques païennes en formules chrétiennes, en s'associant avec le pape Sylvestre. C'est ainsi qu'est née cette Église en tentant de christianiser les religions païennes tout en paganisant le christianisme originel.

L'origine de la richesse colossale de l'Église catholique

Il y a deux périodes très éloignées l'une de l'autre au cours desquelles elle s'est enrichie le plus. La plus récente est celle du Pape Benoît XV pendant et après la première Guerre mondiale. À cette époque le Vatican n'avait pas les ressources en effectif qu'il reçut du fascisme italien une décade plus tard, mais suffisamment de moyens pour investir sur les marchés financiers. Particulièrement dans l'immobilier de l'empire ottoman. Ce fut le début de la route introduisant cette Église parmi les sociétés milliardaires du vingtième siècle.

En 1929, lors du Traité du Latran, le trésor de l'État du Vatican est devenu un fonds officiel. La même année, Mussolini remis 1750 millions de Lires (100 millions $) au Vatican en règlement de la question romaine – *la controverse politique aboutissant à l'État souverain du Vatican comme monarchie absolue de droit divin.*

Le pape Pie XI, aussi bon commerçant que Benoît, en investit une grande part aux États-Unis, aussitôt après la chute des marchés boursiers, lors de la grande dépression des années 1930. Cette Église en tirera des profits colossaux lorsque l'économie américaine pu reprendre son essor. Il investit aussi astucieusement en Italie, les résultats furent stupéfiants, le Saint Siège détenait alors 10 à 15 pour cent de toutes les actions de la bourse italienne ; au point d'avoir capacité à déstabiliser l'économie italienne si elles avaient été mises à la vente ; en février 1968, le ministre des finances italien estimait ces parts à 100 milliards de lires.

Le poids de cette richesse devenait une source d'embarra au sens moral, un dilemme financier. L'Église se retrouva alourdie, ankylosée, à cause de sa richesse augmentée par la collecte de l'argent provenant de milliers d'organisations intégrées. Surtout un grand gain de richesse grâce à l'habilité des acteurs financiers ayant investi ces millions avec beaucoup de savoir-faire pour les transformer en milliards. Au point de mettre en place une préfecture spéciale des Affaires Économiques dirigée par des cerveaux américains, français, Allemands.

Dans les années 1830, la célèbre maison juive des Rothschild a prêté de l'argent au Vatican, de son côté elle s'occupait de l'achat, de la vente, de fusion, de millions de parts, et autres formes d'investissement, au nom du Vatican. Transactions financières gérées ultérieurement par la banque J.P Morgan de New York ; Par la banque Ambros de Londres ; Le Crédit Suisse de Zurich pour l'Europe ; La Banco di Roma, Banco Commercial, et la bien nommée Banco Santo Spirito, pour l'Italie.

Ne sont pas comptabilisés comme actifs financiers les monuments, bâtiments, terrains, par milliers ; les entreprises industrielles et commerciales, par milliers, détenues et contrôlées par l'Église catholique, partout dans le monde, surtout dans les pays développés, car ces biens sont si nombreux et variés qu'il est impossible d'en faire une estimation exacte.

Dans certains pays, non seulement l'Église ne paie aucun impôt, mais c'est elle qui le perçoit car l'État le prélève en son nom, en retenant une partie pour son compte. En Allemagne les citoyens sont tenus de payer un denier annuel de l'Église (un Kirchensteuer) de l'ordre de 50 à 60 marks des années 1970 ; Cette église est la plus riche d'Europe.

Le plus gros courtier du monde

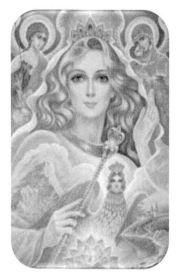

Une fois que ses avoirs sont rassemblés, l'Église catholique devient l'agent de change le plus redoutable au monde. Personne ne sait évaluer avec exactitude son patrimoine global. Lorsqu'on a demandé à un officiel du Vatican de faire une estimation de cette fortune, il a répondu de façon très appropriée « *Dieu seul le sait* » !

Une fois que ses avoirs sont rassemblés, l'Église catholique devient l'agent de change le plus redoutable au monde. Personne ne sait évaluer avec exactitude son patrimoine global. Lorsqu'on a demandé à un officiel du Vatican de faire une estimation de cette fortune, il a répondu de façon très appropriée « *Dieu seul le sait* » !

Les opérations financières du Vatican empiètent parfois sur la semi-légalité en raison de leur diversité et de leur secret. Des scandales ont éclaté dans les années 1980 à l'étonnement de millions de catholiques et à l'immense déception de beaucoup de gens sincères persuadés que le Vatican était engagé seulement dans des opérations charitables.

Par comparaison au christianisme originel – Quand Jésus vit une foule autour de lui, il donna l'ordre de passer sur l'autre rive. Et un scribe s'avança et lui dit, Enseignant, je te suivrai partout où tu iras. Mais Jésus lui répondit : « *les renards ont des tanières et les oiseaux du ciel ont des abris, mais le fils de l'homme n'a pas où poser la tête* ». Les jours suivants, Jésus entra dans le temple de Jérusalem et jeta dehors tous ceux qui vendaient et achetaient dans ce lieu, il renversa les tables des changeurs et les bancs de ceux qui vendaient des colombes. Et il leur dit « *Il est écrit : Ma maison sera appelée maison de prière, mais vous en faites une caverne de bandits* » Matthieu 21 :13.

L'on peut tout de même faire un décompte partiel de cette richesse

Pour l'Italie seulement : 115.000 immeubles – 23.000 terrains – 9000 écoles – 4000 hôpitaux et centres de soins.

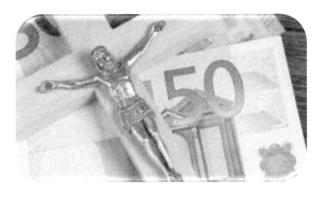
Le musée du Vatican possède 70.000 œuvres d'une valeur approximative de 100 milliards €, des croquis et tableaux de Michel-Ange, de Léonardo da Vinci, des joyaux de l'Antiquité grecque, étrusque, romaine, certaines ont une valeur inestimable ; la vente des billets d'entrée représente 1000 millions € par an.

La banque du Saint-Siège possède 3,3 milliards € d'obligations, dont 1,2 milliard de dépôts, 194 millions € de fonds d'investissement et 100 millions d'actions, le bénéfice annuel est de 90 millions € ; la banque dit détenir dans ses coffres 2 tonnes d'or, *ce n'est que le tonnage officiel, vous le verrez plus bas.*

Le Vatican perçoit 862 millions € de recettes par an, réparties comme suit :

368 millions € des fidèles, des recettes commerciales (souvenirs, timbres...) – 128 millions de loyers et produits financiers –100 millions € en provenance du musée – 54 millions de la banque du Vatican, dont 24 millions des diocèses – 46,7 millions dont l'origine n'est pas précisée.

Les dépenses du Vatican : 324 millions € de frais de personnel – 252 millions distribués sous forme de dons – 112 millions d'achats divers – 30 millions de budget de communication – 28 millions de taxes foncières – 12 millions réservés aux diocèses, *qui avaient versé 24 millions* – 76 millions de dépenses non détaillées ! Le voyage du pape au Brésil a coûté 45 millions €, les retombées dépassent les 552 millions € partagés entre le Brésil et le Vatican...

Une des institutions les plus opaques au monde

Les comptes secrets du Vatican ont servi plusieurs fois, dans les années 1970 et plus récemment, au recyclage de fonds criminels, notamment de la mafia.

En 2012, un nouveau scandale éclatait, un prêtre était arrêté en Italie pour avoir fait transiter, via son compte à la banque du Vatican, des fonds de la mafia sicilienne. Dans la même période, le Conseil de l'Europe publiait un rapport, jugeant insuffisantes les mesures prises par le Vatican pour contrôler le blanchiment d'argent.

En 2012, le Département d'État américain a classé le Vatican dans la liste noire des paradis fiscaux les plus opaques, au même titre que le Yémen, la Corée du Nord... estimant que c'était un haut lieu du transit de l'argent de la drogue et autres trafics. En 2013, la banque d'Italie a suspendu pendant un mois tous les paiements par carte de bancaire au crédit du Vatican, estimant que le fonctionnement de cette banque n'était pas conforme au standard international en matière de blanchiment d'argent.

En février 2013, la banque vaticane a engagé un nouveau directeur, ami de Benoît XVI et marchand de navires de guerre pour l'Allemagne. Son prédécesseur, jugé trop expansif, avait été chassé en mai 2012, sommé de ne rien divulguer à la police au sujet des comptes secrets de la banque.

Les abus sexuels

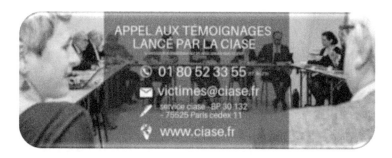

Novembre 2011, les victimes de ces perversités se sont regroupées et ont déposé une plainte pour crimes contre l'humanité, auprès de la Cour internationale de justice, qui l'a classé.

Toutefois, pour des milliards de catholiques, la réputation du représentant de Dieu sur Terre et de son clergé a été gravement ternie. D'autant qu'Amnesty international avait fait au préalable état de ces abus dans son rapport de 2008, soulignant l'échec persistant du Vatican à sanctionner les prêtres coupables de pédophilie, et les sœurs catholiques pour maltraitance et torture de jeunes filles.

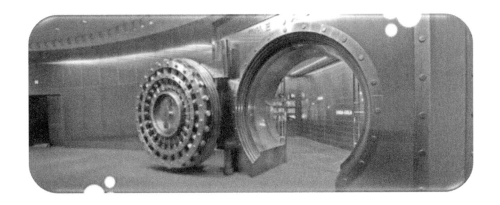

Toutes ces pratiques contre nature, auxquelles s'ajoutent la corruption, le blanchiment d'argent, le trafic d'influence, sur fond de laxisme des autorités ecclésiastiques à les punir, ont profondément choqué tous les fidèles ; En février 2013, la démission du Pape Benoît XVI n'a pas pu apurer la situation.

Vidéo clé mots clés : youtube démission du Pape l'envers du décor.

L'extraordinaire trésor secret du Vatican

En 70 de notre ère, Rome part à la conquête de la Judée. Du 1er juillet au 26 août, les soldats romains assiègent Jérusalem. Le 28 août la cité juive tombe. Le Temple est incendié et les pierres qui le composent, pesant plusieurs tonnes chacune, sont toutes enlevées par les romains, il ne reste rien, tout est rasé de la surface du sol.

Cette destruction fut prophétisée 40 ans plus tôt. Jésus s'en allait du temple, mais ses disciples s'avancèrent pour lui montrer les constructions du temple. Alors il leur dit « *Ne regardez-vous pas toutes ces choses ? Vraiment, je vous le dis, non, il ne sera pas laissé ici pierre sur pierre qui ne soit démolie* » Matthieu 24 :2

Quelques mois plus tard, à Rome, Titus, le conquérant de Jérusalem, exhibe les trésors volés dans le Temple. Parmi eux, la Menorah, le fameux chandelier sacré à sept branches.

Quand Dieu apparut à Moïse, il lui ordonna, entre autres, de créer un objet particulier, de grande taille, symbolisant la lumière divine

« *Et tu devras faire un porte-lampe d'or pur, il sera fait en ouvrage martelé ; sa base, ses branches, ses coupes et ses fleurs sortiront de lui* » Exode 25 :31 ; Ceci en complément au Tabernacle, le sanctuaire mobile, transportable dans le désert, où se manifestait la présence de Dieu sur terre – *Shekhinah*.

Ces objets, d'une très grande valeur, ont disparu. Que sont-ils devenus ? En croisant différentes sources, on apprend qu'un témoignage oculaire datant de 1939 la situe clairement dans les très mystérieuses caves du Vatican...

Victor-Emmanuel II – dénommé Vittorio – régnait sur l'Italie de 1861 à 1878. Il eut cinq enfants, dont un seul fils et unique successeur dénommé Umberto, futur Humbert 1er. Mais ce jeune homme tombe gravement malade. Le roi Vittorio consterné, ne sachant que faire, entend parler des miracles opérés par Itshak Haï Bokobza, Grand-rabbin de Libye, colonie italienne à l'époque. Le vieux roi lui demande de bien vouloir se déplacer pour sauver le prince dauphin Umberto, le rabbin y répond positivement et parvint à le guérir. Désireux de le rétribuer largement pour son intervention quasi miraculeuse, le roi lui propose d'exaucer ses souhaits, dans toute la mesure du possible. Après mûre réflexion, Le rabbin lui répondit vouloir contempler la Menorah d'or massif du temple de Jérusalem, ou chandelier à sept branches, entreposée dans le sous-sol du Vatican.

Surpris par la nature de cette requête, le roi lui répondit « *Je suis roi d'Italie, mais je n'ai pas autorité sur le Vatican* ». N'ayant pas émis d'autres vœux, le rabbin s'en retourna en Libye. Le roi Vittorio ne voulait pas en rester là, il sollicita plusieurs fois le pape Pie XI d'accorder cette visite.
Finalement, le pontife accepta d'autoriser ce juif à pénétrer les souterrains les mieux protégés au monde. Le 3 janvier 1939 le Rabbi Bokobza, convié à Rome, put entrer dans les galeries secrètes du Vatican. Dans un témoignage ultérieur, il décrit de longs tunnels sans fin, emplis de nombreux butins et divers trésors débordant d'or et d'argent, accumulés au fil des âges, immensément plus que ceux contenus dans la caverne d'Ali baba. Une fois parvenu au bout de ses interminables corridors, le maître des lieux désigna une porte, en invitant l'hôte à l'ouvrir, pour y découvrir le trésor le plus fabuleux de tous les temps...

Une émotion intense s'empara du rabbin car au seuil de cette porte un spectacle époustouflant allait s'offrir à ses yeux. Il put distinguer tous les objets ayant appartenu au temple juif du 1er siècle. Dont la grande Menorah d'or éclatant, conçue et confectionnée par Moïse, placée au centre de cette chambre intérieure. Il fut à ce point ébahi et décontenancé qu'il demanda à sortir de ces catacombes. De retour à Tripoli, le sage conta avec la plus vive émotion cette visite à sa famille ; mais marqué par cette aventure, il rendit l'âme quarante jours plus tard, c'était le 12 février 1939.

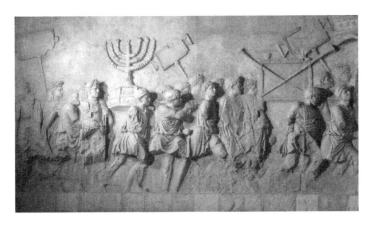

Fresque du transport des richesses du temple de Jérusalem par l'armée romaine au 1er siècle

Demande officielle de restitution du trésor du temple !

En 1996, le ministre israélien des Affaires religieuses, Simon Shetreet s'adressant directement à la papauté avait fait une demande officielle de restitution du trésor du temple. En 2004, durant sa visite en Italie, le président israélien Moshe Katzav avait demandé au Cardinal Angelo Sudano, premier ministre du Vatican, de préparer une liste de tous les joyaux, de l'or, de l'argent... composant le trésor du Temple et des ustensiles religieux spécifiques au culte Juif que détiendrait le Vatican. Le président de l'État d'Israël a réclamé la coopération du Vatican dans cette affaire très sensible. La même année, c'est la rencontre historique du pape Jean Paul II avec les grands rabbins Shlomo Amar et Yona Metzger, ils lui demandèrent, sans ambages, de récupérer la Menorah, le plus ancien symbole de l'identité juive.

Les États en faillite, en coalition, vont très probablement piller les immenses richesses de cet Empire.

Le budget de tous les États est exsangue, la planche à billets des banques centrales est totalement inefficace de 2008 à ce jour, l'on invente maintenant les obligations perpétuelles, *pour ne pas dire éternelles* ! Placés dans cette voie sans issue, les nations pourraient bien se coaliser, sous bannière de l'ONU, comme elles le firent contre l'Irak en 2003 sous l'étendard américain, pour piller les immenses richesses accumulées par les religions, en particulier par le Vatican.

Ce dernier se trouve d'autant plus concerné par une nouvelle gouvernance du monde qu'il se soucie du devenir de son immense trésor accumulé au fil des siècles, dont le plus grand stock d'or au monde. Il comprend tous les objets sacrés[1] utilisés au temple de Jérusalem et par la nation d'Israël, à minima 3000 tonnes d'or appartenant au temple ainsi qu'une multitude de pierres précieuses, d'objets sacrés[2]... Au total un incalculable pactole volé par les troupes romaines, ramené à Rome en l'an 70, et revendiqué [3] à juste titre en 2003 par l'État d'Israël.

[1] Mots clés : Juif.org expédition intéressante dans les profondeurs du Vatican

[2] Livre l'arche de l'alliance de Sarah Frydman.
[3] mots clés : des ustensiles du Temple de Jérusalem au Vatican

La plus grande réserve d'or au monde

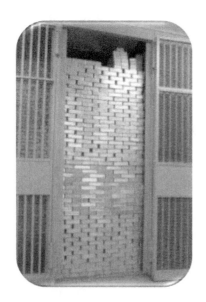

De nos jours, le stock d'or de l'Église catholique romaine est du même niveau qu'à l'époque de la chute du Saint-Empire romain vers 1100, soit près de 30 % de l'or total du monde.

Au cours des mille dernières années, cette Église a pris une position dominante, avec 50 % de l'or existant. Du quatorzième jusqu'au dix-septième siècle, son niveau était 60 % de tout l'or extrait des mines. Ce record fut atteint avec le concours du clan Rothschild, trésoriers du Vatican, opérant dans le commerce de l'esclavage et utilisant la main d'œuvre gratuite des esclaves dans leurs mines aurifères, organisant aussi le pillage et le colonialisme.

S'ajoutent toutes sortes de richesses, pièces et lingots d'argent, pierres précieuses, diamants, rubis, émeraudes, saphirs, jaspe, onyx... bijoux d'époque, œuvres d'art... acquises au cours des guerres de religion, par le moyen de diverses manœuvres politiques et commerciales organisées par les instances cléricales successives, depuis le 3e siècle à ce jour. Sur la base de l'estimation la plus basse, le Vatican détiendrait plus de 40.000 tonnes d'or, soit un tiers de plus que le tonnage total détenu par l'ensemble des banques centrales du monde.

Plus de 10 années de planches à billets – Quantitative Easing – à coup de trilliards (10^{21}) de dollars n'ont eu aucun effet réel sur l'économie de terrain, la création d'une monnaie mondiale unique pour être crédible nécessite d'être adossée à un actif tangible, le stock d'or des religions, à lui seul, peut permettre de la crédibiliser, sans avoir à prélever celui des banques centrales.

Une action coalisée de ce type ne choquerait qu'une partie minoritaire de la population mondiale attachée à une forme de traditionalisme religieux. Les gens, dans la grande majorité des cas, sont devenus complètement indifférents aux religions, qu'ils considèrent inutiles, socialement inopérantes et contraignantes et source de conflits sanglants. Piller cet Empire ne troublera pas les foules en ces temps de grande instabilité économique, de chômage massif et d'extrême pauvreté. Par contre, le système commercial mondial serait grandement perturbé à cause des pertes immenses que causerait ce pillage.

Depuis les années 1970, la religion au sens large est en perte de vitesse, tous cultes et tous pays confondus. Du point de vue de l'élite universaliste, entrer dans une ère de laïcité plus affirmée, plus élargie, respectueuse de pratiques religieuses exclusivement conformes aux textes de loi en vigueur, serait le moyen d'unifier harmonieusement la société civile.

Un contexte cultuel assaini, synonyme de paix sociale, serait aussi favorable à la création d'une monnaie unique, comme fondement économique intégré à la charte d'une nouvelle gouvernance du monde.

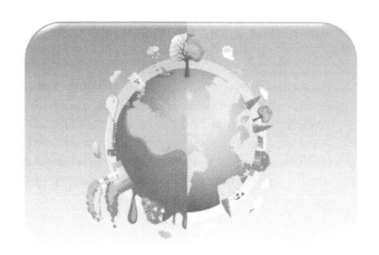

Chapitre 29

Que pourrait être le Monde de l'Après Crise ?
Que prépare le Gouvernement de l'ombre ?

Il y a quarante ans, le célèbre économiste américain Milton FRIEDMAN disait « *Seule une crise, réelle, ou perçue comme telle, produit un changement réel. Quand cette crise se produit, les actions qui sont prises dépendent des idées qui circulent* ».

Généralement les crises façonnent l'histoire. Beaucoup d'idées circulent aujourd'hui sur le monde d'après ; sur un nécessaire changement pour réinventer la société et construire le fondement d'un monde meilleur, plus sûr, plus juste. La majorité de gens ne veut pas revenir à la « normalité » dont parlent les gouvernements. Si tout est stoppé à cause du confinement, tout peut être remis en cause, sélectionné, trié, inventorié et finalement infléchi. Il s'agit maintenant d'écouter, de respecter, les citoyens, et d'aller de l'avant.

 « *Nous avons une fenêtre d'opportunité pour reconstruire notre monde, plus sûr, plus sain, plus intégrateur et plus résilient pour tous* » Antonio Guterres Secrétaire général de l'ONU. Vidéo clé youtube « Les Secrets des Nations Unies ».

Puisque la pandémie, sur fond de crise climatique, est le choc, le révélateur, ultime de la fragilité de la planète, Antonio Guterres appelle à construire un avenir meilleur, en protégeant la planète, en améliorant la santé, en réduisant les inégalités, en redynamisant les économies en difficulté.

Faisant suite à une réunion en ligne – Visio conférence – de deux jours, ayant rassemblé les ministres de 30 pays, Coorganisée par l'Allemagne et le Royaume-Uni, pays qui présideront la prochaine Conférence des Nations Unies sur le climat (COP26), Antonio Guterres a plaidé pour un leadership courageux, visionnaire, absolument nécessaire afin de faire face à la menace existentielle imminente du bouleversement climatique.

Il développe les six actions pour le climat, permettant de façonner la reprise :

⋏ Alors que des milliers de milliards de dollars sont dépensés pour se relever du Covid-19, il faut créer de nouveaux emplois et de nouvelles entreprises dans le cadre d'une transition propre et verte. Les investissements doivent accélérer la décarbonisation de tous les aspects de l'économie.

⋏ L'argent des contribuables est utilisé pour sauver des entreprises, il doit surtout créer des emplois verts et une croissance durable et inclusive. Il ne doit pas renflouer des industries obsolètes, polluantes et à forte intensité de carbone.

⋏ La puissance de feu budgétaire (les milliers de milliards issus de la planche à billets des Banques centrales) doit faire passer les économies du gris au vert, en rendant les sociétés et les personnes plus résilientes (plus solide, capable de s'adapter à un nouveau modèle de société), grâce à une transition qui sera juste pour tous, ne laissant personne de côté.

⋏ Les fonds publics devraient investir dans l'avenir, en s'orientant vers des secteurs et des projets durables qui contribuent à l'environnement et au climat. Les subventions aux combustibles fossiles doivent cesser, le carbone doit avoir un prix et les pollueurs doivent payer pour leur pollution.

⮞ Le système financier mondial, lorsqu'il façonne les politiques et les infrastructures, doit tenir compte des risques et des opportunités liées au climat. Les investisseurs ne peuvent pas continuer à ignorer le prix que la planète paie pour une croissance non durable.

⮞ Pour résoudre ces deux urgences, il faut travailler ensemble en tant que communauté internationale. Comme le coronavirus, les gaz à effet de serre ne respectent aucune frontière. L'isolement est un piège. Aucun pays ne peut réussir seul.

Le Secrétaire général a rappelé qu'il existait déjà un cadre d'action, le Programme de développement durable à l'horizon 2030 et l'Accord de Paris sur le changement climatique.

« À cette fin, je demande à tous les pays de préparer des plans d'action nationaux pour le climat et des stratégies pour atteindre zéro émission nette d'ici 2050 ».

Ce n'est pas la première fois que l'on tient de tels discours « *Il faut qu'on, il n'y qu'à faire ceci, cela !* ». L'on dit qu'une crise, fut-elle majeure, va pouvoir modifier fondamentalement la donne, mais au final rien ne change. La crise financière de 2008, dont on disait qu'elle allait introduire de grands changements au plan financier, bancaire, sociétal, ne fut au final qu'un retour à une situation antérieure quasi égale, sinon pire.

Mais cette fois, après l'épreuve du Covid, confinement, chômage, faillites, grandes incertitudes pour l'avenir… l'impulsion pour un monde meilleur n'est plus l'exclusivité des élites politiques et des climatologues, le grand public veut y être associé en donnant son avis, ses orientations, pour en définir les critères.

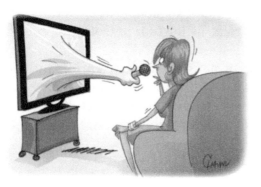

Le public veut donner son avis pour un monde meilleur… La plate-forme Make.org sur le web est l'un des moyens permettant aux gens de s'exprimer en apportant des critiques constructives à ce sujet.

L'on pouvait s'y attendre, après l'impact pandémique, les gens veulent tout d'abord plus de moyens pour le système de santé, ils demandent la revalorisation des métiers difficiles en milieu hospitalier, l'autonomie de moyens pour soigner toutes sortes de maladies.

La deuxième attente porte sur la protection des espèces sauvages, en sensibilisant la jeunesse à ce sujet, plus généralement en plaçant l'écologie et la nature au cœur du monde à venir.

Ensuite il s'agit de faire le point sur les difficultés à l'échelle mondiale ; Rien ne pourra être résolu sans une coopération mondiale basée sur la confiance réciproque, disent-ils. Les gens se rendent mieux compte de la nécessité d'une collaboration très étroite entre tous les peuples, tous les gouvernements du monde.

Ils disent, nous avons besoin d'un plan d'action mondial et nous en avons besoin rapidement, mais les pays ne font rien de tout cela. Une sorte de paralysie collective a saisi la communauté internationale !

Face à l'adversité, les mentalités changent, le pouvoir politique appartiendra à ceux qui sauront démontrer le plus d'empathie pour les autres. Les secteurs clés seront l'entraide, la santé, l'hospitalité, l'alimentation, l'éducation, l'écologie. On cessera d'acheter de façon frénétique des choses inutiles ; l'on reviendra à l'essentiel.

Notre rôle, nous public, est de participer à cette transition, la mieux adaptée possible, nous ne voulons pas d'un champ de ruines. Plus vite l'on mettra en œuvre ce type de programme, plus vite l'on pourra sortir de cette pandémie et des terribles conséquences sociales et économiques irréversibles qui en résultent. Voici comment cette crise planifiée a pu modifier le mental des gens, désormais suffisamment malléable pour permettre aux instances du shadow government d'introduire leur charte universelle.

Le public appelle à la fin de l'obsolescence programmée

Tous les produits qui existent doivent être fabriqués pour être utilisés très longtemps, de l'ampoule électrique qui peut durer une centaine d'années au véhicule quasi indestructible, en passant par les appareils ménagers solides comme jamais.

Tout doit être fait pour durer clame-t-on avec insistance ! Les ressources naturelles ne doivent plus être pillées à cause d'un gaspillage monumental, la nouvelle gestion nécessite d'être exemplaire.

La crise du Covid-19 l'occasion historique d'unifier les populations

Le temps d'un long confinement et la sombritude des événements à venir ont incité la majorité des gens à dépasser la sphère de leurs soucis, de leurs intérêts individualistes. Les individus se sont forgés un mental, un état d'esprit, favorisant une vision collective et unitaire de la société. C'est un esprit de solidarité, sur la base du programme préalablement établi pour Gaïa, qui permettra d'introduire une solution durale de l'après crise sanitaire. Cette fois, faire en sorte de faire croire que cette unité retrouvée perdurera pour les générations futures.

Un monde meilleur à venir n'est plus l'exclusivité des élites politiques et des climatologues, le grand public veut y être associé en donnant son avis, ses orientations, pour en définir les critères finaux.

La voie à une gouvernance et mondialisation différentes

Le monde est gouverné par des nations divisées mais soumises à la globalisation, l'effet papillon s'il n'est pas corrigé conduira à nouveau à des risques systémiques plus dangereux. La confiance est rompue entre les citoyens et leur gouvernement.
Le G7 et les principales économies du G20 sont à la dérive ; Aujourd'hui, une coalition composée de pays volontaires cherche à prendre des mesures urgentes pour rétablir la confiance dans le système, car les gens doutent des institutions mondiales.

Pour faire face à cette crise dans toute sa dimension, la communauté internationale, à l'exception de certains pays du Top 10, mentionnés au chapitre 23, n'a pas eu de capacité d'anticipation nécessaire, ne serait-ce pour solutionner judicieusement la crise sanitaire.

Tous les pays sont conscients de la nécessité d'une profonde transformation. Contrairement à ce que l'on pourrait croire des orientations, des intentions, de l'empire du milieu, les dirigeants chinois appellent eux aussi à l'instauration d'un nouveau système de gouvernance mondiale. M Cui, ambassadeur de Chine aux États Unis, lors d'une interview dans l'émission GZERO diffusée à l'échelle nationale par la Tv américaine, samedi 11 avril 2020, disait :

« Les gens doivent vraiment faire de sérieux efforts pour réfléchir au type de gouvernance que nous devrions bâtir, en excluant la domination d'un ou 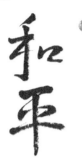 *d'eux pays dominants* (a martelé M Cui) ; *en se basant sur le respect mutuel entre tous les pays, par la pleine reconnaissance de la diversité des cultures, des civilisations, des structures politiques, économiques. S'il est possible de le faire, je pense que tout est prêt pour que nous puissions bâtir un nouveau système de gouvernance internationale efficace ; Nous devons faire le bon choix maintenant (a-t-il recommandé) ».*

Voici des extraits de mon livre « Les crises de 2008 et 2020 via les Maîtres du monde » rédigé en 2013, lesquels permettent de recouper les propos, ci-dessus, de l'ambassadeur de Chine d'avec le programme préalablement établi par les élites de la véritable gouvernance mondiale.

Début de l'extrait du livre « Crise économique majeure – Origine – Aboutissement »

Étude prospective rédigée en 2013

Poussés à accepter le Traité de la dernière chance

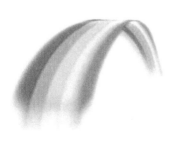

« Bien avant que ne débute la crise des crises, la plupart des nations occidentales n'avaient pas été capables de maîtriser l'endettement public et d'assurer le progrès social. Elles se trouvaient dans une position d'abaissement qui avait déjà entamé leur autonomie et leur capacité d'intervention.

Depuis 2008, ces gouvernements, notamment ceux du vieux continent, se trouvent confrontés au front tempétueux de multiples enchaînements mettant en évidence des problèmes insolubles.

Une fois qu'ils seront placés face à une situation plus troublante, plus alarmante, les leaders nationaux n'auront d'autre choix que d'accepter instamment le traité innovant proposé par les représentants de la véritable gouvernance mondiale.

D'autant mieux que ce traité mettra subtilement, mensongèrement, en valeur une clause permettant de sauvegarder l'embasement traditionnel de l'économie et de la finance mondiale. Tout bien considéré, cet engagement représentera pour eux une occasion unique de se libérer une fois pour toutes, des ornières et du dédale de difficultés insurmontables dans lesquelles ils seront enlisés à cette période-là.

Actuellement, les vives réactions des États-nation qui croulent sous le poids de la dette et de la récession sont comparables à celles d'un randonneur égaré, pris soudainement en traître par la première vague de froid. En position de survie, le cerveau de cet individu commandera au flux sanguin d'irriguer prioritairement ses organes vitaux, délaissant progressivement les extrémités du corps. Ce qui explique les gelures typiques des extrémités, des mains et des pieds, qu'il faudra amputer.

De même, les chefs de gouvernement se démènent depuis 2008 pour éviter la faillite. Ils n'ont d'autre solution que d'emprunter auprès des marchés financiers et de canaliser un flot constant de ressources financières pour assurer prioritairement le train de vie de l'État, parallèlement à la réduction de l'endettement, par des mesures de rigueur sociale, d'austérité. C'est une intervention vitale pour leur autonomie, leur souveraineté, qui évidemment s'opère au détriment du reste de la nation.

Conséquemment, sans avoir le niveau de ressources suffisant, les secteurs clés (éducation, santé, assurance emploi, logement, formation...) se sont sclérosés. Avant de devoir les amputer davantage, les gouvernants nationaux accepteront l'offre du nouvel ordonnancement économique mondial. D'autant plus qu'à ce stade de difficulté, ils seront convaincus que la fin annoncée de la civilisation ne sera pas le fait d'une guerre violente entre les super puissances, mais le fait de l'écroulement de l'économie mondiale.

Depuis de nombreuses décennies, toutes les élites à la tête des nations sont coutumières de contacts, d'échanges cordiaux et constructifs avec les représentants de la véritable gouvernance mondiale (FMI – Commission Trilatérale – Groupe Bilderberg – *voir le schéma au chapitre 26*). Il leur sera donc plus facile d'accepter la mise en œuvre immédiate de cette première partie du traité de la dernière chance.

Depuis les années 1980, les Chefs d'État appellent unanimement à un nouvel Ordre mondial, *Mais sans accepter de perdre leur souveraineté*

Au cours de son mandat 1989 – 1993 – George Herbert Walker Bush, 41e président des États-Unis, déclara « *Nous avons devant nous l'opportunité de construire pour nous-mêmes et pour les générations futures un nouvel ordre mondial. Un monde où les règles de la loi, pas celles de la jungle, gouverneront la conduite des nations [...] Nous aurons une réelle chance avec ce nouvel ordre mondial* ».[1]

[1] Vidéo, mots clés : daylymotion Bush senior annonce le N.O.M

Le 16 mars 1999, lors d'une conférence, Bill Clinton, 42e président des États-Unis, déclara « *Et après 1989, Bush avait l'habitude de dire cette phrase que je vais utiliser moi-même, nous avons besoin d'un nouvel ordre mondial* ».[2]

[2] Vidéo, mots clés daylymotion Clinton sur le N.O.M

Le 18 novembre 2004, à l'International Institute of Strategic Studies de Londres, Jacques Chirac, président de la République française, déclara « *Pour construire le nouvel ordre mondial qui garantira durablement la paix ...* ».[3]

[3] Source mots clés : Discours de Jacques Chirac, Président de la République devant l'International Institute for Strategic Studies

Le 8 janvier 2009, lors d'un discours, Angela Merkel, Chancelière d'Allemagne, déclara « *Le G8 ne peut garantir l'ordre sur les marchés financiers à lui tout seul.*

Nous devons inclure un nombre croissant d'acteurs. Nous devons créer un nouvel Ordre international dans lequel l'Europe jouera un rôle important. Aucun pays ne peut agir seul contre les effets de la crise, même pas les États-Unis, aussi puissants soient-ils ».

Le 16 janvier 2009, à l'ONU, Nicolas Sarkozy, président de la République française déclara « *On ira ensemble vers ce nouvel ordre mondial ; et personne, je dis bien, personne, ne pourra s'y opposer car les forces au service de ce changement sont considérablement plus fortes que les conservatismes et les immobilismes…* »[4]

[4] Vidéo mots clés : Sarkozy veut imposer le Nouvel Ordre Mondial (NWO)

Le 26 janvier 2009, Gordon Brown, premier ministre britannique disait que la crise financière et économique ne doit pas être une excuse de repli dans le protectionnisme, mais plutôt, ce sera « *l'accouchement difficile d'un nouvel ordre mondial* ». Source.[5] Voir, ci-dessous au sous-titre « En 2020, Les appels solennels à un gouvernement global se font plus pressants » comment il se positionne de façon magistrale au cœur de la crise du siècle, pour cette fois imposer ce nouvel Ordre.

[5] mots clés : La crise doit "accoucher d'un nouvel ordre mondial", selon Brown

Le 1er février 2012, lors d'une interview, Henry Kissinger, ancien Secrétaire d'État – Conseiller à la sécurité des États-Unis – Prix Nobel de la paix 1973, déclara « *Il y a besoin pour un nouvel ordre mondial…* ».[6]

[6] Vidéo, mots clés : dailymotion Henry Kissinger veut le Nouvel Ordre Mondial / Ordo Ab Chao

Le 25 septembre 2018, à l'ONU, Emmanuel Macron, président de la République française appelle[7] à un nouvel ordre mondial (*cette partie de texte est ajoutée à l'extrait de 2015, afin de démontrer que cette saga n'aura pas de cesse, jusqu'à ce que…*).

[7] Texte et vidéo, mots clés : À l'ONU, Emmanuel Macron appelle à un nouvel ordre mondial.

En avril 2010, lors d'une conférence du CFR à Montréal, Brzezinski – expert géopolitique, cofondateur avec David Rockefeller de la Commission Trilatérale, en 1973, membre éminent du Bilderberg group, le véritable gouvernement mondial, ex Conseiller politique au Département d'État, aux affaires étrangères, à la sécurité nationale, ex Conseiller du Président Obama, concernant la nouvelle identité du G20, il parle d'un leadership sans réelle unité interne.

Car, dit-il, dans toute l'histoire de l'humanité, pour la première fois, les gens sont politiquement éveillés, conscients de ce qui se passe en général dans le monde : iniquités, inégalités, exploitation humaine. Un contexte rendu beaucoup plus difficile pour toute puissance majeure, y compris les États-Unis. Il précise le besoin d'une *source de pouvoir concentré de portée universelle* que l'Amérique n'a pas, ni l'ONU, dont le pouvoir est limité, d'où *la nécessité d'un gouvernement mondial unique*.[8]

[8]https://www.youtube.com/watch?v=ZiL53QjQL0o mots clés : Conférence du CFR sur le Gouvernement Mondial à Montréal - Z. Brezinski - (*important*)

Peu de temps après l'acceptation du premier volet du traité, ce sera l'occasion de les inviter à une nouvelle assemblée extraordinaire toujours sous la houlette des États-Unis et de l'ONU. Cette fois, les esprits supérieurs les pousseront à conclure la deuxième partie d'alliance, pour une toute nouvelle gouvernance politique du monde.

Le cadre de ce pacte inclura *des clauses humanistes et sociales tout à fait inédites.*
Une série de dispositions surprenantes, décrites pour être les plus complètes, les plus justes, les plus fiables, jamais offertes au monde démocratique. Elles seront d'apparence si parfaite, qu'elles prendront aussi en compte *tous les besoins de réforme environnementale*, conformément aux intérêts vitaux de Gaïa la Terre-Mère. Parmi lesquelles, la mise en valeur de formes d'énergie non polluantes et quasi gratuites, soi-disant nouvelles, trois exemples parmi d'autres technologies déjà existantes :

1- L'utilisation de l'hydrogène de l'eau reconvertible en haute énergie (plasma)[9]   [9]Mots clés : youtube Genepax-water car from Japan

2- le procédé de fusion froide (par opposition à la fusion chaude des centrales thermonucléaires), dénommé "E-Cat",[10] sans danger, applicable à grande échelle dès 2013, une découverte des années 1980.

[10] Vidéo, mots clés : youtube E-cat : La preuve par l'eau

3- Certaines applications électromagnétiques offrant une énergie à l'infini, l'objet des travaux de Nikola Tesla, début du XXe siècle.

Jusque-là, autant de procédés financièrement contre-productifs pour le cartel de lobbyistes ayant décidé, via d'autres sources d'énergie polluantes et lucratives, de tenir en bride toute la civilisation, jusqu'à ce qu'ils aient décidé de faire diamétralement le contraire, au moment propice.[11]

[11] vidéo clé mots clés : youtube comprendre l'Empire – le Monde où nous vivons

Pour les chefs de gouvernement, cette alliance représentera une solution globale très opportune. Un réel package dans un écrin rutilant, qui offrira un modèle idéal tant financier, économique, sociétal, sécuritaire, qu'énergétique et environnemental. Un paradigme qui permettrait à toutes les nations non seulement de sortir de la crise majeure, mais aussi de trouver un ensemble de garanties pour assurer à tous les peuples une toute nouvelle forme de vie sociétale qui puisse garantir la pérennité de l'humanité.

Cette offre de traité universel, incluant la protection de tous les éco systèmes et l'équilibre des ressources naturelles, sera assortie d'une clause de concorde entre toutes les nations et tous les peuples du globe, sur la base d'une nouvelle charte des droits publics. Elle fixera le rôle participatif de tous les chefs d'État-nation. Cette élite recevra l'assurance de conserver tous les droits, toutes les prérogatives attachées à la souveraineté nationale, si chère à leurs yeux.

Une façon très habile de les sécuriser afin qu'ils en ratifient toutes les clauses. Après l'obtention d'un rapide consensus scellant toutes les dispositions et extensions de ce traité, l'on assistera à la retransmission d'une cérémonie extraordinaire, grandiose, majestueuse. Le grand public y participera à sa manière, en envahissant les rues et les avenues.

Les représentants charismatiques des esprits brillants s'adresseront solennellement à tous. Ils valoriseront, entre autres thématiques salutaires au devenir de la société humaine, le respect absolu de nouveaux droits universels des peuples. Ils se porteront aussi garants de la liberté de culte, assurés toutefois de parvenir rapidement à l'unification de toutes les religions du monde (*par d'autres moyens décrits dans mon livre « Les Technologies secrètes des Maîtres du monde »*).

La jubilation générale manifestée sur les cinq continents témoignera de l'adhésion unanime des leaders nationaux et de l'ensemble des peuples de la planète à ce traité, unique dans les annales de l'histoire. À ce moment-là, seuls les êtres perspicaces pourront discerner à quoi, à qui, ils sont vraiment confrontés.

Pour l'immense majorité des gens, ce ne sera qu'un moment bien éphémère d'euphorie collective, suscitée par un cérémonial grandiose, festif, triomphant. Un apparent renouveau censé donner les moyens de dénouer tous les maux de la civilisation, et de porter tous les espoirs frustrés de l'humanité. En réalité ce sera la phase ultime, continuité de la crise majeure, caractérisée par le chaos sociétal absolu, l'angoisse des gens partout dans le monde ne sachant où et vers qui se tourner.[12]

[12]Voir sur mon blog, l'article de 2013 mots clés www.crisemajeure.jimdo.com mots clés : toutes les rubriques de 2013 le plan planétaire en trois parties.

Toutefois, confiant en d'autres promesses rendues plus sûres, l'individu lucide se tiendra fort éloigné de ces festivités très attrayantes. Il ne se laissera aucunement troubler par ces belles paroles infondées. L'homme avisé, loin de se laisser impressionner par des formules creuses et trompeuses n'accordera aucun crédit à ces effets d'annonce à venir d'envergure mondiale, universelle – *Se reporter au chapitre 30 du présent livre « La Crise du Siècle »*.

 Fin de l'extrait du livre de 2013 « Crise économique majeure – Origine – Aboutissement »

En 2020, Les appels solennels à un gouvernement global se font plus pressants

Face à la montée en flèche des difficultés grandissantes, Gordon Brown, ancien premier ministre du Royaume Uni, envoyé spécial de l'ONU prêche à nouveau pour un gouvernement global, mais avec plus d'instance et une plus grande autorité conférée au nom de l'ONU par le véritable gouvernement mondial agissant toujours à l'arrière-plan des nations et de toutes les institutions supra nationales.

Le 26 janvier 2009, alors qu'il était à la tête de l'État britannique, il disait la crise financière et économique ne doit pas être une excuse de repli dans le protectionnisme, mais plutôt, ce sera « *l'accouchement difficile d'un nouvel ordre mondial* ». Cette fois, la démarche est plus expresse, il demande un exécutif provisoire immédiat au niveau mondial afin de répondre le plus efficacement possible aux besoins créés par cette crise, notamment d'une indispensable coordination sanitaire.

Gordon Brown déclare au journal The Guardian, qu'il est nécessaire de former ce gouvernement avec des experts sanitaires, des leaders mondiaux et des chefs d'organisations internationales, dotés d'un pouvoir exécutif afin de coordonner les réponses pratiques à la crise. Il demande aux chefs d'État de tous les pays du monde de relayer, sans tarder, leur autorité sur ce nouveau gouvernement mondial.

Il aurait souhaité que le Conseil de sécurité de l'ONU puisse participer au dernier sommet audio-visuel du G 20 présidé par l'Arabie saoudite.
À l'ordre du jour, l'injection de 5000 milliards $ dans l'économie mondiale afin de chercher à compenser les conséquences du confinement de milliards d'hommes.

Gordon Brown dit « *Cette crise ne peut pas être solutionnée au niveau des nations isolément les unes des autres, il faut une réponse globale et coordonnée – cela pourra se faire malgré la politique nationaliste de Donald Trump America First* ».

Le gouvernement mondial se chargera tout d'abord :

1- De produire un vaccin, de le distribuer à tous, sans que l'on en tire un profit financier.

Ce n'est du tout utopique car l'élite du shadow government veut avant tout utiliser la vaccination pour contrôler toutes les populations du monde. Se reporter au chapitre 2 au sous-titre Masques, tests et vaccins, fabriqués, additivés, à l'oxyde de graphène nano, dans quel but ? Ainsi qu'au chapitre 11.

2- Des questions économiques en coordination avec les actions des banques centrales, en veillant aux fuites de capitaux. Ici, l'on cherche à faire converger tous les moyens financiers existants, même si l'on sait par avance qu'ils profitent au premier rang aux marchés financiers.

3- De coordonner les dépenses publiques pour soutenir la croissance. Ici, c'est manifestement un effet d'annonce destiné à rassurer les chefs de gouvernement d'État nations, dont le schéma mental reste gravé exclusivement sur la manne de la croissance économique des trente glorieuses, 1945 – 1975.

4- De donner plus d'envergure au FMI et à la Banque mondiale afin d'atténuer les effets de la crise dans les pays pauvres. Ici, l'on cherche à toucher la corde sensible des chefs d'État pour davantage d'équité au plan mondial.

Il ne faut pas perdre de vue que Gordon Brown ne s'exprime pas en ancien Premier ministre et ancien chancelier de l'Échiquier britannique, comme le font tant d'autres, Sarkozy, Macron, Obama, Clinton, sur la nécessité d'un nouvel Ordre mondial, cette fois, il est l'envoyé spécial des Nations unies, l'un des fidèles instruments du Bilderberg, dans le cadre éducatif de l'éducation globale, dans la même ligne que le Pacte mondial pour l'Éducation du pape François. L'on retrouve dans ce cadre pédagogique, le même thème, le même Leigh motiv, que celui défendu par le Club de Rome – se reporter au chapitre 26.

Est-ce la première fois que l'ONU insiste sur la nécessité d'un exécutif mondial unique ?

Jusqu'à novembre 2019, pour faire face aux risques globaux, l'ONU ne se référait qu'à la solidarité internationale, au multilatéralisme, à un système universel respectueux du droit international axé fortement sur un multilatéralisme, fonctionnant en réseaux, au plus près des populations, système organisé autour des institutions multilatérales.

Cependant, son Secrétaire général, jusque- là, n'avait pas intégré parmi les cinq risques globaux, une pandémie conduisant à une crise sanitaire mondiale.

Le subterfuge de l'ennemi invisible

Aujourd'hui le fantôme du Covid hante le monde ; C'est l'ennemi invisible qui sabote le système. « *Un adversaire sournois contre lequel nous sommes en guerre*, termes cités six fois par Macron au cours d'un même discours ». Quelles que soient les différences, les divergences, les querelles et inimitiés, personnelles, politiques, religieuses, il y a maintenant matière à rassembler ; c'est enfin le bon moment pour unifier une fois pour toutes le monde.

Incompétence, incohérence, inopérance, des gouvernements nationaux face à la crise

L'incapacité avérées de la majorité des gouvernements à gérer la crise permettra au gouvernement mondial, fut-il provisoire, de rassembler très large les masses humaines, et de dominer, soumettre, par le haut, le pouvoir et la souveraineté des nations.

Que faut-il en déduire ?

Dans l'ordre des priorités citées par Gordon Brown, le représentant spécial du véritable gouvernement mondial dit qu'il est indispensable de positionner des experts en amont du système global de santé. Un état-major ayant capacité de coordonner tous les moyens permettant de faire face efficacement à une nouvelle épidémie d'un nouveau type. De sorte qu'aucune critique ne puisse être formulée à l'encontre de cette gouvernance. Ce qui donnerait, par ailleurs, un crédit illimité à tous les autres dispositifs globaux que veut mettre en œuvre cette gouvernance.

L'on peut donc s'attendre à un nouvel épisode pandémique de plus grande ampleur, *ce que je prévoyais en mars 2020.*

America First

La politique de Donald Trump « America first » était un obstacle de taille à la mise en place de cette gouvernance mondiale. Notamment au plan de protection de l'environnement, avec le retrait des USA de l'accord universel de Paris en 2019, Trump permettant la surproduction de charbon, surtout autorisant les forages pétroliers sur 90 % des côtes américaines, contre 6 % sous la présidence Obama ; C'est le coup le plus dur porté à la lutte contre le changement climatique.

C'est aussi une posture d'opposition directe aux directives du Club de Rome, l'éclaireur du véritable gouvernement mondial en matière de protection de Gaïa, la Terre mère. Il fallait stopper ces initiatives malfaisantes, la crise économique provoquée par le Covid était le moyen approprié de faire chuter durablement la production et les cours du pétrole. Les plus impactés sont les centaines de producteurs américains de pétrole de schiste, ayant investi des fortunes pour ce type de gisement très coûteux. Pour la plupart basés au Texas, ils sont de fervents soutiens au Parti républicain.

Trump est aussitôt intervenu pour amener la Russie et l'Arabie saoudite à réduire leur production, afin de limiter la chute vertigineuse des cours du brut. Toutefois, les pertes financières sont si lourdes que les pétroliers Texans en pré-faillite peuvent s'abstenir de voter Donald. En perdant les primaires dans cet État, l'actuel président perdra aussi sa réélection du 3 novembre 2020. Ainsi il ne nuira plus au projet universaliste de l'élite de l'ombre.

Brown fait de la vaccination, accessible à tous, une priorité mondiale. C'est assurément le moyen, cellulairement parlant, de tenir en bride le corps et l'esprit de toutes les populations de la planète – se reporter au chapitre 11.

Il accentue sur la nécessité de coordonner au niveau mondial les actions économiques, sans dire que pour réussir concrètement cela imposerait une monnaie mondiale unique, et la mainmise sur la finance mondiale non appareillée au Bilderberg, sous prétexte de vouloir l'harmoniser.

Reprise économique ou l'impossible équation

En 1964, le PIB - produit intérieur brut - des États-Unis, locomotive du monde, était de 656 milliards $, l'endettement de 1000 milliards $.

En 2019, le PIB est de 21.345 milliards $, la dette globale de 72.100 milliards $ (1). Depuis 1964, la dette a été multipliée par 72 ; le PIB seulement multiplié par 32,5, moins de la moitié.

Si la croissance du crédit avait suivi celle du PIB, elle se monterait à 30.000 milliards $ (2). Le delta entre (1) et (2) 42.000 milliards $ correspondant à du crédit ex nihilo - *tiré de rien, du vide* - partirait en fumée, voir cette courte vidéo, mots clés : youtube création monétaire : un banquier suisse explique tout

Actuellement aux États-Unis, pour pouvoir créer 300 milliards $ de croissance, il faut tabler avec 650 mds $ de déficit public + 1000 mds $ de billets photocopiés par la FED, soit le rapport de 5,5 contre 1 !

Conclusion, La déflation et l'hyper-endettement sont aujourd'hui le risque majeur de chaos pour toutes les économies mondialisées. La reprise économique n'est donc plus de mise, même si elle était annoncée brillamment par l'élite d'un gouvernement global, mondial, nouvellement formé. Mais ce ne sera pas le cas, car ce serait contraire aux objectifs universels tels que définis par le rapport du Club de Rome – se reporter au chapitre 26.

L'aide exceptionnelle aux pays pauvres

Gordon Brown est bien intentionné au sujet de l'aide à apporter aux pays pauvres ; Toutefois, c'est sans dire qu'au cours des dernières décennies, les nations d'Afrique, d'Asie... n'ont cessé de demander au FMI, à la Banque mondiale, l'annulation de leurs dettes, à minima un allégement, sans jamais les obtenir.

Maintenant que la situation économique est très dégradée, ils obtiendront tout au plus une suspension, un report, de paiement, sans les dispenser des remboursements payables en 2022. Ces pays dépensent, en moyenne 25 % de leurs recettes pour s'acquitter de la dette, 42 et 39 % pour l'Angola et le Ghana, plus que pour leur système de santé.

Entre 2008, début de la crise financière, et 2018, la dette a augmenté de 147 % pour l'Afrique subsaharienne, soit 583 milliards $, réduisant les faibles marges de manœuvre budgétaires, parallèlement à la chute des cours des matières premières (moins 12 % pour le cacao – moins 22 %

pour le coton – moins 21% pour le cuivre – moins 50 % pour le pétrole...). Pour y faire face ces pays empruntent davantage au FMI. Sont concernés le : Gabon – Ghana – Madagascar – Rwanda – Sénégal – Tunisie – Togo.

Le FMI se targue d'avoir accordé à 25 pays très pauvres un allégement de la dette sur six mois à hauteur de 215 millions $ (infiniment peu), sur le fond il participe à aggraver leur endettement ; Tandis que la Banque mondiale leur demande de préparer des réformes en vue de la reprise économique. Sans vergogne ces institutions imposent leur joug dans la contradiction et l'asservissement.

Il est vrai que l'annonce d'une prochaine annulation définitive de la dette pour l'ensemble des pays pauvres du monde, doublée d'une aide conséquence par milliers de milliards $, aurait un effet global spectaculairement mirifique. Cette mesure, prise prioritairement en direction des plus pays et populations les plus démunis, donnerait un grand crédit de confiance à toutes les populations occidentales.

The Great Reset

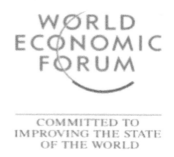

Voir cette vidéo, mots clés The Great Reset Launch Highlights 5 juin 2020

Le World Economic Forum – WEF, ou Sommet de Davos en Suisse, est en fait la vitrine du Bilderberg Group ayant pour ambition « d'Améliorer l'état du monde ».

À ce Forum, tout est translucide, l'esprit des participants est très ouvert à tous les sujets cruciaux du monde surtout au plan économique et environnemental. Tous les sujets sont examinés sur les bases de données analytiques des plus fiables.

Les plus grands esprits se concentrent pour élaborer les meilleures solutions visant le long terme. L'on retrouve ici la même tournure esprit que celle du Club de Rome (se reporter au chapitre 26).

Autant le Forum s'ouvre au monde, autant le Bilderberg s'enferme dans le plus grand secret. L'élite présente à ce sommet annuel, composée des hommes les plus influents, les plus puissants au monde, annoncent en juillet 2020 l'imminence d'un Great Reset.

Les objectifs sont identiques à ceux du Club de Rome, maintenant il y a nécessité absolue de changer de modèle sociétal, car l'actuel, en fin de cycle, est devenu très dangereux pour la planète. La crise du Covid s'avère être le révélateur d'un système obsolète, insoutenable, devenu anormal depuis les années 1980, schématiquement il se caractérise par :

⋏ Le totalitarisme marchand mondialisé, les multinationales sont dotées d'une puissance qui dépasse celle des États. Ce sont entités non démocratiques, non élues, qui imposent leur volonté aux peuples.

⋏ L'accès au travail durable pour le plus grand nombre est une utopie, les disparités sont immenses, les solutions équitables inexistantes. La répartition des richesses est une chimère, un mirage. L'impossible gestion des retraites parmi les pays occidentaux ; L'absence de revenus de retraite dans les pays pauvres…

⋏ L'impossible retour à la croissance tant souhaitée par les chefs de gouvernement alors que ce cycle prolifique est bel et bien rompu depuis les années 1980.

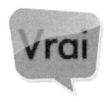 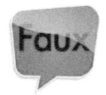

⋏ L'impossibilité pour les Banques centrales de doper l'économie réelle par l'usage non conventionnel, ininterrompu, illimité, de production de liquidités virtuelles, dites de la planche à billets.

⋏ L'impossibilité pour les États et les Banques centrales de se débarrasser de l'endettement parvenu à des sommes sidérales.

⋏ L'impossible mission de stopper, à minima d'inverser, les effets du changement climatique.

⋏ L'impossibilité d'avoir accès à l'eau potable, à une nourriture saine et suffisante, aux soins médicaux de base… pour des milliards d'humains.

⋏ L'impossibilité de mettre fins aux conflits ethniques, aux divisions sociétales…

⋏ L'impossibilité de garantir l'absence de mouvements sociaux violents, de rébellion, vu les disparités de revenus, vu la misère que la crise du siècle a grandement amplifiée

Les objectifs mirifiques de ce gouvernement sont :

⚔ De produire mieux, de produire moins, sans aucun gaspillage.

⚔ D'annuler l'hyper endettement du monde et de procéder à une totale refonte du système économique, financier, bancaire.

⚔ De prendre urgemment toutes les mesures pratiques pour sauver la planète, en cessant de piller les ressources qu'elle contient, en mettant fin au système productiviste, à l'obsolescence programmée.

⚔ D'assurer une production suffisante de nourriture saine, préservée d'additifs chimiques, de poisons phytosanitaires.

⚔ De créer les infrastructures permettant à tous l'accès à une eau de bonne qualité et à l'évacuation sanitaire des eaux usées, ce que les Romains étaient capables de faire au 1er siècle de notre ère !

⚔ De faire disparaître totalement la pauvreté, plus de bidonvilles, plus de maisons, d'immeubles, inconfortables, délabrées, insalubres, plus de sans-abri.

⚔ De donner à tous, sans exception un accès gratuit aux soins personnalisés, aux hôpitaux.

⚔ De protéger les populations des maladies contagieuses, sous couvert de vaccination obligatoire.

⚔ D'assurer un revenu universel à tous, s'agissant d'un objectif des pères fondateurs du WEF depuis les années 1980 ; garantie de paix sociale, de développement personnel, de progrès social et culturel.

⚔ Voici les mesures qui permettraient d'assurer un progrès social, une situation d'équité, de stabilité économique, d'harmonie et de concorde sociétale...

La question essentielle qui se pose à présent est de savoir si tout cela est réalisable et digne de foi ? Pour trouver la réponse examinons le chapitre suivant.

Chapitre 30

Existe-t-il un livre prophétique digne de confiance ?

La recherche d'unité au cours de la crise du Covid

Le Secrétaire général de l'ONU a écrit aux responsables religieux de toutes les confessions, il dit « *Aujourd'hui, je souhaite lancer un appel spécial aux chefs religieux de toutes confessions pour qu'ils unissent leurs forces afin d'œuvrer pour la paix dans le monde* ».

Au cœur de la crise, nombre de chaîne de télévision ont mis à leur programme du soir des prières et citations bibliques. L'on constate un regain de spiritualité chez les croyants. Les prêtres catholiques, les responsables des communautés juives et musulmanes se contactent et manifestent une grande solidarité.

L'imam de Rouen disait « *C'est une épreuve, l'humanité doit en sortir plus soudée, il faut penser aux plus faibles, pas seulement aux situations et contraintes qui nous touchent directement* ». Téléphoner et faire des courses pour les personnes âgées, aider les femmes seules avec un jeune enfant....

La recherche de spiritualité du public au cours de la crise du Covid

Dans une interview avec Fox News, les éditeurs de Bibles ont expliqué que « *beaucoup de gens achètent des Bibles parce qu'ils ont un désir ardent de se connecter avec Dieu, de trouver un sens à la vie et de vivre la paix* ».

Le co-fondateur d'Alabaster, (The Bible beautiful) Brian Chung, dit les ventes ont augmenté de 143 % par rapport à l'année dernière, il dit « *C'est parce que les gens recherchent l'espoir et la renaissance ; même au milieu de souffrances, de difficultés financières, nous avons vu des gens acheter des Bibles comme cadeaux d'encouragement pour des êtres chers* ».

Interrogé par le Christian Post, le directeur de Tyndale dit « *Les inquiétudes de la crise du Covid ont bouleversé la vie de presque tout le monde, d'une manière ou d'une autre* » ; *Il n'est pas surprenant que les gens se tournent vers le confort et la clarté de la Bible en périodes troubles et d'incertitude* ».

« *Notre mission est de répondre aux besoins spirituels des gens, principalement sur la base d'une littérature conforme aux principes bibliques* ».

Les ventes de Life Application Study Bibles ont augmenté de 44 %, celles de la vente de Bibles de 60 %.

LifeWay Christian Resources a enregistré de son côté une augmentation de 62 %. Le PDG, Ben Mandrell dit « *Ce n'est pas un hasard car les gens retournent à la Bible comme source d'espoir en temps de crise et d'incertitude ; les gens tirent espoir des* Écritures *parce qu'ils voient un Dieu à nos côtés pendant nos souffrances* ».

Au Danemark, l'un des pays les moins religieux au monde, l'on y voit une augmentation des recherches sur Internet au sujet de la prière.

La Bible est un livre important, mais je n'en connais pas son contenu, elle est difficile à comprendre, disent la plupart des gens. « *Une majorité de chrétiens ne sait que peu de choses sur la Bible* » relatait le Toronto Star.

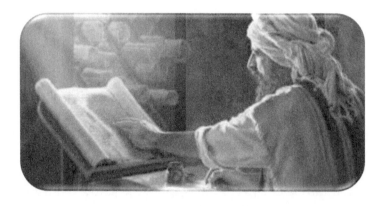

Que penser des Saintes Écritures ?

Quelle opinion pourrais-je avoir de cet ouvrage universel, le plus diffusé dans le monde ? Une première certitude, les faits historiques qu'il contient sont certifiés par l'histoire, et par de nombreuses découvertes archéologiques ;

Cela démontre qu'il est véridique, d'autant plus qu'il n'a relaté que les faits, *comme peut le faire le journaliste honnête, en toute objectivité, sans parti pris.*

Les événements que retracent ces Écrits saints, les personnages, les lieux, sont réels. Ce livre contient de nombreuses prophéties, écrites des millénaires à l'avance. À elles seules, ces prédictions, de par leur précision, attestent qu'un Être divin suprême en est l'auteur. Ce recueil donne de nombreux conseils pratiques pour l'individu, comme pour la collectivité…

Lorsque l'on compare l'unité rédactionnelle de la Bible de la rédaction de sujets contemporains confondants, par exemple la négation du génocide arménien, la remise en cause de la shoah, pourquoi remarque-t-on qu'il s'agit d'un livre très fiable, tout à fait différent ? Parce que c'est l'esprit saint de Dieu, sa force agissante présente dans tout l'univers[1], qui a supervisé la composition des 40 rédacteurs, préalablement choisis par Dieu ; cette même force a protégé les textes sacrés de la destruction sur des millénaires.

[1]Voir la vidéo « Les champs unifiés », ci-dessous, au sous-titre « La physique quantique démontre l'existence d'un Créateur de l'univers ».

La Bible et l'inquisition, le livre qu'il fallait exclure à tout prix

Ce n'était pas cool de lire la Bible au XIIIe siècle, à l'époque de

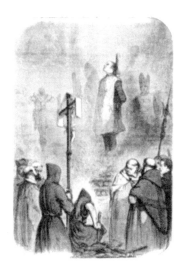

l'inquisition organisée par l'Église catholique, relevant du droit canonique, pour combattre l'hérésie. Lorsqu'elle prit fin en 1834, des milliers de vies avaient été détruites, des milliers d'autres gâchées par l'emprisonnement, les tortures, la confiscation de biens…

Des populations entières furent exilées, seulement parce que ces croyants voulaient suivre fidèlement l'enseignement biblique plutôt que celui de cette Église. Ce fut l'un des fléaux les plus abominables de l'histoire de la chrétienté.

Au moyen âge, il était courant de juger au nom du pape et de brûler aussitôt les hérétiques, Bible autour du cou (autodafé). 1724 à 1764, peu de gens se souviennent de la persécution des huguenots, protestants, sous Louis XV et Louis XIV, alors qu'ils bénéficiaient au préalable de la liberté de culte établie par l'Édit de Nantes d'Henri IV de 1598.

Les terribles dragonnades de Louis XIV contre les protestants ; Il faut relire l'histoire, pas si lointaine...

Édit révoqué en 1685, abolissant tous les droits des protestants dans le royaume du roi soleil. Le monarque influencé par le clergé leur interdisait de se réunir, les opprimait par la présence de soldats (dragons) à leur domicile qui les traitaient en esclave au sein de leur propre maison, les terribles dragonnades, parce qu'ils démontraient que l'enseignement catholique ne correspondait pas avec celui des Saintes Écritures.

Nous sommes en 1681, le Roi Louis XIV décide d'en finir avec l'hérésie de Calvin, le protestantisme français, il faut frapper un grand coup. Louvois, Ministre de la Guerre de Louis XIV envoie des régiments de soldats, les "dragons" chargés d'obtenir l'abjuration de leur croyance pour les protestants, des sujets égarés du royaume.

Ordre est donné aux dragons de s'installer chez les huguenots, de vivre à leurs crochets et d'obtenir par toutes sortes de sévices infligés à leurs hôtes protestants leur conversion au catholicisme. Les résultats obtenus par ces "tortionnaires bottés" dans le Poitou sont tels que Louvois décide d'étendre cette politique répressive à l'ensemble du royaume.

Le procédé est simple : munis d'un billet de logement, les dragons, hommes et chevaux, se présentent chez les personnes que l'on sait acquises aux idées « pernicieuses de la foi évangélique », souvent dénoncés par le curé lui-même. Le logeur protestant est alors tenu d'héberger cavaliers et montures, les nourrir et de surcroît leur verser chaque jour une importante somme d'argent.

Les soldats font régner dans les villages protestants une pesante terreur tant verbale que physique mais qui cesse aussitôt que l'abjuration est obtenue.

Le résultat des dragons missionnaires est immédiat : en quelques semaines le roi obtient ainsi des centaines de milliers de conversions de huguenots au catholicisme.

Par contre plus le protestant persécuté résistait, plus la persécution s'accentuait. Abraham Papot, un protestant, laboureur aisé, fera la triste expérience des dragonnades. Il racontera lui-même ses malheurs et les fera consigner par un notaire, ce qui a permis de retracer la persécution de l'époque.

Opposition et persécution des chrétiens au XXIe siècle

Ne pensez pas que l'opposition au christianisme est de la vieille histoire. Selon l'index Mondial de Persécution des Chrétiens – IMPC – alerte, plus de 260 millions de chrétiens sont fortement persécutés aujourd'hui dans le monde, soit 1 chrétien sur 8.

La violence contre les croyants et leurs églises a augmenté de manière spectaculaire avec 9500 attaques contre des lieux de culte et des institutions religieuses en 2020, contre 1850 en 2019. 2983 chrétiens tués – 3711 chrétiens détenus, incarcérés.

Les pays où sévissent l'opposition et la persécution – source IMPC

En cause : l'oppression communiste, l'extrémisme islamique, le totalitarisme, le nationalisme religieux, la corruption ; par ordre d'importance : Corée du Nord – Afghanistan – Somalie – Libye – Pakistan – Érythrée – Soudan – Yémen – Iran – Inde – Syrie – Nigéria – Arabie Saoudite – Maldives – Irak – Égypte – Algérie – Ouzbékistan – Myanmar – Laos – Vietnam – Turkménistan – Chine – Mauritanie – République Centrafricaine – Maroc – Qatar – Burkina Faso – Mali – Sri Lanka – Tadjikistan – Népal – Jordanie – Tunisie – Kazakhstan – Turquie – Brunei – Bangladesh – Éthiopie – Malaisie – Colombie – Oman – Koweït – Kenya – Bhoutan – Fédération de Russie – Émirats Arabes Unis – Cameroun – Indonésie – Niger – Total 50 pays.

Le Nigéria est le pays le plus meurtrier. 4305 chrétiens sont morts entre novembre 2017 et octobre 2018, *en raison de leur foi*, selon le rapport. Ce chiffre est en nette augmentation depuis les trois dernières années.

La violence physique fluctue beaucoup d'une année sur l'autre, elle dépend de la conjoncture. Pour déceler les tendances de fond, il faut davantage regarder les pressions quotidiennes vis-à-vis des chrétiens. Dans le rapport de 2016 comme dans celui de 2019, le nombre de chrétien tué est directement lié à la situation sociale économique du pays, l'on y recense 9 des 10 chrétiens tués dans le monde.

L'Inde, souvent présentée comme la plus grande démocratie du monde, n'accepte pas les religions minoritaires. Le nationalisme Hindou est une vraie menace pour les populations musulmanes et chrétiennes.

La Chine détient le record de chrétiens emprisonnés, plus de 1000 individus. Environ 100 millions vivent dans cet empire, en plus grand nombre que les membres du Parti communiste. Ce pays ne peut accepter une entité qui ne soit pas totalement soumise à l'État. Les services policiers installent des caméras dans les églises, surveillent et arrêtent les fidèles. Les Églises qui refusent de se soumettre subissent d'intenses persécutions.

La Fédération de Russie où le christianisme orthodoxe est devenu la religion officielle, fait surveiller toutes les minorités chrétiennes dont les membres sont régulièrement convoqués dans les commissariats.

Au Daghestan, en Tchétchénie, en Ingouchie, en Kabardino-Balkarie et au Karatchaïeva-Tcherkessie, le nombre de chrétiens a fortement diminué car les Russes ethniques ont fui ces zones de combat. Les chrétiens, d'arrière-plan musulman, vivant dans les régions à majorité musulmane sont les plus persécutés, par leur famille, par la société et par les groupes islamistes. Ils gardent leur foi secrète.

Sous prétexte de lutte antiterroriste, inscrite dans la loi Yarovaya de 2016, comportant des dispositions pour restreindre la liberté religieuse, particulièrement l'activité missionnaire, l'État considère les Églises protestantes non traditionnelles, telles que les Pentecôtistes, les Évangéliques, les Baptistes, les témoins de Jéhovah, Comme des espions occidentaux. Leurs droits de réunion, d'expression de leur foi diminuent.

Leurs biens sont confisqués ; notamment à l'encontre de l'association américaine Watch Tower Bible and Tract Society – WTPA – des témoins de Jéhovah, en appel devant le tribunal de Saint-Pétersbourg pour s'opposer à la décision permettant à l'État de saisir le complexe de 14 bâtiments sur 10 hectares, estimé à 32 millions $; ce malgré les 3 millions $ d'impôts fonciers payés par WTPA à la Fédération de Russie

Dans les 50 pays, cités plus haut, ce sont surtout les chrétiens ayant une responsabilité cultuelle qui sont visés, menacés, arrêtés ou assassinés. Une grande partie des populations de ces pays manifeste une attitude hostile à l'encontre des chrétiens. Que ce soit dans la vie quotidienne, au travail, dans la possibilité de vivre librement leur foi ou dans leurs rapports avec les autorités, ils sont victimes de discriminations et de persécutions massives.

Vidéo, mots clés youtube comment cet index de persécution des chrétiens est-il calculé ?

Correspondance biblique : il y a 2000 ans « *Alors on vous livrera à la tribulation (opposition -persécution) et on vous tuera, et vous serez des objets de la haine de toutes les nations à cause de mon nom* » Matthieu 24 : 9. « *Et vous serez les objets de la haine de tous à cause de mon nom ; mais celui qui aura enduré jusqu'à la fin* (du système humain), *celui-là sera sauvé* ». Matthieu 10 : 22.

La fiabilité du contenu biblique

Il existe un grand nombre d'études, de découvertes, utiles pour la collectivité, dans le domaine de la science, de la médecine, de la technologie verte, de l'énergie non carbonée... qui ont été niés, mis à l'index, jetés aux oubliettes, pour que personne ne puisse en prendre connaissance, en bénéficier. Un grand nombre de faits marquants, beaucoup de dispositifs importants, pouvant remettre en cause la marche du monde ont été dissimulés, neutralisés, démantelés surtout dans le domaine de l'énergie.

Tout cela diffère nettement de l'harmonie interne de la Bible qui ne souffre d'aucune division, d'aucune controverse, d'aucun déni, d'aucun parti pris, d'aucun oubli.

C'est dans ce contexte apuré que les auteurs successifs du livre saint, ne se connaissant pas les uns les autres, ont pu rédiger chacun des 66 livres sur une période de 1600 ans. Ce seul élément d'analyse permet de comprendre que cet ouvrage n'est pas d'origine humaine.

Voici les principaux points bibliques d'étude que j'ai pu relever pour notre époque

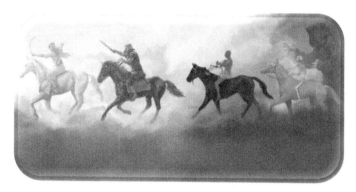

Un livre prophétique étonnamment précis pour notre époque, les grandes épidémies annoncées vingt siècles à l'avance.

L'on peut faire le rapprochement entre les épidémies modernes et le livre de la Révélation – chapitre 6, verset 8. Le dernier des quatre cavaliers sur le cheval blême, d'allure squelettique, se nomme la mort. Tandis qu'à l'arrière, l'Hadès, la tombe, *le personnage avec la capuche*, le suit de très près.

Ce cavalier correspond aux ravages provoqués par les épidémies et autres calamités. En 1918, la première Guerre mondiale avait fait environ 20 millions de morts, surtout parmi les soldats. Puis ce fut la grippe dite espagnole qui infecta un humain sur trois, soit cinq cent millions, et causa la mort d'environ cinquante millions.

Ce n'était qu'un début, car notez bien au cours du XXe siècle les maladies infectieuses, la variole et le paludisme en tête, la tuberculose, le Sida, l'Ébola...ont provoqué au total 1,680 milliard de morts.

Le saccage des écosystèmes et de la Terre

La prophétie de la Révélation 11 :18 « *détruire ceux qui sont en train de détruire la terre* » écrite il y a 2000 ans, ravira les écologistes. À l'époque, au premier siècle de notre ère les Romains utilisaient beaucoup de plomb fondu, dont les vapeurs ont légèrement pollué la terre.

Au XXe siècle l'on a retrouvé par carottage des traces de plomb datées du 1er siècle, dans les glaces de l'Arctique, avant qu'elles ne commencent à fondre à vue d'œil.

La physique quantique démontre l'existence d'un créateur de l'univers

Albert Einstein disait « *Le hasard c'est Dieu qui se promène incognito* » !

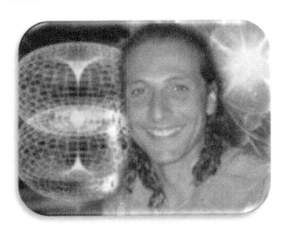

Ceux qui se posent des questions sur l'existence de Dieu seront très curieux de connaître les derniers travaux en physique quantique de Nassim Haramein, en collaboration avec la physicienne Élisabeth Rauscher.

Faisant suite de ceux entrepris par Albert Einstein, trop âgé pour les poursuivre, toutefois remettant en cause une partie d'entre eux. Aucun autre physicien au monde avant eux n'avait su approcher et concrétiser les travaux en physique quantique d'Einstein.

L'univers est entièrement connecté, le vide n'existe pas. En science, chaque découverte, même si elle est prouvée, confirmée, sera continuellement dénommée « Théorie ».

C'est le cas pour ces deux chercheurs, ayant démontré l'existence d'un Univers totalement connecté. Leurs travaux ont unifié de façon cohérente toutes les forces de la physique.

Nassim Haramein à neuf ans cherchait à comprendre les fondements de la matière. Il est un chercheur pluridisciplinaire en astrophysique, physique, chimie, biologie, mathématiques, histoire.

Il a passé une vingtaine d'années à étudier tous ces domaines de connaissance jusqu'à 20 heures par jour, il dit « *Pour être un bon scientifique il faut utiliser son cœur, parce que c'est par là que l'information passe en premier* ».

En 2010, il a reçu le prestigieux prix Paper Award pour ces travaux permettant d'avoir d'autres solutions et une nouvelle dimension aux équations d'Einstein, tout en bouleversant les acquis d'une grande partie de la communauté scientifique. Il se positionne en probable futur prix Nobel ; *je lui souhaite de tout cœur cette distinction.*

La matière noire n'existe pas, c'est une facilité, une convenance, inventée par la communauté scientifique, par déficience, insuffisance, d'explication ; pas plus que n'existent les interactions nucléaires fortes et faibles ; la gravitation est en fait la continuité de la physique quantique.

Le vide qui nous entoure semble inerte alors que c'est un plein d'énergie fondamentale, utilisable à tout moment, qui connecte absolument tout ce qui existe, faisant le lien entre l'infiniment grand et l'infiniment petit.

Ce que Haramein présente au bout du compte n'est rien de moins qu'une « *théorie* » du champ unifié, laquelle établit un lien entre la relativité d'Einstein et la mécanique quantique, autant dire le Graal tant recherché par les physiciens.

Haramein démontre que science et spiritualité sont intimement connectées, il dit au sujet de l'état d'esprit de celui qui est à la recherche de spiritualité « *Tout ce qui est considéré comme spirituel ou métaphysique est en général la part de physique intégrée que nous ne comprenons pas encore* ».

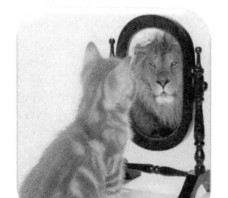

Voir cette vidéo extraordinaire, mots clés Nassim Haramein théorie des champs unifiés – Vimeo, durée 1h 40 mn
https://vimeo.com/114480767
De quoi donner du courage aux âmes abattues ; du tonus aux esprits éveillés !

Les écrits bibliques s'harmonisent avec la connaissance moderne de la science

Aristote pensait que tous les corps célestes étaient fixés sur des sphères cristallines, emboîtées les unes dans les autres, avec la Terre au centre – géocentrisme.

Au XVIIIe siècle de notre ère, les scientifiques admettaient l'idée que les étoiles et les planètes soient suspendues dans le vide (terme de l'époque). Dans le livre de Job, datant du XVe siècle avant notre ère, nous lisons, le Créateur « *suspend la terre sur rien* » Job 26 :7.

Maintenant, grâce aux travaux d'Haramein, il est possible de comprendre que le vide entourant toutes choses est un plein d'énergie fondamentale, utilisable à tout moment, connectant absolument tout ce qui existe. C'est l'univers fractal, que l'on représente de façon holographique.

Plus d'explication – mots clés : La théorie du champ unifié univers fractal, univers…

https://ma-vie-quantique.com/univers-fractal-et-holographique/

Ceci corrobore un passage daté d'il y a 2700 ans, celui d'Isaïe 40 :26, rédigé en 732 avant notre ère « *Levez vos yeux vers le ciel et voyez Qui a créé ces choses ?*

C'est celui qui les fait sortir comme une armée (dans un ordre bien précis), *chacune d'elles* (les milliers de milliards d'étoiles) *par son numéro* (chacune est codifiée). *Il les appelle toutes par leur nom* (chacune porte un nom particulier, avant que n'existe la cosmologie). *Du fait de sa colossale énergie vive et de sa force impressionnante pas une ne manque* ».

Le seul endroit de l'univers où règne le chaos !

En ce vingt et unième siècle, la situation sociétale et environnementale proche du chaos n'existe en fait qu'en un seul endroit, une seule partie infime de l'univers incommensurable, la planète Terre.

L'élite du gouvernement de l'ombre en est consciente depuis plus d'un demi-siècle – se reporter aux travaux analytiques et prédictifs du Club de Rome – chapitre 26.

Les membres de ce Club, positionnés aussi au sein de la Commission Trilatérale, au CFR, au Bilderberg… ne feront pas un nouveau rapport situationnel du saccage de la planète, Gaïa, la Terre-mère. Non, car ils vont se joindre à leurs homologues, le reste de cette élite, pour passer à l'action, en mettant leur plan à exécution dans les plus brefs délais. *Voir un abrégé de cette structure sur le schéma en fin de chapitre 26.*

Toutefois, *de tels hommes sont de faux apôtres, des ouvriers trompeurs, qui se transforment en apôtres de Christ. Et rien d'étonnant à cela, car Satan lui-même se transforme **toujours** en ange de lumière. Ce n'est pas extraordinaire si ses ministres aussi se transforment **toujours** en ministres de justice. Mais leur fin sera selon leurs œuvres ».* II Corinthiens 11 :13-1

Les difficultés actuelles consécutives à cette pandémie ne sont possiblement que le début d'une série d'autres maux à venir, notamment de nature virale, bactérienne, par pulvérisation aérienne ; et de nature climatique, pluies de grêle destructrices, ouragans, tsunamis, tremblement de terre, ravageurs, zone de sécheresse, zone d'inondation… sur la base de technologies existantes, totalement ignorées du grand public. Se reporter aux chapitres 6 – 7 – 17 – 19.

Cela jusqu'à ce que les nations ploient, fléchissent, sous ce poids écrasant, contraintes d'accepter l'instauration d'un nouvel Ordre du monde élaboré, organisé, par l'organisation terrestre de Satan, le grand pharaon.

La recherche constante d'un consensus pour la paix et la sécurité mondiale

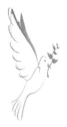

Depuis l'après seconde Guerre mondiale, l'ONU, ne parvient pas[1] à assurer la paix et la sécurité dans le monde.

Désormais, elle doit s'adjoindre le concours des États-Unis, première puissance mondiale, laquelle, agissant en faux prophète[2], est à l'origine de sa création en 1945.

Ce tandem donnera aux gouvernements et aux populations du monde l'espoir d'un extraordinaire renouveau sous la forme d'une nouvelle gouvernance du monde, suite aux conséquences de la Crise du siècle. Sur la base des objectifs apparemment louables du Great Reset ce tandem va parvenir à ses fins, cette fois en réunissant, autour de la table, la quasi-totalité des chefs d'État du monde pour cette inauguration festive.

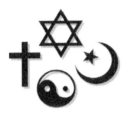

Si la représentation de tout ou partie du monde religieux, Islam, Bouddhisme, indouisme, judaïsme, venait à faire défaut lors de la future célébration d'un nouvel Ordre du monde, les représentants de la chrétienté ne manqueront pas de se joindre à ce processus de renouveau mondial.

[1] https://news.un.org/fr/news/topic/peace-and-security mots clés : ONU info paix et sécurité. [1]Se reporter au chapitre 29

[2] « *Méfiez-vous des faux prophètes qui viennent à vous en vêtements de brebis, mais qui au-dedans sont des loups rapaces* ». Matthieu 7 :15.

The World Economic Forum – WEF – est la tête pensante, la partie dominante du gouvernement occulte Son programme semble émérite, salvateur[1], mais il ne peut tromper, abuser, les gens naïfs ; qu'il s'agisse d'individus riches et très érudits, ou de personnes pauvres et analphabètes.

Au total, la grande majorité des humains a choisi de placer sa confiance en un système structuré par l'homme pour trouver l'ultime solution aux immenses problèmes du 21e siècle. Formidable erreur de jugement car toutes les difficultés du 21e siècle sont insolubles par ce moyen, le temps venu, les gens vont se rendre compte à leurs dépens que la Grande Réinitialisation par des moyens humains est la plus grande tromperie de l'histoire de l'humanité.

Les points de ralliement avec les forces occultes
Citons le cas de Nicolas Sarkozy ; il utilise très souvent deux signes particuliers, communément utilisés par l'élite du système. Le premier, qui semble anodin, le pouce replié vers la paume, est celui des cornes du diable, ne pas confondre avec le V de Churchill.

Il est pratiqué non par effet de mode, mais sciemment par les initiés afin d'avoir, de recevoir, le soutien des forces occultes ! Mots clés : signe des cornes Wikipédia.

C'est une pratique courante parmi les personnages du spectacle : Randy Jackson – Michael Jackson– Les Beatles... Parmi les leaders politiques : Barak Obama président des USA – Hillary et Bill Clinton – George Bush– le prince Harry d'Angleterre, sataniste avéré qui a posé avec des insignes nazis – John Kerry, membre à vie de la secte Skull and Bones, ex Secrétaire d'État américain aux affaires étrangères, ami intime d'Anton Lavey le fondateur de l'église de Satan ; la liste est très longue...

L'autre pratique signalétique commune aux élites du système est le positionnement des doigts de la main pour former le signe 666. D'abord en joignant le pouce, l'index, tout en relevant et courbant le majeur pour former le premier 6, puis en relevant et courbant l'annulaire et l'auriculaire pour former les deux 6 suivants.

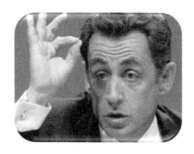

Ce n'est pas une posture de la main faite au hasard ; c'est le signe trisextile du 666, permettant d'invoquer les forces occultes. L'objectif consiste à s'assurer de la pleine réussite de ses affaires, de sa carrière, de son enrichissement, de son pouvoir, de sa séduction... Ce que Sarkozy et bien d'autres leaders du système réalisent souvent pour invoquer, à l'instant T, l'appui des forces occultes, un transfert d'énergie et de guidance.

Pour eux, c'est le moyen garanti d'être influents et riche, de faire partie durablement de l'élite du monde, par le pouvoir que leur confère la marque symbolique de la bête sur le front. Le signe distinctif invisible de cette classe de puissants, prophétiquement mentionné il y a 2000 ans dans le livre de la Révélation de Jean 13 : 17 « *Et pour que personne ne puisse* (passe-droit accordé par les forces obscures) *acheter ou vendre, sauf celui qui a la marque, le nom de la bête sauvage, ou le nombre de son nom* [...] *car c'est un nombre d'homme ; et son nombre est 666* ».

Vidéo, mots clés : Sarkozy veut imposer le nouvel Ordre mondial - NWO.

Dans cette vidéo Sarkozy, en faisant avec sa main le signe de la bête, à plusieurs reprises, reçoit une énergie quelque peu surhumaine, forme de transe, lui permettant de donner un grand impact à son discours, en disant avec grande dissuasion « *que personne, je dis bien, personne, ne pourra s'opposer à la venue d'un nouvel ordre mondial* ».

Emmanuel Macron est plus subtil que Sarkozy. Toutefois, sur le fond, l'énergie qu'il a développée lors de sa campagne présidentielle est aussi une sorte de transe spirite, transcrite par divers signes christiques et maçonniques[1]. Au fil du temps, une partie des gens se rende compte que malgré son apparence d'homme d'État, dont il n'a pas du tout l'étoffe, c'est un personnage calculateur, manipulateur, très mystique.

Son mouvement politique jusqu'à son élection atypique a pris naissance à l'Institut Montaigne, à Paris, un cercle de réflexion (think tank) relié au groupe Bilderberg. Macron est beaucoup plus discret que son homologue Sarkozy, et pour cause il est un fidèle soutien au clan Rothschild, au Bilderberg, le gouvernement de l'ombre, où la discrétion est la règle absolue. Les cas similaires sont très nombreux dans tous les milieux décisionnaires du monde.

[1] www.youtube.com/watch?v=nLUP-ShxQz0 – mots clés : youtube les dents de Macron 31 mai 2017

Depuis 2014, Macron est membre[2] du cercle extérieur du groupe Bilderberg, à un niveau non décisionnel. Il est probable que depuis son élection en 2017, il ait pu gravir un échelon, lui permettant d'entrer au second des trois cercles concentriques du groupe. Mais sans pouvoir faire partie d'un groupe décisionnaire au sein du gouvernement de l'ombre, car il n'en a pas l'étoffe.

[2] Mots clés : liste des membres du groupe Bilderberg Wikipédia

Nombre d'hommes politiques américain et la plus grande part de l'élite américaine placées aux plus hautes sphères du pouvoir, parmi eux les deux présidents BUSH, père et fils, John Kerry sont membres à vie d'une des plus importantes sociétés secrètes la « Skull and Bones » dont les rituels sataniques sont connus – Wikipédia Skull and Bones – développement dans mon livre « *Croyance et sociétés secrètes des Maîtres du monde* ».

D'autres rituels au relent druidique, tout aussi sataniques, se produisent dans la forêt californienne au sein du Bohemian's Club réunissant une autre élite qui domine le monde. Investigation d'Alex Jones – vidéo récente, mots clés Alex Jones Bohemian Grove Footage 18 avr. 2021.

Mammon, le dieu de l'argent, règne plus que jamais sur les gouvernements

Thomas Jefferson, président des États-Unis de 1801 à 1809, disait : « *Je crois sincèrement que les établissements bancaires sont plus dangereux que les armées prêtes au combat. Dépenser de l'argent qui doit être remboursé par la postérité sous le nom d'emprunts, n'est qu'une façon d'hypothéquer l'avenir sur une grande échelle* ».

Il déclara aussi « *Si le peuple américain permet à des banquiers privés de contrôler l'émission et le volume de la monnaie de la nation, d'abord par l'inflation, puis par la déflation, ces banques et les grosses compagnies qui s'érigeront autour d'elles priveront graduellement le peuple de toute propriété, jusqu'à ce que nos enfants s'éveillent sans patrimoine sur le continent conquis par leurs pères.* »

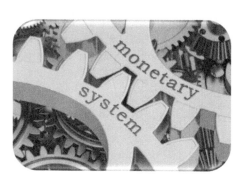

Abraham Lincoln, président des États-Unis de 1860 jusqu'à son assassinat en 1865, déclarait à la fin de la Guerre de Sécession « *Cette guerre a placé de grosses corporations sur des trônes. Une ère de corruption en haut lieu s'ensuivra et la puissance d'argent du pays essaiera de prolonger son règne jusqu'à ce que toute la richesse soit accumulée entre les mains de quelques-uns, entraînant cette république à sa destruction.* »

Cette dictature de l'argent domine tous les gouvernements. Des hommes d'État qui ont dû plier devant elle en ont fait l'aveu. L'un des plus illustres hommes d'État anglais, William Gladstone, quatre fois premier ministre de son pays, 1868-74, 1880-85, 1886 pour quelques mois et 1892-94, fut d'abord Chancelier de l'Échiquier – ministre des Finances – avant d'être leader du parti libéral.

Gladstone avait vivement critiqué la politique financière de Disraeli, mais une fois au même poste, il s'aperçut vite où résidait le véritable pouvoir. Il le déclare dans la citation suivante, où le mot City désigne les gros cercles financiers de Londres :

« Du moment où je devins Chancelier de l'Échiquier, en 1852, je commençai à apprendre que l'État est dans une position essentiellement faussée en matière de finance, face à la Banque d'Angleterre et la City... J'éprouvai de la répugnance à accepter cet état de choses, et je commençai à y résister dès l'abord, en prenant financièrement position. Mais je me heurtais à l'opposition tenace du gouverneur et du vice-gouverneur de la Banque d'Angleterre et j'eus la City contre moi en toute occasion. »

En 1916, le président des États-Unis, Woodrow Wilson, résumait ainsi la situation au sein de la grande république américaine : « *Une grande nation industrielle est contrôlée par son système de crédit. Notre système de crédit est centralisé. En conséquence, la croissance de notre nation et toutes nos activités sont entre les mains de quelques hommes... Nous en sommes ainsi venus à être une des nations du monde les plus soumises à une férule. Un des gouvernements les plus contrôlés et les plus dominés du monde civilisé – non plus suivant les convictions et le vote libre de la majorité, mais un gouvernement soumis aux vues et aux exactions de petits groupes d'hommes dominants* ».

En 1918, à la fin de la première guerre mondiale, les Alliés se réunirent à Versailles, pour la rédaction du traité qui réglerait le statut des vaincus. Ce traité qui contenait en lui-même les germes d'une autre guerre, fut en fait l'œuvre des financiers plutôt que la volonté des hommes d'État. David Lloyd Georges y représentait l'Angleterre, Clemenceau la France, Wilson les États-Unis. Lloyd George déclara « *À Versailles, les financiers s'emparèrent du commandement. Ils émettaient leurs ordres comme des empereurs ne souffrant aucun accroc à leurs exigences impérieuses. Leurs politiques financières ont dominé notre commerce et restreint la production durant toute la période d'entre les deux guerres. Maints efforts ont été faits en vue de déterminer le gouvernement à employer le crédit du pays pour subvenir aux besoins criants du peuple, mais Mammon était sur son trône, éliminant tous les projets. Aujourd'hui, nous subissons les conséquences de ces politiques financières.* »

En janvier 1934, à l'assemblée annuelle des actionnaires de la Midland Bank, voici ce que déclarait Reginald Mckenna président de la Midland Bank, une des cinq grandes banques commerciales d'Angleterre. Précédemment il avait été Chancelier de l'Échiquier : « *J'ai bien peur que le citoyen ordinaire n'aimerait pas qu'on lui dise que les banques peuvent créer de la monnaie, et le font... Et ceux qui contrôlent le crédit de la nation dirigent la politique du gouvernement et portent au creux de leurs mains la destinée du peuple.* »

Dans les années 1930, Henry Ford disait « *Il est appréciable que le peuple de cette nation ne comprenne rien au système bancaire et monétaire. Car si tel était le cas, je pense que nous serions confrontés à une révolution avant demain matin.* »

Les représentants du peuple qui étaient les mieux intentionnés avant d'être au pouvoir, une fois qu'ils sont aux manettes deviennent étonnamment impuissants à réaliser leurs projets. Le véritable gouvernement n'est pas celui qui sort des urnes électorales, mais celui qui détient le contrôle de l'argent et du crédit.

Souvenez-vous la phrase choc de François Hollande, répétée à maintes reprises au cours de sa campagne électorale de 2012 « *Mon adversaire c'est le monde de la finance* ». Au final, c'est elle qui l'a dominé comme les autres avant lui.

Comme le disait cyniquement Mayer Amshel Rothschild, dans les années 1800 « *Donnez-moi le contrôle sur la monnaie d'une nation, et je n'aurai pas à me soucier de ceux qui font ses lois* ».

« *Le système financier est devenu la Banque centrale américaine. Cette banque centrale* (FED) *gère un système financier au moyen d'un groupe de purs profiteurs. Ce système est privé et son seul objectif consiste à réaliser les profits les plus énormes possibles en utilisant l'argent des autres. Cette loi* (de la Réserve fédérale) *démontre la plus grande preuve de confiance au monde. Lorsque le président signe cet acte, il légalise le gouvernement invisible par le pouvoir monétaire. Les personnes* (le grand public) *ne s'en rendent peut-être pas compte pour le moment, mais le jour du jugement n'est plus qu'à quelques années, le jour du jugement de cet Acte qui représente le pire crime de tous les temps commis au nom de la loi par l'intermédiaire d'un projet de loi.* » Charles A. Lindbergh.

« *Vous participez à un système machiavélique de manière plus efficace en obéissant à ses ordres et décrets. Un tel système ne mérite pas l'allégeance. L'obéissance à ce système équivaut à s'associer à l'enfer. Une personne intelligente résistera de toute son âme à ce système diabolique.* » Mahatma Gandhi.

Bien que l'argent ait son importance et son utilité, il n'a jamais eu une place si prépondérante qu'au XXIe siècle. « *Car la sagesse procure une protection tout comme l'argent procure une protection ; mais l'avantage de la connaissance, c'est qu'elle garde en vie ses propriétaires.* » Ecclésiaste 7 :12.

« *L'homme domine l'homme à son détriment* » Ecclésiaste 8 :9. « *L'homme riche domine sur les hommes sans ressources, et l'emprunteur est serviteur de l'homme qui prête* ». Proverbes 22 : 7. « *Car l'amour de l'argent est une racine de toutes sortes de choses mauvaises, et en aspirant à cet amour l'on s'égare loin de la foi et l'on est transpercé partout de bien des douleurs* ». I Timothée 6 :10.

La richesse et la puissance de l'agent sont éphémères au 21e siècle

1 % des plus fortunés ont accaparé 82 % des richesses. Beaucoup de gens riches, disposant de moyens considérables, sont persuadés qu'en cas d'insurrection populaire, d'attaque chimique, voire nucléaire… leurs moyens financiers leur permettront de se protéger en allant se cacher dans des abris spécifiques, antiatomiques, antisismiques…
Des cachettes réservées qu'à cette élite, très bien équipées, contenant un système d'épuration de l'air, des réserves d'eau de nourriture pour plus d'une année…

D'autres, les actionnaires richissimes de grandes sociétés privées, les chefs de gouvernement, les commandants d'armées, les grands dirigeants d'organismes publics, d'organisations supranationales, de banques centrales, Réserve fédérale, BCE… ont prévu, de leur côté, un refuge sur leurs propriétés de centaines d'hectares, des domaines accessibles seulement en hélicoptère ou en avion privé. Certains envisagent se rendre sur des îles privées ; ou sur de grands bateaux équipés pour une longue autonomie en mer…

« *Ni leur argent ni leur or ne pourront les délivrer au jour de la fureur de Dieu.* » Sophonie 1 :18. « *Et les rois de la terre, et les hommes de haut rang, et les commandants, et les riches et les forts, et tous leurs serviteurs se sont cachés dans les grottes et dans les rochers des montagnes [...] parce que le grand jour de Dieu de leur colère est venu et qui peut tenir ?* » Livre de la Révélation 6 : 15, 17.

La tournure oppressante des événements à venir poussera les gens parmi les plus pauvres, à demander, beaucoup plus qu'à l'ordinaire, aide et assistance aux gouvernements complètement dépassés par la situation extrême.

Ils iront jusqu'à chercher refuge auprès des divers organismes régionaux et gouvernementaux, mairies, délégations régionales, préfectures, ministères... mais sans trouver le moindre secours.

Le système humain et sa mauvaise gestion qui sont en cause, pas la Terre, ni les cycles naturels, tous parfaits en tous points !

La planète Terre est une partie intégrante de l'univers, elle est unique, c'est un joyau vu du ciel, les astronautes vous le diront. Ses écosystèmes sont parfaits et irreproductibles. En Arizona, des milliards ont été investis pour tenter de reproduire les cycles de la planète, au moyen d'une immense serre de verre de 1,30 hectare, dénommée Biosphère 2, une version miniature de la planète.

C'est une immense machine nécessitant 500 tonnes de plaques en acier inoxydable. En fonction de la température l'air, elle se dilate ou se contracte au risque de faire exploser l'enceinte.

C'est pourquoi la plate-forme dispose d'une structure de 16 tonnes montante et descendante en fonction de la pression intérieure !

Avez-vous entendu vos grands parents et arrières grands parents vous dire que les cieux sont vitrifiés, qu'ils sont soutenus par un système ascendant et descendant, appuyé sur des trillons de tonnes d'acier ? Imaginer un peu ce que serait notre planète Biosphère 1 si elle ressemblait à Biosphère 2 ; au demeurant, un intitulé bien prétentieux !

Aucun projet humain ne peut égaler, ni rivaliser, avec la Terre, seule planète à contenir des cycles très sophistiqués pour entretenir la vie d'un si grand nombre d'espèces, dont une partie n'est pas encore répertoriée.

Remarquez la distance Terre/soleil, environ 150.milliond de kilomètres, plus proches nous serions tous brûlés, plus éloignés nous serions tous des statues de glace ! L'axe de rotation de notre planète est 23° sans cette obliquité, il n'y aurait plus de saisons, ni de modulation de l'ensoleillement. Toutefois, en 2018, une étude parue sur *Earth and Planetary Science Letters* précise que depuis un siècle, les activités humaines à l'origine de la fonte des glaces, de l'épuisement des nappes phréatiques, ont modifié cet axe.

Cette obliquité est maintenue par l'effet d'attraction, de contrepoids gravitationnel exercé par la Lune, notre satellite naturel, par l'effet des marées. Quand la Terre décélère, la cinétique de la Lune associée à son mouvement orbital augmente en compensation, d'où une accélération sur son orbite et un éloignement, lequel est rendu constant par ce système de compensation.

En témoignent les relevés de l'heure des éclipses observées depuis l'Antiquité. La masse de la Lune est de $7,342 \times 10^{22}$, soit 1,23 % de celle de la Terre de $5,9722 \times 10^{24}$ kg, juste la bonne proportion pour assurer ce système de d'attraction/compensation. Quelle étonnante stabilité depuis des temps immémoriaux, *qui pourrait égaler cette ingénierie cosmique* ! Pas de vie sur la Terre sans la Lune, vidéo[1].

Si l'on devait consigner par écrit tous les exemples extraordinaires de la création de l'infiniment grand à l'infiniment petit, il faudrait le volume d'une encyclopédie. [1]Mots clés : youtube sans la Lune, les humains n'auraient jamais existé, 26 juillet 2018

Ce qui donne à notre planète une position privilégiée, ainsi qu'une valeur inestimable, incomparable, dans le cosmos. C'est bien pour cela qu'elle ne sera jamais détruite, même si l'homme a moyen de le faire amplement. Dieu tout puissant ne permettra jamais que cela se produise.

« Il a fondé la Terre sur des lieux fixes ; elle ne chancellera pas pour des temps indéfinis, oui pour toujours » livre des Psaumes 104 :5 :

« Une génération s'en va, et une génération vient ; mais la Terre tient pour des temps indéfinis » livre d'Ecclésiaste 1 : 4.

C'est le Système (aïön en grec) mauvais, oppressant, qui est à l'origine de tous les maux. Le monde satanique tel qu'il existe depuis plusieurs millénaires est le seul problème majeur parmi toutes les composantes animées et inanimées de l'univers.

« Quant aux méchants, ils seront enlevés de la Terre, et quant aux traîtres, ils en seront arrachés » livre des Proverbes 2 :22.

Sans la préscience biblique, il serait impossible de savoir que l'humanité se situe exactement à la période finale de l'actuel système humain. L'actuelle crise du Covid est l'ultime occasion pour tout un chacun de se remettre en question, surtout en faisant un point précis sur son niveau de spiritualité. Remettre à plus tard serait une erreur de jugement magistrale car l'emballement des événements à venir, très proches, ne permettra plus de le faire.

À venir, le plus grand mensonge de tous les temps

Pour répondre précisément à la dernière question du chapitre précédent ; D'ici peu, les grandes institutions supranationales ONU, Unesco, The World Economic Forum – WEF… co-auteurs du Great Reset s'apprêtent à faire l'annonce mirifique d'une solution universelle à tous ces maux. Cette proclamation va s'avérer être la plus grande tromperie, le plus grand mensonge, de tous les temps !

Surtout parce qu'elle se présente comme la meilleure solution aux problèmes insurmontables du monde, en particulier les conséquences extrêmement graves de l'emballement climatique, la cryosphère est déjà à un stade irréversible.

Les mois qui viennent nous réservent d'autres difficultés, d'abord d'autres vagues virales, c'est déjà le cas au moment de la rédaction de ce livre, avec d'autres répercussions économiques et sociales que tout un chacun peut facilement prévoir, mais pas forcément imaginer tant elles seront d'ampleur. Sans réel répit, d'autres événements vont s'enchaîner, il faut s'attendre à une série de calamités, en partie décrites dans ce livre.

Il faut aussi s'attendre à ce que la nouvelle alliance de la puissance du Nord des trois, Chine – Russie – Iran profite de l'affaiblissement des pays de l'UE, du retrait probable, même partiel, des troupes américaines basées en Allemagne, pour annexer tout ou partie de l'Europe.

Le programme pour solutionner les immenses problèmes mondiaux, dans la foulée résoudre tous les vieux maux du système, assorti d'un renouveau sociétal, proposé par le World Economic Forum, l'ONU, ou toute autre institution supranationale… n'est qu'une immense tromperie, la plus grande de toute l'histoire de l'humanité.

Dans tous les cas, le lecteur de Covid itinéraire du Great Reset pourra faire le point sur sa situation personnelle pour mesurer son niveau de spiritualité, car la salvation ne viendra que des autorités légitimes résidantes dans les cieux.

Note au lecteur, pour être en capacité d'écrire ce livre et tous ceux de la série Omega, il m'a fallu quinze années d'étude en médecine orthomoléculaire bénévole, en macro-économie, mondialisation, mondialisme. Dès 2013, la rédaction d'une série de cinq livres. Ces ouvrages sont les seuls qui permettent au lecteur de bénéficier d'une vue d'ensemble, sans égale, sur ces sujets cruciaux, sur l'évolution rapide et fatale du monde. Sans ces études assidues, il n'aurait pas été possible de rédiger ce livre le 30 août 2020, en pleine période d'expansion d'une pandémie que le monde ne parvient pas à stopper ; Pour finalement aboutir à cet ouvrage très révélateur sur l'origine de cette crise et sur l'issue traîtresse qu'elle réservera prochainement aux populations du monde

Les autres livres du même auteur

- Le plan machiavélique Covid & vaccination de masse pour l'Agenda 2030

- Russie versus Ukraine – Mensonges – Guerre des monnaies – Conséquences – prospective inimaginable

- Toutes les Technologies secrètes des Maîtres du monde.
- La Haute Technologie qui manipule le climat – Pourquoi ?

- 5G & 6G L'Alerte rouge pour toutes formes de vies

- Le Cartel des Maîtres du monde, fervent adepte d'occultisme de transhumanisme

- Le Génocide silencieux – vaccination – H1N1 – SIDA – Ébola – SARS Covid-19 – Transhumanisme – Great Reset.

- Le Socle pourri du nouvel Ordre mondial – Institutions et Sociétés secrètes du Great Reset.

- The Survival Guide comment se prémunir de l'empoisonnement alimentaire & pharmaceutique.

Au sujet de la première édition de ce livre de 2016, voir la critique de Stéphane Blet ; mots clés : youtube l'emprise du mondialisme, l'empoisonnement global, stephane blet, 5mn

Printed in France by Amazon
Brétigny-sur-Orge, FR

14028472R00199